脈이나 알고 鍼筒 흔드는가

〈經脈·絡脈篇〉

李炳國 著

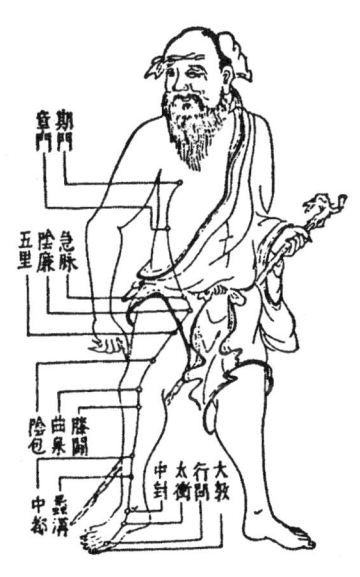

圖書
出版 現代鍼灸院

서 문

  지난해 －1993년 4월 10일－「脈(맥)이나 알고 鍼筒(침통) 흔드느냐」
의 상권 「脈診篇(맥진편)」의 序文(서문)에 약속한 바가 있는 하권
「經脈(경맥)·絡脈篇(낙맥편)」을 펴내는 것이다.

  일반적으로 한방에서 「脈(맥)」하면 손목 등을 짚어 진찰하는 脈診
(맥진)만으로 알고 있는데 크게 잘못 알고 있다. 「脈(맥)이나 알고 針筒
(침통)흔드냐」의 脈(맥)을 바로 이번 펴내는 「經脈(경맥)과 絡脈篇
(낙맥편)」에 상세하게 밝힌다. 經脈(경맥)과 絡脈(낙맥) 즉 經絡(경락)
이 針灸治療(침구치료)의 基礎(기초)가 되고 根幹(근간)이 되기 때
문이다.

  우리나라에는 脈(맥)도 모르고 穴位(혈위) 몇 만 알고 큰소리치면서
針(침)을 놓고 뜸을 뜨고 있는 많은 이들이 있으며 또 이 經脈(경맥)과
絡脈(낙맥)을 氣脈(기맥)·道脈(도맥)·줄기 등으로 바꿔 부르며 手
(수~손) 또 足(족~발)에만 있다는 등 내가 創始者(창시자)라는 등
허무맹랑한 것으로 惑世巫民(혹세무민)하는 小人輩(소인배)가 판을
치고 있는것이 현실이기에 너무 서글픈 일이다. 이 작은 책자가 한의
학에 말하는 「脈(맥)」이 무엇인가를 알리는데 큰 도움이 되리라 믿기에
흐믓할 뿐이다.

1994년 7월 5일

李 炳 國

目次(목차)

┌──────────────────┐
│　　　　附　錄(부록)　　　　│
└──────────────────┘

脈이나 알고
針筒흔드느냐

의 『脈』은 손목을 짚는 『脈診』이 아니고 몸에 氣가 通하는 『經脈』과 『絡脈』 즉 『經絡』이다.

脈이나 알고 鍼筒 흔드는가
〈經脈·絡脈篇〉

제 1 장 總論(총론)

經脈(경맥)과 絡脈(낙맥)은 漢醫學(한의학)의 基礎理論(기초이론) 가운데 중요한 構成部分(구성부분)이 되고 특히 鍼灸學(침구학)과 針灸治療(침구치료)에 있어서 根本(근본)이 되고 있다. 통상적으로 經脈(경맥)과 絡脈(낙맥)을 脈(맥)이라 稱(칭)하며 學術的(학술적)으로는 經絡(경락)이라 하는데 이 經絡(경락)에 관해 學問的(학문적)으로 論(논)하는 것을 經絡學說(경락학설)이라 한다.

  ◦ 經脈(경맥)
  ◦ 絡脈(낙맥) 〉 經絡(경락)

經絡學說(경락학설)은 사람 몸 속 各部分間(각부분간)의 서로서로의 關係(관계)와 그들 사이에 密接(밀접)한 영향을 끼치는 것을 밝히고 이러한 인체내에서 일어나는 상호관계가 人體(인체)의 生命活動(생명활동)이나 病理變化(병리변화) 및 疾病(질병)의 診察(진찰)·診斷(진단)과 또 治療(치료)에 있어서 중요한 근거가 됨을 論(논)하는 것이다.

제 1 절 脈(맥)자의 意義(의의)

맥의 한문 글자는 "脈", "脉", '衇'으로 쓴다.

明(명)의 李挻(이정)이 撰(찬)한 「醫學入門(의학입문)」에 脈字(맥자)의 意義(의의)를 다음과 같이 적고 있다.

"營氣(영기)는 脈中(맥중)에 運行(운행)되고, 衛氣(위기)는 脈外(맥외)에 運行(운행)되는데 脈(맥)이라는 것은 營衛(영위)를 主宰(주재)하면서 잠깐이라도 正常(정상)을 잃어서는 안되는 법이다. 脉字(맥자)는 月(월)과 永(영)이 합하여 脉(맥)자가 되었는데 月은 肉字部(육자부) 즉 육달월변이므로 肉(육)을 의미하는 것으로서 肉體(육체) 속에 永遠(영원)히 즉 계속해서 존재한다는 뜻을 갖고 있으며 또 옛 글자에는 血과 爪를 합하여 衇字(맥자)로 썼는데 이것은 氣血(기혈)이 각각 分支(분지)를 따라서 經絡(경락)에 운행된다."는 뜻이다.

그리고 元(원)의 丹溪(단계)·朱震亨(주진형)의 著書(저서)인 「丹溪心法(단계심법)」에는 "脈字(맥자)는 幕字(막자)와 通(통)하니 마치 幕外(막외)에 있는 사람이 幕內(막내)의 일을 알고자 하는 것과 意味(의미)가 通(통)한다."라 적고 있다.

脈(맥)이라는 字義(자의)를 漢文字典(한문자전)에는 「맥맥〜血理臟腑之氣分流四支(혈리장부지기분류사지)」와 「줄기맥」이라 적혀 있다. 더 상세히 설명하면 脈(맥)이란 形象(형상)이 있는 것이든 없는 것이든 끊기지 않고 계속 이어지는 것을 의미하고 있으며 脈(맥)에서 氣(기)가 끊임없이 흐르고 있다는 것이다. 脈(맥)에 흐르는 氣(기)가 끊어지면 生命體(생명체)는 死滅(사멸)되고 또 어떤 部分(부분)의 脈(맥)이든 간에 存在(존재)가 永續(영속)할 수 없다는 것이다.

국어사전의 記錄(기록)을 보면 「脈(맥)이란 ① 脈絡(맥락)의 준말 ② 피가 돌아다니는 줄기 ③ 脈搏(맥박)이 뛰는 자리」라고 적고 있다.

脈(맥)이라는 字(자)는 어떤 곳에든 쓰이고 있다. 山脈(산맥)·鑛脈(광맥)·水脈(수맥) 등은 地理學(지리학)에서 쓰이고, 人脈(인맥)은 政治(정치)나 企業(기업)에서, 金脈(금맥~돈줄)은 事業(사업)에서, 無形文化(무형문화)의 脈(맥) 등 수없이 많다.

제 2 절 脈(맥)이 脈診(맥진)을 대표하는 것으로 잘 못 알고 있다.

漢醫學(한의학)에서 쓰이고 있는 脈(맥)을 脈搏(맥박) 즉 脈動(맥동)을 觸診(촉진)하는 脈診(맥진)의 줄인 말로 알고 있는 것이 일반적인 見解(견해)이다. 이것이 바로 잘못된 견해이다. 몸 속에 피가 흐르는 血管(혈관)인 즉 血脈(혈맥)도 줄여서 脈(맥)이라 하고 人體(인체)의 生命活動(생명활동)을 主宰(주재)하는 氣血(기혈)이 흐르는 通路(통로)인 經脈(경맥)·絡脈(낙맥)도 줄여서 脈(맥)이라고 한다.

$$
脈(맥) - \begin{cases} 脈診(맥진) \\ 血脈(혈맥) \\ 經脈(경맥) \cdot 絡脈(낙맥) \end{cases}
$$

우리나라 국민이면 누구나가 다 알고 있는 「脈(맥)이나 알고 鍼筒(침통)흔드는가」의 脈(맥)은 診察(진찰)에서 행하는 脈診(맥진)의 脈(맥)이 아니며, 더 더욱이 피가 흐르는 血管(혈관)인 血脈(혈맥)의 脈(맥)도 아니고, 氣血(기혈)이 흐르는 經脈(경맥)·絡脈(낙맥)의 脈(맥)을 말하고 있다. 앞에 밝힌 바와 같이 바로 經脈(경맥)과 絡脈(낙맥)을 論(논)하는 學說(학설)이 經絡學說(경락학설)인데 이것을 알아야 針灸治療(침구치료)를 하는데 通達(통달)되기에 이런 말이 생긴 것이다.

경맥과 낙맥인 경락학설을 잘 터득하면 診察(진찰) 및 診斷(진단)도 잘 할 수 있고, 病(병)이 난 곳에서 멀리 떨어진 곳에서 치료를 하는 右病左治(우병좌치) · 左病右治(좌병우치)와 上病下治(상병하치)도 下病上治(하병상치)인 遠隔治療(원격치료)를 할 수 있으며 各臟腑間(각장부간)의 相互關係(상호관계)와 病理變化(병리변화)를 쉽게 알 수 있기 때문이다.

제 2 장   經絡(경락)

經絡(경락)은 經脈(경맥)과 絡脈(낙맥)을 줄인 말로 "經(경)~ 지나면서, 絡(낙)~이어지는 脈(맥)~줄기"라는 글자의 뜻을 갖고 있다.

제 1 절   經絡(경락)이란 무엇인가

經絡(경락) 즉 經脈(경맥)과 絡脈(낙맥)은 人體(인체)가 살아서 움직일 수 있는 原動力(원동력)이 되는 氣血(기혈)이 흐르는 〈流注(유주)〉 通路(통로)이다.

경락학설에 의하면 人體(인체) 안에는 經絡系統(경락계통)이 있으며 이로써 體內(체내)의 각조직과 장기 사이에 모두 緊密(긴밀)한 聯關(연관)이 이루어지며 하나의 整然(정연)하고 統一(통일)된 有機體(유기체)를 구성하게 된다는 것이다.

經絡(경락)은 人體(인체)의 內外(내외) · 表裏(표리) · 上下(상하) · 左右(좌우)의 各方面(각방면)에 주요한 연관작용을 하고 있으며, 속으로는 五臟六腑(오장육부)와 각 장기에 連結(연결)되고, 겉으로는 五官七竅(오관칠규), 皮毛筋肉(피모근육), 四肢百骸(사지백해)에 분포되며 전신을 거미줄과 같이 連絡(연락)하며 氣(기)와 血(혈)을 운행시키면서 몸 속과 겉을 속속들이 流注(유주)하고 있다.

더 쉽게 설명한다면 경락 분포는 電氣器具(전기기구)의 電氣回路(전기회로)같으며, 또 自然界(자연계)의 天氣(천기)가 흐르는 氣流(기류)와 같은 것이고, 땅 위에 물의 흐름과 같은 理致(이치)로 보면 쉽게 이해할 수 있다.

---

　* 五官七竅(오관칠규)

五官(오관)은 耳(이~귀)・目(목~눈)・口(구~입)・鼻(비~코)・舌(설~혀)이다. 이 오관에 뚫린 구멍 일곱개를 七竅(칠규)라고 한다. 즉 눈구멍2・코구멍2・귀구멍2・입구멍1의 일곱 곳이다.

　* 四肢百骸(사지백해)

四肢(사지)는 팔과 다리이고, 百骸(백해)는 몸 속에 있는 모든 뼈(骸~뼈 해)를 일컫는다. 인체에는 실제로 약 200여개의 뼈가 있다.

제 2 절　經絡學說(경락학설)의 成立(성립)

경락학설은 中國(중국)의 黃河流域(황하유역)을 中心(중심)으로 生活根據(생활근거)를 마련했던 漢民族(한민족)이 數十萬年(수십만년)동안 疾病(질병)과 싸운 經驗(경험)을 토대로 總括(총괄)하여 이룩된 것이다.

古代(고대)의 醫者(의자)들은 오랫동안 人體(인체)의 질병을 고치는 過程(과정)에서 病(병)이 생겼을 때 나타나는 각종의 症狀(증상)과 치료에서 얻어지는 효과를 관찰하여 인체에는 여러 가지의 法側性(법칙성)인 現象(현상)이 있음을 알게 되었다.

예를 들면, 몸 겉의 일정한 부위에 刺戟(자극)을 가하면, 즉 찌르거나 눌러주거나 뜨겁게 하면 몸 겉의 어느 곳에 생긴 병 또는 오장육부 등 기타 內臟(내장)의 병을 치료할 수 있으며, 또 內臟各器官(내장각기관)에 病理變化(병리변화)가 생기면 온 몸이나 혹은 몸의 겉, 즉 體表(체표)에 서로 다른 症狀(증상)과 몸의 움직임에 反映(반영)이 나타나고 어떤 臟器(장기)에 病(병)이 생기면 다른 장기에 서로 영향이 미쳐지고 病(병)이 옮겨지며, 병의 變化(변화)와 옮겨짐 및 발전에도 일정한 過程(과정)이 있는 등등의 사실을 發見(발견)하고 長期(장기)에 걸친 醫療實踐經驗(의료실천경험)의 蓄積(축적)을 통해서 經絡學說(경락학설)이 생겨난 것이다.

경락학설에 관한 資料(자료)는 紀元前(기원전)2~3世紀(세기)경에 저작된 黃帝內經(황제내경)에서 찾아 볼 수 있다. 이 학설의 기원은 말할 것도 없이 黃帝內經(황제내경)의 저술연대 보다는 훨씬 빠를 것으로 짐작된다.

경락학설은 漢民族(한민족)이 長期(장기)에 걸친 生活(생활) 및 갖은 병과 싸워 이기려는 과정에서 반복되는 관찰과 체험을 통하고, 여러번 되풀이 되는 경험이 누적됨으로 점차로 그 槪念(개념)이 形成(형성)되고, 끊임없는 향상과 발전으로 理論(이론)이 成立(성립)된 값진 보배인 것이다.

제 3 절 經絡系統(경락계통)의 構成(구성)

經絡(경락)은 經脈(경맥)과 絡脈(낙맥)을 總稱(총칭)한 것으로서 그 구성은 다음과 같다.

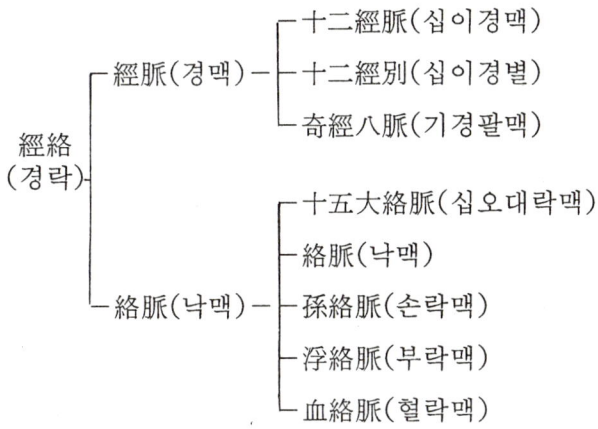

경맥과 낙맥은 인체의 여러 곳을 縱橫(종횡)으로 交叉(교차)되고 상호 連絡(연락)되며 그물과 같이 分布(분포)되여 있는데 臟腑(장부)에서   皮膚(피부)·肌肉(기육~근육)·筋骨(근골~힘줄과 뼈)·毛髮(모발) 등 모든 조직에 이르게 되며 이렇게 경락이 인체를 貫通(관통)해서 하나의 통일적 綜合體(종합체)를 구성하고 있는 것이다. 경락은 안으로는 五臟六腑(오장육부)에 屬(속)하는 부분과 밖으로 體表(체표)에 連絡(연락)되는 것이 있다.

(一) 經脈(경맥)과 絡脈(낙맥)의 區別(구별)

經脈(경맥)은 經絡(경락)의 主幹(주간)으로 人體(인체)를 아래 위(上下~상하)로 縱行(종행)하며 비교적 深層(심층~깊은 곳)에 분포되어 있고, 絡脈(낙맥)은 옆으로 또 비스듬히 즉 橫斜行(횡사행)하여 비교적 表層(표층~얕은곳)에 분포되어 있다. 경맥과 낙맥의 관계를 살펴보면 經脈(경맥)이 主體(주체)이고 絡脈(낙맥)은

경맥에서 갈라진 分枝(분지) 즉 가지로서 경맥과 낙맥은 밀접하게 연관되어 있다.

◉ 經脈(경맥)은…

팔과 다리 즉 肢體(지체)의 일정 부위에 분포되었을 뿐만아니라, 가슴과 배 속 등 즉 體腔(체강) 속에 깊이 들어가 五臟六腑(오장육부)와 腦(뇌) 및 脊髓(척수) 등에 連屬(연속)된다.

◉ 絡脈(낙맥)은…

일반적으로 몸의 겉부분 즉 體表(체표)에 많이 분포되며 '經筋(경근)'과 '皮膚(피부)'에 聯係(연계)되고 있다.

경맥과 낙맥을 더 쉽게 설명하면 '나무'에 비유할 수 있다. 경맥은 나무의 원줄기 즉 原木(원목)이고 뿌리가 있어 이것이 땅에 박혀 물기를 빨아 올려 나무의 맨 끝인 잎사귀에까지 보내주는 것과 같은 이치이고, 낙맥은 원목에 갈라진 나무의 가지이며 원목에서 물기를 받아 잎을 피우고 꽃을 피우는 이치와 마찬가지이다. 나무가 땅에 박혀 있는 뿌리에 수분(물기)를 빨아 올려 잎사귀까지 보내주는 것은 經絡(경락)에 氣血(기혈)이 흐르므로 人體(인체)가 살아서 움직일 수 있는 이치와 마찬가지인 것이다. 경락계통의 구체적인 내용을 설명하면 다음과 같다.

(二) 經脈(경맥)

경맥은 다음과 같이 세가지 種類(종류)로 나누어 진다.

經脈(경맥) ─┬─ 十二經脈(십이경맥)
　　　　　　├─ 十二經別(십이경별)
　　　　　　└─ 奇經八脈(기경팔맥)

㉮ 十二經脈(십이경맥)

경락계통 가운데서 十二經脈(십이경맥)이 主體(주체)가 되므로 後世人(후세인)들이 十二正經脈(십이정경맥)이라 하였다. 또 이는 奇經八脈(기경팔맥)에 상대적으로 부르는 이름이기도 하다. 십이정경맥은 五臟六腑(오장육부)인 肝(간)·心(심)·脾(비)·肺(폐)·腎(신)·心包(심포)의 오장과 膽(담)·小腸(소장)·胃(위)·大腸(대장)·膀胱(방광)·三焦(삼초)의 육부와 직접 연관되어 있으므로 十二(십이)라 하며 經脈(경맥)의 이름에도 오장육부의 이름을 붙여 命名(명명)하고 있는데 上下肢(상하지)에 고루 分布(분포)가 되고 있으며 인체를 아래·위로 즉 縱行(종행)으로 직선 분포되어 있다.

㉯ 十二經別(십이경별)

십이경별은 일반적으로 잘 알려지지 않고 있으나 十二經脈(십이경맥)에서 갈라져 上下(상하)로 縱行(종행)하는 支脈(지맥)이며 이것을 別行(별행)하는 正經(정경)이라고도 부르고 있다.

㉰ 奇經八脈(기경팔맥)

기경팔맥은 五臟六腑(오장육부)와는 직접 연관이 없고, 대부분 十二經脈(십이경맥)에서 갈라져 나온 큰 支脈(지맥)으로 循行(순행)은 십이경맥이나 십이경별과는 다소 다르다. 대부분이 縱行(종행)을 하며 左右對稱的(좌우대칭적)이지만 옆으로 橫行(횡행)하는 것과 몸통 즉 軀幹(구간)의 正中線(정중선)에 분포된 것도 있다. 그래서 이것을 '別道奇行(별도기행)'이라 하며 奇經(기경)이라고 일컫는 것이다.

(三) 絡脈(낙맥)

絡脈(낙맥)의 주요한 것은 다음과 같다.

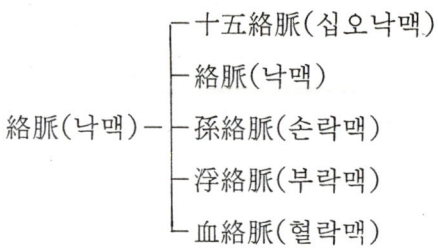

㉮ 十五絡脈(십오낙맥)~十五大絡(십오대락)

십오낙맥은 絡脈(낙맥)의 主體(주체)가 되므로 통상 十五大絡(십오대락)이라 부른다.

十二經脈(십이경맥)은 모두 하나의 絡脈(낙맥)을 갖고 있고 奇經(기경)에서 두개의 낙맥과 脾經脈(비경맥)의 大絡(대락) 하나를 합해서 15條(조~가닥)를 十五絡脈(십오낙맥)이라 하는 것이다.

㉯ 絡脈(낙맥)

낙맥은 十五大絡(십오대락)에 갈라져 가로로 즉 橫斜(횡사)로 흩어져 분포된 脈(맥)을 일반적으로 絡脈(낙맥)이라 부른다.

㉰ 孫絡脈(손락맥)

손락이란 絡脈(낙맥)에서 갈라진 가느다랗고 작은 支脈(지맥)이다.

㉱ 浮絡脈(부락맥)

낙맥 가운데서 體表(체표)에 떠올라와 나타나는 것 즉 浮現(부현)하는 것을 浮絡脈(부락맥)이라 한다.

㉲ 血絡脈(혈락맥)

浮絡脈(부락맥) 가운데서 피부에 노출된 가느다랗고 작은 혈관을

血絡脈(혈락맥)이라 한다.

혈락은 현대의학에서 말하는 毛細血管(모세혈관)이다.

(四) 經絡(경락)이 臟腑(장부)에 內屬(내속)하는 部分(부분)

經絡(경락)은 上肢(상지)・下肢(하지)는 물론 온몸의 組織(조직)・器官(기관)과 연락되고 관계가 있으며, 또 몸통 속인 體腔(체강)에 깊이 들어가 五臟六腑(오장육부)등 각개의 臟器(장기)에 連屬(연속)된다. 十二經脈(십이경맥)・十二經別(십이경별)・奇經八脈(기경팔맥)・絡脈(낙맥)은 모두 內臟(내장) 즉 오장육부・뇌・척수・자궁・뼈 등과 일정한 관계가 있는데, 이들 중에서 가장 主要(주요)한 작용을 하는 것은 十二經脈(십이경맥)이다. 十二經脈(십이경맥)의 各經脈(각경맥)은 胸腔(흉강~가슴속)과 腹腔(복강~뱃속)에서 하나의 臟(장)과 하나의 腑(부)에 연속되어 있다. 동시에 하나의 臟(장)과 하나의 腑(부)는 表裏配合(표리배합)이라는 理論(이론)에 근거하여 하나의 臟(장) 또는 하나의 腑(부)에 連屬(연속)되는 經脈(경맥)은 반드시 그와 表裏關係(표리관계)가 되는 다른 腑(부) 혹은 臟(장)과 밀접한 관계를 맺게 된다. 즉 臟(장)에 屬(속)하는 것은 腑(부)에 連絡(연락)되고, 腑(부)에 屬(속)하는 것은 臟(장)에 連絡(연락)된다. 이것을 十二經脈(십이경맥)의 '臟腑屬絡關係(장부속락관계)'라 한다. 이밖에도 經絡(경락)의 循行(순행)・交叉(교차) 등을 통하여 또 다른 內臟(내장)과도 聯係(연계)되어 있어 내장상호간에 복잡한 관계를 이루고 있다. 이것을 十二經脈(십이경맥)의 聯係臟腑(연계장부)라고 한다.

```
                    ┌ 屬(속)～臟腑(장부)
經絡(경락)의 內屬(내속)─┤ 絡(락)～臟腑(장부)
                    └ 聯係(연계)～臟腑(장부)
```

十二經脈(십이경맥)의 臟腑屬絡關係(장부속락관계)와 聯係臟腑
(연계장부)의 이론을 더 쉽게 설명하면 다음과 같다.

예컨대, 下肢(하지)에 分布(분포)된 足厥陰肝經(족궐음간경)이
하지에만 분포된 것이 아니라 몸통 속으로도 분포되는데 몸 속에서
肝(간)에 連絡(연락)되고 또 肝(간)의 表裏關係(표리관계)가 되는
膽(담)과도 連結(연결)되며 나가서 肺(폐)·腎(신)·胃(위)·腦
(뇌) 등과도 交叉(교차) 및 循行(순행)된다는 것이다.

이때에 肝經脈(간경맥)이 臟(장)인 肝(간)과 連絡(연락)되는
것을 '屬(속)', 肝(간)과 표리관계가 되는 膽(담)을 연결하는 것을

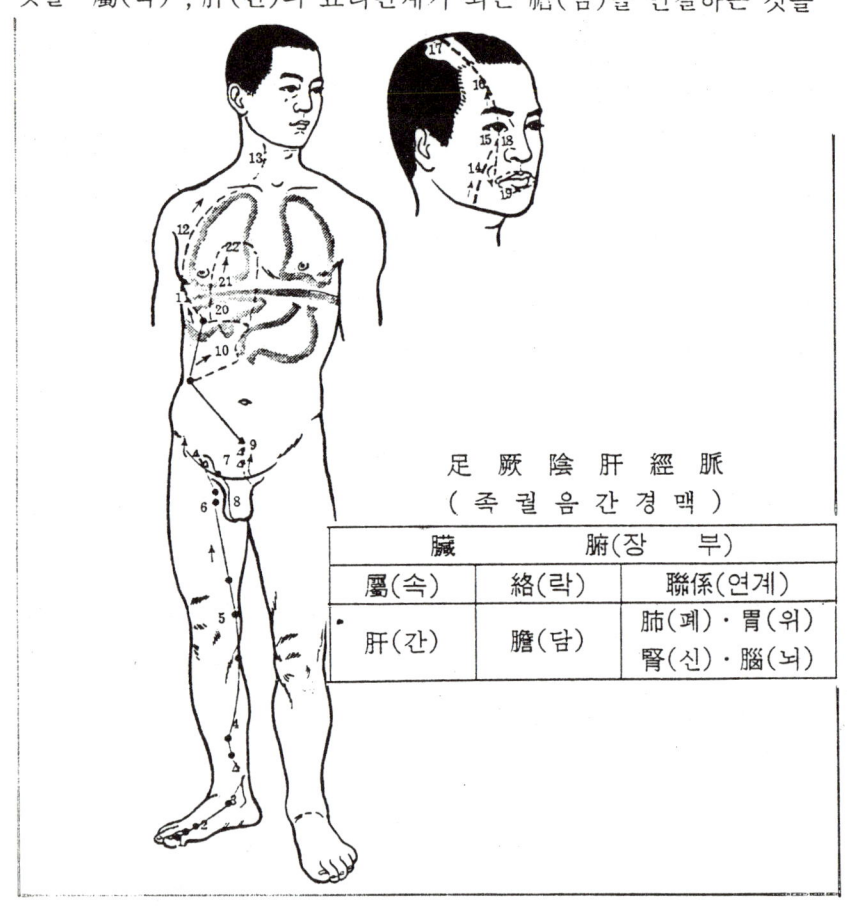

足 厥 陰 肝 經 脈
(족 궐 음 간 경 맥)

臟	腑(장 부)	
屬(속)	絡(락)	聯係(연계)
肝(간)	膽(담)	肺(폐)·胃(위) 腎(신)·腦(뇌)

'絡(락)'이라 하고 기타 交叉(교차) 및 循行(순행)되는 장부를
'聯係臟腑(연계장부)'라고 한다. 십이경맥의 屬絡關係(속락관계)
및 聯係臟腑(연계장부)를 한 눈으로 볼 수 있게 표를 만들어 보면
다음과 같다.

◀ 十二經脈(십이경맥)의 屬絡關係(속락관계) 및 聯係臟腑(연계장부) ▶

經脈明(경맥명)	臟　　　腑(장　부)		
	屬(속)	絡(락)	聯係(연계)
手 太 陰 肺 經 脈 (수 태 음 폐 경 맥)	肺(폐)	大腸(대장)	胃(위) · 腎(신)
手 陽 明 大 腸 經 脈 (수 양 명 대 장 경 맥)	大腸(대장)	肺(폐)	胃(위)
足 陽 明 胃 經 脈 (족 양 명 위 경 맥)	胃(위)	脾(비)	心(심) · 大腸(대장) 小腸(소장)
足 太 陰 脾 經 脈 (족 태 음 비 경 맥)	脾(비)	胃(위)	心(심) · 肺(폐)
手 少 陰 心 經 脈 (수 소 음 심 경 맥)	心(심)	小腸(소장)	肺(폐) · 腎(신)
手 太 陽 小 腸 經 脈 (수 태 양 소 장 경 맥)	小腸(소장)	心(심)	胃(위)
足 太 陽 膀 胱 經 脈 (족 태 양 방 광 경 맥)	膀胱(방광)	腎(신)	腦(뇌) · 心(심)
足 少 陰 腎 經 脈 (족 소 음 신 경 맥)	腎(신)	膀胱(방광)	肝(간) · 肺(폐) 心(심)
手 厥 陰 心 包 經 (수 궐 음 심 포 경)	心包(심포)	三焦(삼초)	
手 少 陽 三 焦 經 (수 소 양 삼 초 경)	三焦(삼초)	心包(심포)	
足 少 陽 膽 經 脈 (족 소 양 담 경 맥)	膽(담)	肝(간)	心(심)
足 厥 陰 肝 經 脈 (족 궐 음 간 경 맥)	肝(간)	膽(담)	肺(폐) · 胃(위) 腎(신) · 腦(뇌)

(五) 經絡(경락)이 體表(체표)로 外連(외련)하는 部分(부분)

經絡(경락)은 胸腔(흉강~가슴속)·腹腔(복강~뱃속)으로 깊이 들어가 順行(순행)할 뿐만 아니라 팔·다리등 四肢(사지)와 몸통의 근육 및 몸 겉 즉 體表(체표)에까지 얕게 분포하는 부분도 있다. 이것을 經絡(경락)의 外連(외련)이라고 하는데 外連(외련)이란 쉽게 말해서 경락과 體表組織間(체표조직간)의 관계를 말하는 것이다. 경락과 체표조직간의 주요한 관계는 다음과 같다.

$$經絡(경락)의\ 外連(외련) - \begin{cases} 十二經筋(십이경근) \\ 十二皮部(십이피부) \end{cases}$$

㉮ 十二經筋(십이경근)

十二經筋(십이경근)이란 十二經脈(십이경맥)과 여기서 分支(분지)하는 絡脈(낙맥)을 흐르는 氣血(기혈)이 공급되는 근육조직 등의 범위를 일컫는다. 經筋(경근)에는 肌肉(기육~살)·筋腱(근건~힘줄)·筋膜(근막~힘줄의 막)·靭帶(인대~관절을 연결시키는 띠) 등도 포함된다.

㉯ 十二皮部(십이피부)

十二皮部(십이피부)란 十二經脈(십이경맥)과 그 絡脈(낙맥)이 分布(분포)된 皮膚(피부)의 部位(부위)를 일컫는다. 쉽게 말해서 피부상의 경락분포 영역이다.

＊ 黃帝内經(황제내경) ＊

황제내경은 한의학의 현존하는 最古原典(최고원전)이다. 이것은 중국의 黃河流域(황하유역)에 거주하던 漢民族(한민족) 사이에 발달한 민간의술을 중심으로 집대성된 것으로 그 내용은 후세에 많이 改修(개수)되었으나 지금은 '素問(소문)' '靈樞(영추)'만 전해지고 있다.

◀ 經絡系統表(경락계통표) ▶

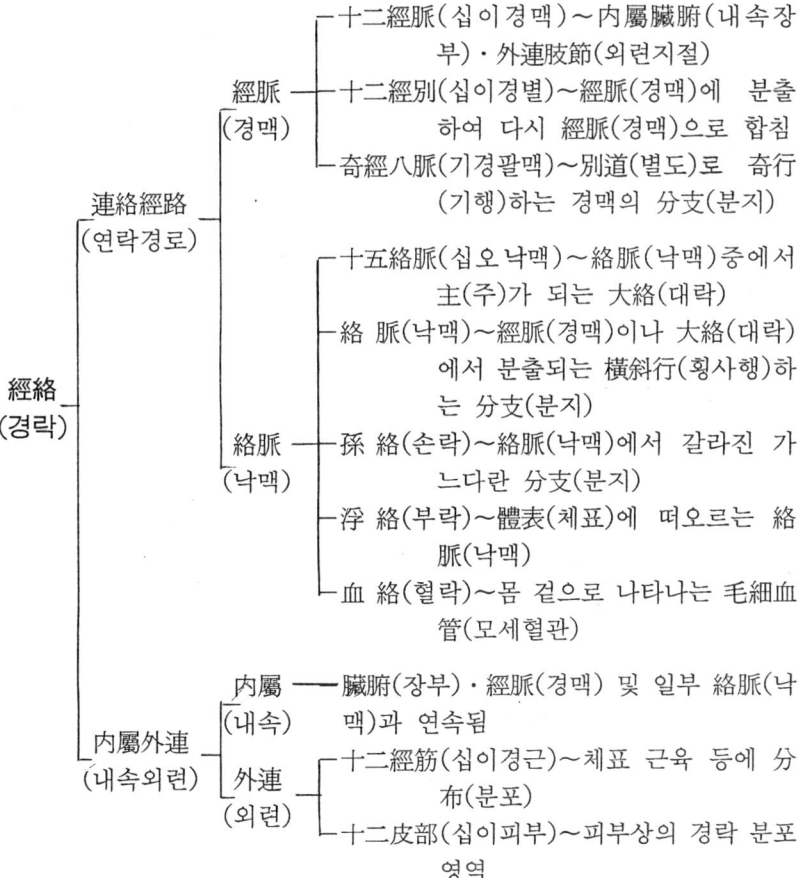

經絡
(경락)

連絡經路
(연락경로)

　經脈
　(경맥)
- 十二經脈(십이경맥)~內屬臟腑(내속장부)·外連肢節(외련지절)
- 十二經別(십이경별)~經脈(경맥)에 분출하여 다시 經脈(경맥)으로 합침
- 奇經八脈(기경팔맥)~別道(별도)로 奇行(기행)하는 경맥의 分支(분지)

　絡脈
　(낙맥)
- 十五絡脈(십오낙맥)~絡脈(낙맥)중에서 主(주)가 되는 大絡(대락)
- 絡 脈(낙맥)~經脈(경맥)이나 大絡(대락)에서 분출되는 橫斜行(횡사행)하는 分支(분지)
- 孫 絡(손락)~絡脈(낙맥)에서 갈라진 가느다란 分支(분지)
- 浮 絡(부락)~體表(체표)에 떠오르는 絡脈(낙맥)
- 血 絡(혈락)~몸 겉으로 나타나는 毛細血管(모세혈관)

內屬外連
(내속외련)

　內屬
　(내속)
- 臟腑(장부)·經脈(경맥) 및 일부 絡脈(낙맥)과 연속됨

　外連
　(외련)
- 十二經筋(십이경근)~체표 근육 등에 分布(분포)
- 十二皮部(십이피부)~피부상의 경락 분포 영역

⊙ 經絡系統(경락계통)이란?

경락계통이란 경맥과 낙맥에 의하여 氣血(기혈)이 運行散布(운행산포) 즉 흘러가며 흩어져 퍼지는 경로이며, 몸 속에서는 관계있는 오장육부와 연속되고, 몸 겉에서는 근육이나 피부등과 연계되므로 속과 밖으로 관통하고 종횡으로 교차하며 인체의 내장과 사지 등 각 부분을 긴밀하게 결합시켜 놓으므로 살아서 움직일 수 있게 하는 중요한 것이다.

제 4 절   經絡分布(경락분포)의 대략적인 모습

經絡(경락), 즉 경맥과 낙맥은 정하여진 分布部位(분포부위)가 있으며 동시에 서로 관통하고 連接(연접)되면서 交叉(교차)·交會(교회)·分離(분리)·集合(집합)등의 복잡한 관계를 이루고 있다. 이것에 대한 구체적인 내용을 간략하게 설명한다.

(一) 十二經脈(십이경맥)

十二經脈(십이경맥)은 다음과 같이 陰經脈(음경맥)과 陽經脈(양경맥)으로 나누어진다.

◀ 十二經脈(십이경맥)의 陰陽經分類表(음양경분류표) ▶

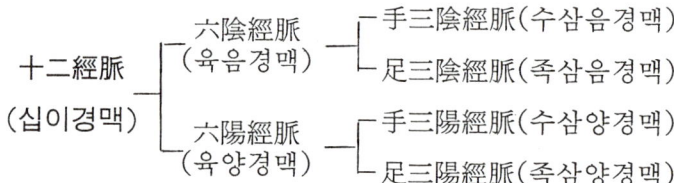

그리고 十二經脈(십이경맥)의 手足分布(수족분포)를 표로 만들어 보면 다음과 같다.

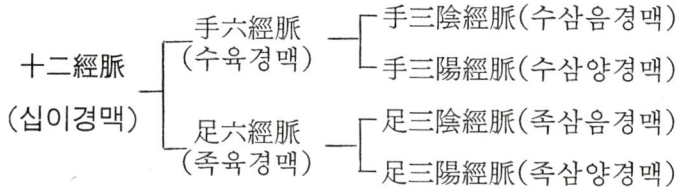

十二經脈(십이경맥)은 온 몸에 分布(분포)되었는데 內行路線(내행노선)과 外行路線(외행노선)의 두 部分(부분)으로 크게 나누어 진다.

十四經脈流注分布圖(십사경맥유주분포도)

——전면 (前面)——

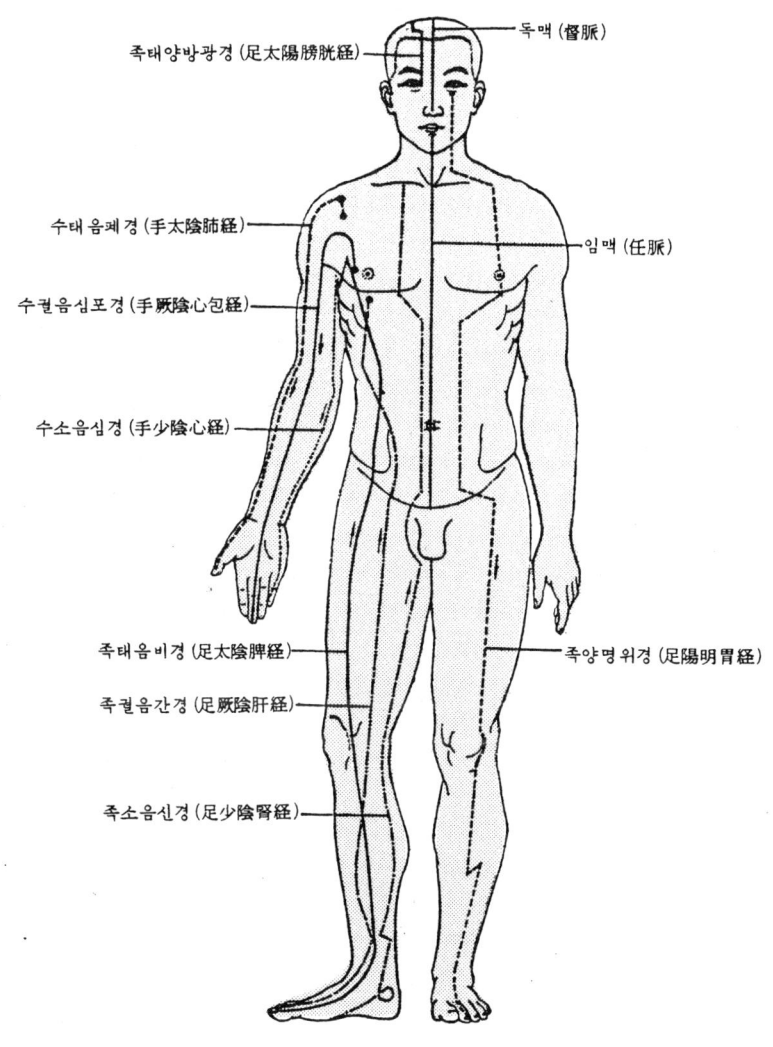

족태양방광경 (足太陽膀胱経)

독맥 (督脈)

수태음폐경 (手太陰肺経)

임맥 (任脈)

수궐음심포경 (手厥陰心包経)

수소음심경 (手少陰心経)

족태음비경 (足太陰脾経)

족양명위경 (足陽明胃経)

족궐음간경 (足厥陰肝経)

족소음신경 (足少陰腎経)

十四經脈流注分布圖(십사경맥유주분포도)

——— 후면 (後面) ———

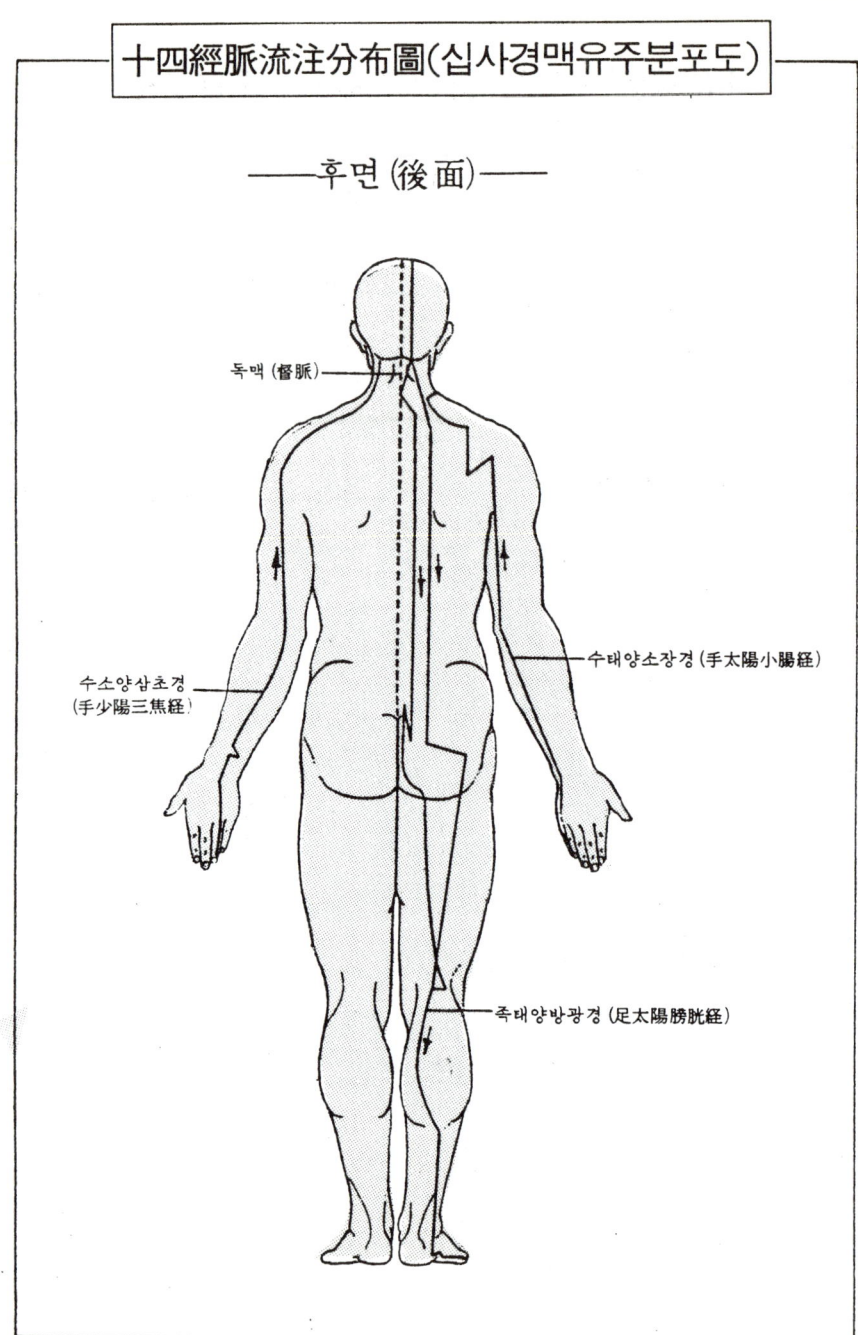

독맥 (督脈)

수소양삼초경
(手少陽三焦経)

수태양소장경 (手太陽小腸経)

족태양방광경 (足太陽膀胱経)

十四經脈流注分布圖(십사경맥유주분포도)

──측면(側面)──

수소양삼초경(手少陽三焦経)

수태양소장경(手太陽小腸経)

수양명대장경(手陽明大腸経)

족태음비경(足太陰脾経)

족소양담경(足少陽膽経)

◉ 六陰經脈(육음경맥)은…

五臟中(오장중)의 한 臟(장)에 內屬(내속)되며, 外行(외행)하는 經路(경로)는 上肢(상지)·下肢(하지)의 內側(내측~안쪽)으로 분포된다.

◉ 六陽經脈(육양경맥)은…

六腑中(육부중)의 한 腑(부)에 內屬(내속)되며, 外行(외행)하는 經路(경로)는 上肢(상지)·下肢(하지)의 外側(외측~바깥쪽)으로 분포된다.

더 상세히 적어보면

◉ 手三陰經脈(수삼음경맥)은…

胸部(흉부)와 上肢(상지)의 내측으로 분포하고,

◉ 手三陽經脈(수삼양경맥)은…

頭部(두부)·顏面(안면)과 上肢(상지)의 외측으로 분포되며,

◉ 足三陽經脈(족삼양경맥)…

頭部(두부)·顏面(안면)과 下肢(하지)의 외측으로 분포되고,

◉ 足三陰經脈(족삼음경맥)은…

胸腹部(흉복부)와 下肢(하지)의 내측으로 분포되어 있다.

＊ 人身(인신)의 陰陽分類(음양분류) ＊

• 男女(남녀)	男(남)～陽(양) 女(여)～陰(음)	• 上　下 　(상　하)	臍上(제상)～陽(양) 臍下(제하)～陰(음)
• 前後(전후)	前(전)～陰(음) 後(후)～陽(양)	• 上肢內外 　(상지내외)	外(외)～陽(양) 內(내)～陰(음)
• 表裏(표리)	表(표)～陽(양) 裏(리)～陰(음)	• 下肢內外 　(하지내외)	外(외)～陽(양) 內(내)～陰(음)

十二經脈(십이경맥)은 다음과 같이 六經(육경)으로 分類(분류)된다.

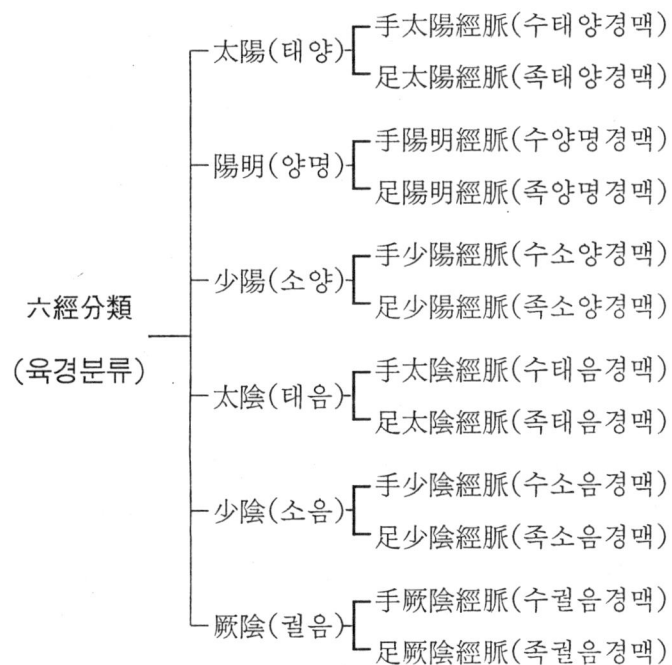

六經分類
(육경분류)

太陽(태양)
手太陽經脈(수태양경맥)
足太陽經脈(족태양경맥)

陽明(양명)
手陽明經脈(수양명경맥)
足陽明經脈(족양명경맥)

少陽(소양)
手少陽經脈(수소양경맥)
足少陽經脈(족소양경맥)

太陰(태음)
手太陰經脈(수태음경맥)
足太陰經脈(족태음경맥)

少陰(소음)
手少陰經脈(수소음경맥)
足少陰經脈(족소음경맥)

厥陰(궐음)
手厥陰經脈(수궐음경맥)
足厥陰經脈(족궐음경맥)

十二經脈(십이경맥)은 軀幹部(구간부~몸통)의 분포에 있어서는

◉ 前面(전면)을 循行(순행)하는 것은…
　外側(외측)이 陽明經脈(양명경맥)이고,
　內側(내측)이 太陰經脈(태음경맥)이다.
◉ 側面(측면)을 循行(순행)하는 것은…
　外側(외측)은 少陽經脈(소양경맥)이며,
　內側(내측)은 厥陰經脈(궐음경맥)이다.
◉ 背面(배면)을 循行(순행)하는 것은…
　外側(외측)은 太陽經脈(태양경맥)이고,

內側(내측)은 少陰經脈(소음경맥)이다.

이상의 구간부 순행을 표로 만들어 보면 다음과 같다.

◀ 軀幹部(구간부)의 循行表(순행표) ▶

內側(내측) 裏(리~속)	太陰經脈(태음경맥)	前面(전면)	陽明經脈(양명경맥)	外側(외측) 表(표~겉)
	厥陰經脈(궐음경맥)	側面(측면)	少陽經脈(소양경맥)	
	少陰經脈(소음경맥)	背面(배면)	太陽經脈(태양경맥)	

이상과 같이 十二經脈(십이경맥)은 胸背(흉배~가슴과 등)·頭面(두면~머리와 얼굴)·四肢(사지~팔과 다리)에 분포되어 있는데, 모두 좌측과 우측에 對稱(대칭)으로 같은 經脈(경맥)이 있어서 십이경맥은 도합 24條(조) 즉 24가지가 된다.

쉽게 설명해서 몸 한가운데를 좌·우로 갈라서 우측에도 十二經脈(십이경맥)이 있고 좌측에도 십이경맥이 있다는 말이다.

이들 중에서 一條(일조)의 陰經脈(음경맥)은 모두 다른 一條(일조)의 陽經脈(양경맥)과 또 一條(일조)의 陽經脈(양경맥)은 모두 다른 一條(일조)의 陰經脈(음경맥)과 몸 속에서는 臟腑(장부)가 서로 간에 屬絡關係(속락관계)를 맺고, 몸의 겉에서는 內側(내측)과 外側(외측)이 表裏關係(표리관계)를 이루게 된다.

(二) 十二經別(십이경별)

十二經別(십이경별)은 十二經脈(십이경맥)에서 갈라져 나온 큰 支脈(지맥)인데 十二經脈(십이경맥) 가운데서 同名(동명~같은 이름)의 經脈(경맥)이 사지의 肘膝以上(주슬이상) 즉 팔꿈치와 무릎 위에서 갈라져 나와 연장해서 散布(산포)되며 體腔(체강)인 가슴 속과 뱃속으로 進入(진입)하여 各經脈(각경맥)이 屬絡(속락)

되는 臟腑(장부)와 聯係(연계)를 맺고 다시 몸 겉 즉 體表(체표)로 얕게 빠져나온다. 십이경별 순행의 특징은 먼저 얕은 곳(淺部~천부)에서 깊은 곳(深部~심부)으로 들어가고 다시 심부에서 천부로 나오는 것이다. 다시 설명하면 四肢肘膝(사지주슬~팔다리 팔꿈치 무릎)에서 먼저 갈라져 나와 胸腹(흉복~가슴과 배)의 깊은 곳으로 進入(진입)하고, 다시 體表(체표~몸 겉부분)의 頭項部(두항부~머리와 목)로 얕게 빠져 나오는 것이다.

六陰經脈(육음경맥)의 經別(경별)과, 六陽經脈(육양경맥)의 經別(경별)은 마지막에 몸 겉으로 얕게 빠져나올 때 구별된다.

◉ 六陽經脈(육양경맥)의 經別(경별)은…

體腔(체강) 속으로부터 體表(체표~몸 겉부분)의 頭項部(두항부~머리와 목) 등으로 얕게 빠져나와 본래의 갈라져 나온 經脈(경맥)으로 合流(합류)하는데,

◉ 六陰經脈(육음경맥)의 經別(경별)은…

본래 갈라져 나온 經脈(경맥)으로 돌아가 合流(합류)하지 않고, 그와 表裏關係(표리관계)가 되는 陽經脈(양경맥)의 經別(경별)과 合流(합류)된다.

◉ 經別(경별)의 分布(분포)에는…

離合現象(이합현상) 즉 흩어져 갈라지고 다시 합치는 현상이 있다. 즉 십이경맥에서 따로 갈라져 나오는 것을 "離(리)"라고 부르며 마지막에 다시 本經(본경)의 經脈(경맥)으로 合流(합류)하는 것을 "合(합)"이라 부른다.

◉ 十二經別(십이경별)은 表裏(표리)에 의하여…

六組(육조) 즉 여섯 짝을 이루는데 이것을 六合(육합)이라 부르며, 六合(육합)은 十二經脈(십이경맥)의 表裏(표리)가 되는 장부간의 관계를 한층 더 가깝게 하고 있다.

(三) 奇經八脈(기경팔맥)

奇經八脈(기경팔맥)에는 몸의 正中央(정중앙)에 分布(분포)된 것이 있고, 몸의 양쪽에 분포된 것이 있다. 양쪽에 분포된 奇經脈(기경맥)은 十二經脈(십이경맥)에서 갈라진 중요한 分枝(분지)라고 볼 수 있다. 그런데 기경팔맥의 분포는 규칙성이 있는 十二經脈(십이경맥) 및 十二經別(십이경별)과는 달리 가로·세로 즉 縱橫(종횡)으로 관통하여 십이경맥중의 많은 경맥과 긴밀한 관계를 맺고 있다.

◉ 이 八條(팔조) 즉 여덟가닥의 奇經(기경)이…

어떤 것은 몸의 前後正中(전후정중)에 分布(분포)되고, 또 어떤 것은 左右兩側(좌우양측)에 분포되었는데 위로 頭部·顏面(두부·안면)에 이르고, 軀幹(구간~몸통)을 거쳐 아래로는 腿足(퇴족~넓적다리와 발)에까지 분포되고 있다. 또 어떤 것은 몸통을 비스듬히 옆으로 돌려 얽어 매며 분포된 것도 있다. 몇 개의 奇經脈(기경맥)은 몸 속인 體腔(체강)으로 깊이 들어가 內臟(내장)에까지 聯係(연계)되었는데, 十二經脈(십이경맥)과는 달리 五臟六腑(오장육부)와의 屬絡關係(속락관계)나 表裏配合關係(표리배합관계)는 없다. 그리고 어떤 것은 몸 겉부분인 體表(체표)에만 분포되어 있다. 기경팔맥은 각종의 분포형식을 통하여 經脈全體(경맥전체)의 결합을 强化(강화)하고 있다.

(四) 十五絡脈(십오낙맥)

十五絡脈(십오낙맥)을 十五大絡(십오대락)이라고도 부른다. 십오낙맥의 구성은 다음과 같다.

```
                ┌─ 十二經脈(십이경맥)의 十二絡脈(십이낙맥)─12條(조)
                │
十五絡脈(십오낙맥)─┼─ 奇經中(기경중)  ┌─ 任脈(임맥)의 絡脈(낙맥)─1條(조)
                │              └─ 督脈(독맥)의 絡脈(낙맥)─1條(조)
                │
                └─ 足太陰脾經脈(족태음비경맥)의 大絡(대락)─1條(조)
```

十二絡脈(십이낙맥)은 十二經脈(십이경맥)에서 갈라져나와 가로로 비스듬히 즉 橫斜(횡사)로 분포된 비교적 큰 絡脈(낙맥)이다. 열두개의 各個絡脈(각개낙맥)은 同名經脈(동명경맥)에서 갈라지는데 갈라져 나오는 부위는 手腕(수완~손목) 혹은 足踝(족과~발목) 이상의 일정한 穴位(혈위)이며 橫斜(횡사)로 擴散(확산)한 다음 다시 十二經脈(십이경맥)으로 모여서 합친다. 십오낙맥 分布(분포)의 특징은 表(표)에 속하는 六陽經脈(육양경맥)에서 갈라져 나오는 것은 그와 表裏關係(표리관계)가 되는 裏(리)의 經脈(경맥)인 곳 六陰經脈(육음경맥)을 향해서 走行(주행)하고, 裏(리)에 속하는 六陰經脈(육음경맥)에서 갈라져 나오는 것은 그와 표리관계가 되는 表(표)의 經脈(경맥)인 六陽經脈(육양경맥)을 향하여 走行(주행)한다. 몇개의 絡脈(낙맥)은 몸통 속 즉 體腔(체강) 속으로도 깊이 들어가 有關(유관)한 장부와 관계를 맺는다.

이 밖에 奇經八脈中(기경팔맥중)에 任脈(임맥)의 絡脈(낙맥)은 胸骨劍狀突起(흉골검상돌기)의 하부 즉 속칭 명치뼈 밑에서 갈라져 나와 腹部(복부)에 흩어져 퍼지고, 督脈(독맥)의 絡脈(낙맥)은 육양경맥과 관계하고 있다. 십이경맥 중에서 足太陰脾經脈(족태음비경맥)에는 絡脈(낙맥)이 2條(조~가지)가 갈라져 나오는데 이 둘 중의 하나인 脾大絡脈(비대락맥)은 腋下(액하~겨드랑이 밑)에서 갈라져 나와 胸脇部(흉협부~가슴과 옆구리 부위)에 흩어져 퍼지고, 이 大絡脈(대락맥)의 分枝細脈(분지세맥)이 전신에 걸쳐 그물같이 퍼져서 싸고 있으며 十五絡脈(십오락맥)을 통괄하고 있다. 십오락맥외에 胃經脈(위경맥)의 大絡(대락)이 있는데 이것은 左乳下(좌유하)에서 갈라져 橫膈膜(횡격막)을 뚫고 위로 올라가 肺(폐)의 臟器(장기)와 연락되며 이는 宗氣(종기)가 集積(집적~모여서 쌓이는)되는 곳이다.

胃(위)의 大絡脈(대락맥)과 十五絡脈(십오락맥)을 합치면 실제로는 十六絡脈(십육락맥)이 되는데 脾(비)와 胃(위)는 표리관계가 되므로 통상 十五絡脈(십오락맥)이라 한다.

또 십오락맥에서 갈라져 나오는 支脈(지맥)으로는 絡脈(낙맥)·孫絡脈(손락맥)·浮絡脈(부락맥)·血絡脈(혈락맥)이 있는데 이미 설명된 바와 같다. 孫絡脈(손락맥)은 經脈(경맥)과 밀접하게 통하여 관계를 맺고 있으며 浮絡脈(부락맥)과 血絡脈(혈락맥)의 분포는 신체의 아주 얕은 것 부분이다.

(五) 十二經筋(십이경근)과 十二皮部(십이피부)

十二經筋(십이경근)과 十二皮部(십이피부)의 분포범위는 기본적으로 十二經脈(십이경맥)의 분포범위와 똑같다.

經筋(경근)과 皮部(피부)의 분포는 四肢(사지)의 末端(말단)·手腕(수완~손과 팔)·足踝(족과~발과 발목)·肘膝(주슬~팔꿈치와 무릎)및 軀幹(구간~몸통)과 頭項部(두항부~머리와 목부위) 등 매우 많은 부위에 걸쳐 있다.

위에 적은 것은 經絡經路(경락경로)의 대체적인 사항이며 구체적인 내용은 앞으로 각 장에서 상세하게 적기로 한다.

제 3 장 經絡(경락)의 作用(작용)

經絡(경락)은 전신의 細胞(세포)·組織(조직)·臟器(장기)와 밀접한 관계가 있으며 인체가 살아서 활동하는 生理機能(생리기능)이나 병이 생기는 이치와 변화 즉 病理變化面(병리변화면)에서도 아주 주요한 作用(작용)을 한다. 경락의 작용은 대체로 다음 세가지로 크게 분류된다.

經絡(경락)의 作用(작용) ┬ 氣血(기혈)이 흐르는 通路(통로)
　　　　　　　　　　　├ 人體(인체)의 異常(이상)을 反映(반영)
　　　　　　　　　　　└ 刺戟(자극)의 傳導(전도)

제 1 절　經絡(경락)은 氣血(기혈)이 흐르는 通路(통로)이며 身體(신체)를 滋養(자양)한다.

한의학에서 통상 氣血(기혈)이라고 하는 것은 陽氣(양기)와 陰液(음액)을 일컫는 것이다.

⊙ 陽氣(양기)란…

인체 중의 여러 종류의 氣(기), 예를 들면 原氣(원기)·宗氣(종기)·營氣(영기)·衛氣(위기)·臟腑(장부)의 氣(기) 등을 통틀어 말하는 것이고, 氣(기)를 陽(양)이라 하는 것은 陰陽區分上(음양구분상)으로 氣(기)가 陽(양)에 해당되기 때문이다.

⊙ 陰液(음액)이란…

인체 중의 각종 영양액체를 일컫는 것으로 예컨대 血液(혈액)·精液(정액) 및 津液(진액)등 모든 體液(체액)이 포괄된 것이다. 陰液中(음액중)에 血液(혈액)이 대표적인 것이기 때문에 陰液(음액)을 陰血(음혈)이라고도 하는데 陰(음)이라고 불려진 것은 陰陽區分上(음양구분상)으로 체액이 陰(음)에 해당되기 때문이다.

이상 설명된 氣血(기혈)은 人身(인신)의 生命活動(생명활동)을

主宰(주재)라는 것으로서 이것이 經絡(경락)을 따라 흘러서(流注~유주) 온 몸에 輸送(수송)되어 散布(산포)됨으로써 인체의 모든 조직 및 장기 심지어는 손톱·머리털에 이르기까지 정상적인 生理機能(생리기능)을 발휘할 수 있는 것이다.

人身(인신)은 氣血(기혈) 자체가 허약하거나 또는 그 흐름이 順調(순조)롭지 못할 때 생리기능에 異常(이상)이 생기는 것이다. 氣(기)의 흐름이 순조롭지 못한 것을 氣阻(기조)·氣滯(기체)·氣絶(기절)·氣上衝(기상충)·逆氣(역기) 등으로 표시되는데 이런 경우 모두 몸의 각 부분에 異常變化(이상변화)가 발생하는 것이다.

제 2 절 經絡(경락)은 人體(인체)의 異常變化(이상변화)를 反映(반영)한다.

어떤 理由(이유)이든 간에 人體(인체)의 臟腑機能(장부기능)이 손상되어 질병이 발생하였을 경우 經絡(경락)의 通連(통련) 즉 통과되고 연락되는 體表(체표)의 有關部位(유관부위)를 잘 살펴보거나 손가락 등으로 눌러 보면 각종의 異常變化(이상변화)가 나타나는데 이것은 經絡(경락)이 生體(생체)의 각 부분과 특수한 관계를 맺고 있기 때문이다. 이러한 이상변화가 反映(반영)되는 反應點(반응점)을 근대의학 名稱(명칭)으로 過敏點(과민점) 혹은 壓痛點(압통점)이라 한다.

五臟六腑(오장육부)에 病變(병변)이 발생하였을때 該當臟腑經脈(해당장부경맥)과 絡脈(낙맥) 및 병변이 생긴 臟腑(장부)와 聯係(연계)되는 臟腑經脈(장부경맥)과 絡脈上(낙맥상)의 특정부위에 反映(반영), 反應(반응)되는데 그 樣相(양상)은 다음과 같다.

◦ 壓痛反應(압통반응)~누르면 아프다.

- 隆起反應(융기반응)~부풀어 오르다.
- 變色反應(변색반응)~피부색이 변한다.
- 陷下反應(함하반응)~누르면 움푹 들어간다.
- 脫屑反應(탈설반응)~비늘가루가 떨어진다.
- 發疹反應(발진반응)~오돌토돌한 것이 돋는다.
- 電氣反應(전기반응)~양성반응이 나타난다.
- 熱感反應(열감반응)~뜨거운 것을 못 느낀다.
- 硬結反應(경결반응)~딱딱하게 굳어 있다.
- 異常敏感反應(이상민감반응)~조그만 자극에도 민감하다.

이상 十種反應(십종반응) 중에서 제일 많고 잘 나타나는 反應(반응)이 壓痛反應(압통반응)이며 다음은 熱感反應(열감반응)이다. 최근에 와서 電氣反應(전기반응)을 利用(이용)하는 추세가 늘고 있다.

이러한 異常(이상)을 反映(반영)하는 몸 겉의 反應點(반응점)은 질병을 診察(진찰) 또는 診斷(진단)하는 참고가 될 뿐만 아니라 針灸治療(침구치료)의 治療點(치료점)이 되기도 한다.

> **經絡上(경락상)에 나타나는 反應點(반응점)은 診察點(진찰점)이고, 治療點(치료점)이다.**

經絡(경락)의 反應作用(반응작용) 診察(진찰)·診斷(진단) 및 治療方面(치료방면)에 應用(응용)하는데 있어서 크게 발전되었다. 良導絡治療法(양도락치료법), 知熱測定感度法(지열측정감도법) 등이 모두 경락의 반응작용을 이용한 것이다.

經絡(경락)의 壓診(압진)에 관한 것을 「脈(맥)이나 알고 鍼筒(침통)흔드는가(脈診篇)」에 상세히 적었으므로 참고하기 바란다.

특히 최근에 이르러 耳針療法(이침요법)이 발전하며 귀의 이곳 저곳을 탐색하여 肢體(지체)의 여러 부위와 五臟六腑(오장육부) 등 內臟(내장)의 병변을 測知(측지)할 수 있게 되었다. 이것은 질병의 진단과 치료에 있어서 일정한 가치가 있는 것으로서 經絡理論(경락이론)에 근거를 둔것이다. 즉   十二經脈(십이경맥)의 脈氣(맥기)는 모두 耳(이~귀)로 통해 있으며, 經脈(경맥)은 臟腑(장부)·肢體(지체)와 모두 밀접한 연관이 있으므로 耳區(이구)의 異常(이상)을 나타내는 反應點(반응점)을 찾아 診察(진찰)을 하며 治療(치료)를 하는 것이다. 이는 經絡反映作用(경락반영작용)의 새로운 發見(발견)인 것이다.

제 3 절   經絡(경락)은 刺戟(자극)을 傳導(전도)하는 作用(작용)이 있다.

拇指(무지) 즉 엄지손가락 끝 부위에 있는 少商穴(소상혈)을 取穴(취혈)하여 急滯(급체)를 내리고, 손에 있는 合谷穴(합곡혈)을 取穴(취혈)하여 눈병을 치료하고, 오금에 있는 委中穴(위중혈)을 取穴(취혈)하여 腰痛(요통)이 치료되면 무엇인가 神奇(신기)하게 생각하거나, 針(침)을 놓는 사람의 손과 針(침) 끝에 神通力(신통력)이 있는 것처럼 여겨지는데 바로 이것이 병이 난 곳과 멀리 떨어진 곳에서 치료하는 遠隔治療(원격치료)이며, 원격치료의 이치는 經絡(경락)이 刺戟(자극)을 傳導(전도)한다는 作用(작용)에 근거를 둔 것이다.

　◉ 針灸治療(침구치료)에 있어 원격치료는…

　　$\left\{ \begin{array}{l} \text{上病下治(상병하치)} \\ \text{下病上治(하병상치)} \end{array} \right.$

左病右治(좌병우치)
右病左治(우병좌치)와
五臟六腑(오장육부) 등의 內臟病(내장병)을 四肢(사지)의 肘膝下
(주슬하) 즉 팔꿈치와 무릎 밑에서 치료하는 것이다.

針灸治療(침구치료)는 刺戟療法(자극요법)이다. 刺針(자침)은
기계적인 자극요법이고, 施灸(시구)는 온열적인 자극요법이다. 고로
침구치료의 주요한 열쇠는 자극에 의한 調氣(조기)에 있는 것이며
調氣(조기)란 經絡(경락)의 傳導(전도)를 통하여 이루어지는 氣血
(기혈)의 調整作用(조정작용)인 것이다. 經絡(경락) 혹은 內臟(내
장)이 제기능을 잃어버렸을 경우 몸 겉에 있는 일정한 穴位(혈위)를
針(침) 또는 灸(구)로 자극함으로써 경락이 이 治療性刺戟(치료
성자극)을 有關(유관)한 부위와 내장으로 전도할 수 있는 작용을
한다. 그래서 人體(인체)의 氣機(기기)가 調節機能(조절기능)을
발휘하여 氣血(기혈)의 運行(운행) 즉 흐름을 원활하게 하고, 氣
(기)의 흐름을 調和(조화)시켜 질병을 治癒(치유)하게 되는 것이다.

經絡(경락)의 전도작용은 침을 놓거나 뜸을 뜰때 患者(환자)가
느끼는 酸(산~시큼하고)·脹(창~뻐근하고)·痒(양~근질근질하
고) 등의 감각이 경락의 순행경로를 향하여 확산되는 것으로 느끼게
되며 어떤 환자는 자극이 病(병)이 생긴 곳까지 직접 오는 느낌이
있다고 표현하기도 한다.

또 經絡(경락)은 외부로부터 侵襲(침습)하는 病邪(병사)에 대
하여 전도작용을 하고 있다고도 보고 있다. 몸의 겉에 침습한 病邪
(병사)는 經絡(경락)을 통하여 內臟(내장)으로 傳入(전입)되고,
內臟間(내장간)의 經絡聯關(경락연관)에 의하여 병사는 하나의
내장에서 다른 내장으로 傳入(전입)되는 것으로 보고 있는데 이것을
줄여서 병사의 傳經(전경)이라 한다.

제 4 장 經氣(경기)의 運行(운행) 및 流注(유주)

氣血(기혈)이 온몸을 流注循行(유주순행)할 수 있는 것은 주로 經絡(경락) 즉 經脈(경맥)과 絡脈(낙맥)을 通過(통과)함으로써 실현되는 것이다. 고로 經脈(경맥)과 絡脈(낙맥)의 分布經路(분포경로)는 모두 氣血(기혈)의 運行(운행) 및 流注經路(유주경로)가 되는 것이다. 氣血(기혈)이 경락계통을 운행유주하는데 주도적인 역할을 하는 것은 氣(기)이다. 氣(기)가 血液(혈액)을 推動(추동) 및 統率(통솔)하는 것이다. 옛 책에 「氣爲血之帥(기위혈지수)」라고 적은 것은 이것을 의미하고 있다. 즉 혈액이 전신을 流注循環(유주순환)할 수 있는 것은 주로 經氣(경기)가 運行(운행)하는 힘에 의거하고 있는 것이다. 經氣(경기)의 내용은 매우 복잡하여 그 실체가 무엇인지 아직도 명확하게 究明(구명)되지 않고 있다.

제 1 절 氣(기)란 무엇인가

氣(기)란 生命力(생명력)과 活動(활동)의 根源(근원)이 되는 것을 의미하는데 살아 있거나 움직이는 것은 모두 그 自體(자체)에 가지고 있는 氣(기)에 의해서 이루어지는 것이다. 大宇宙(대우주)인 自然(자연)의 變化(변화)는 天氣(천기)의 運行(운행)에 의해서 이루어지는 것이고, 小宇宙(소우주)인 人體(인체)의 生成(생성) 및 活動(활동)은 人氣(인기)가 經脈(경맥)과 絡脈(낙맥) 즉 經絡(경락)을 流注循環(유주순환)함으로써 이루어지는 것이다. 人氣(인기)는 經絡(경락)을 유주순행하므로 통상 經氣(경기)라 부르고 있다.

제 2 절 經氣(경기)와 人身(인신)

經氣(경기)를 眞氣(진기)라고도 하는데 경기란 人身(인신)의 生命活動(생명활동)의 主宰作用(주재작용)을 하는 原動力(원동력)이 되는 것을 말한다. 經氣(경기)는 原氣(원기)·營氣(영기)·衛氣(위기)·宗氣(종기)를 包括(포괄)해서 일컫는 말이다. 經氣(경기)의 구성을 간략하게 표로 만들어 보면 다음과 같다.

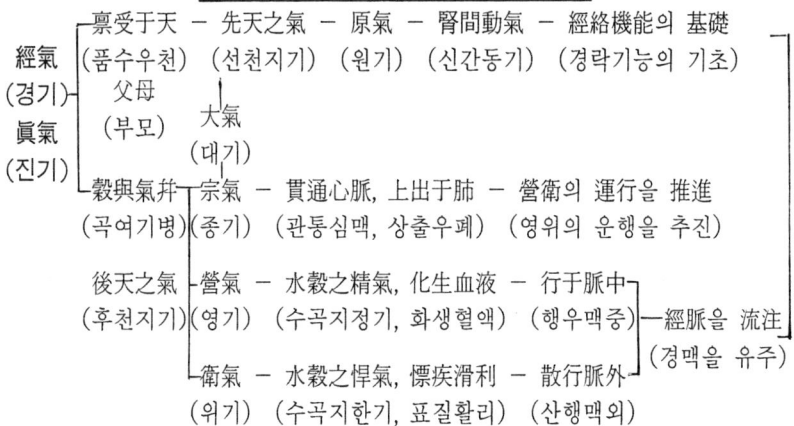

◉ 經氣(경기)의 運行(운행)을 形成(형성) ◉

경기는 父母(부모)로부터 받은 先天之氣(선천지기)인 原氣(원기)와 出生後(출생후)에 水穀(수곡)과 空氣(공기)와 같이 얻어진 後天之氣(후천지기)인 宗氣(종기)·營氣(영기)·衛氣(위기)로서 그 運行(운행)을 形成(형성)하고 있다.

原氣(원기)는 經絡機能(경락기능)의 기초가 되고 營氣(영기)·衛氣(위기)는 全身(전신)을 運行(운행)하고, 宗氣(종기)는 營氣(영기)·衛氣(위기)의 운행을 추진하는 에너지가 된다.

(一) 原氣(원기)의 生成分布(생성분포)

原氣(원기)는 人身生命活動(인신생명활동)의 基礎(기초)가 되는 것으로 天(천~하늘)에서 받은 先天之氣(선천지기) 즉 父母(부모)로부터 받은 精氣(정기)로서 腎臟(신장)－右腎命門火(우신명문화)－에 所藏(소장)된 氣(기)이다.

한의학에서는 原氣(원기)를 다음과 같이 알고 있다. 腎(신)의 精(정)은 생명활동의 물질적 기초이며, 腎(신)의 氣(기)는 인체 생명활동의 基本的機能(기본적기능)이다.

難經(난경)이라는 옛 책에 보면 原氣(원기)－腎間(신간)의 動氣(동기)－를 「十二經之根本(십이경지근본)」이라 하였다. 經絡(경락)은 그 生理機能面(생리기능면)에서 보면 原氣(원기)가 가장 기본적인 요소가 되고 있는 것이다. 原氣(원기)와 宗氣(종기)는 性質(성질)이 같은 것 같으나 아주 다른 것이다. 原氣(원기)는 人身下部(인신하부)에 저장되며 先天(선천)의 氣(기)에 속하고, 宗氣(종기)는 人身上部(인신상부)에 集積(집적~모이고 쌓여서)되어 있는 後天(후천)의 氣(기)에 속한다. 그러나 原氣(원기)와 宗氣(종기)는 이들 상호간에 밀접한 관계가 있으며 양자가 결합되고, 여기에 營氣(영기)·衛氣(위기)를 包括(포괄)한 것을 經氣(경기) 또는 眞氣(진기)라 하는 것이다.

(二) 宗氣(종기)의 生成分布(생성분포)

營氣(영기)와 衛氣(위기)가 經絡(경락)을 따라 순행유주함에 있어서 일종의 推動(추동)하는 힘이 필요하다. 이러한 動力(동력~힘)을 경락학설에서는 宗氣(종기)라 부르고 있다.

宗氣(종기)는 水穀(수곡) 즉 음식물에서 얻은 精華物質(정화물질)과 自然(자연)에서 빨아들인 空氣(공기)와 결합해서 이루어지는 것으로 胸膺部(흉응부~가슴 부위)에 集積(집적)된다. 왼쪽 젖가슴 밑에서 그 搏動(박동)을 느낄 수 있으며 形態(형태)를 뚜렷이 볼 수 있다. 옛 책에 "宗氣積右胸中(종기적우흉중)", 「胃之大絡(위지대락)…出于左乳下(출우좌유하) 其動應衣(기동응의) 脈宗氣也(맥종기야)"라 한 것을 보아도 알 수 있다. 宗氣(종기)의 推進力(추진력)은 매우 強(강)하다. 心脈(심맥)을 관통해서 위로 올라가는 것은 肺(폐)로 빠져나오고 咽喉部位(인후부위~목구멍)에 도달하며, 아래로 내려가는 것은 胸腹(흉복)의 氣街(기가~넓적다리의 중앙부위) 부위로 유주하고 氣街(기가)를 通過(통과)해서 足部(족부)로 流注(유주)한다.

經絡中(경락중)에서 營·衛氣(영·위기)가 아래 위로 관통하고 流注散布(유주산포)되는 것은 宗氣(종기)의 추진작용에 의존하는 것이다.

(三) 營氣(영기)의 生成分布(생성분포)와 血液(혈액)

營氣(영기)는 水穀(수곡) 즉 음식물 중에서 얻은 精華物質(정화물질)이 變化生成(변화생성)된 것으로 經脈(경맥) 속을 流注循行(유주순행)함과 동시에 血液(혈액)의 生成(생성)에 대하여서도 일정한 작용을 하고 있다고 보고 있다.

營氣(영기)와 血液(혈액)은 모두 脈中(맥중)을 유주순행하며 血液(혈액)은 營氣(영기)가 변화해서 생겨난 것은 영기와 혈액은 뗄 수 없는 불가분의 관계가 있다. 혈액이 전신을 순환유주함에 있어서 이렇게 영기와 밀접한 관계가 있으므로 해서 營氣(영기)를 血氣(혈기)라고도 부르고 있다. 營氣(영기)가 經脈(경맥) 속을 순행유주하는 순서를 설명하면 다음과 같다.

營氣(영기)는 中焦(중초)－脾胃(비위)－에서 시작하여 먼저 手太陰肺經脈(수태음폐경맥)을 순행유주하고, 폐경맥에서 手陽明大

腸經脈(수양명대장경맥)으로 傳導流注(전도유주)하며, 다시 足陽明胃經脈(족양명위경맥)으로 전도유주되고, 다음은 足太陰脾經脈(족태음비경맥), 手少陰心經脈(수소음심경맥), 手太陽小腸經脈(수태양소장경맥), 足太陽膀胱經脈(족태양방광경맥), 足少陰腎經脈(족소음신경맥), 手厥陰心包經脈(수궐음심포경맥), 手少陽三焦經脈(수소양삼초경맥), 足少陽膽經脈(족소양담경맥), 足厥陰肝經脈(족궐음간경맥)으로 차례차례 전도유주되고 마지막에 족궐음간경맥에서 中焦(중초)-脾胃(비위)-의 시작 부위로 해서 手太陰肺經脈(수태음폐경맥)으로 전도유주되어 十二經脈(십이경맥)이 營氣(영기)를 전신에 유주순환시키는 通路(통로)를 이루게 한다.

◀ 營氣(영기)의 十二經脈(십이경맥) 流注表(유주표) ▶

手示指端		足大趾內側端		手小指端		足第五趾端		手第四指端		足大趾外側端		
手수太태陰음經경	手수陽양明명經경	足족陽양明명經경	足족太태陰음經경	手수少소陰음經경	手수太태陽양經경	足족太태陽양經경	足족少소陰음經경	手수厥궐陰음經경	手수少소陽양經경	足족少소陽양經경	足족厥궐陰음經경	手수太태陰음經경
	鼻傍(비방)		心中(심중)		內眼角(내안각)		胸中(흉중)		外眼角(외안각)		肺內(폐내)	

◀ 營氣(영기) 즉 血氣(혈기)의 流注表(유주표) ▶

陰(음)·裏(리)·臟(장)			陽(양)·表(표)·腑(부)		
太陰經 (태음경)	手(수)	肺(폐) ①	② 大腸(대장)	手(수)	陽明經 (양명경)
	足(족)	脾(비) ④	③ 胃(위)	足(족)	
少陰經 (소음경)	手(수)	心(심) ⑤	⑥ 小腸(소장)	手(수)	太陽經 (태양경)
	足(족)	腎(신) ⑧	⑦ 膀胱(방광)	足(족)	
厥陰經 (궐음경)	手(수)	心包(심포) ⑨	⑩ 三焦(삼초)	手(수)	少陽經 (소양경)
	足(족)	肝(간) ⑫	⑪ 膽(담)	足(족)	

營氣(영기)가 十二經脈(십이경맥)을 유주순환함에 있어서 다른 一條(일조~한가닥)의 分支(분지)가 있다.

즉 수태음폐경맥에서 기경팔맥중의 任脈(임맥)으로 傳導流注(전도유주)되는데 가슴 부위에서 頸部(경부~목부위)로 올라가 口(구~입)·鼻(비~코)에 이르러 督脈(독맥)으로 연결되고 통하며 頭頂(두정~머리 정수리)을 거쳐 밑으로 내려와 背脊(배척~등뼈)으로 순행하여 肛門(항문)과 生殖器(생식기)인 陰部(음부)를 繞過(요과~얽고 지나쳐)해서 다시 任脈(임맥)으로 連接(연접)되며 위로 올라가 다시 수태음폐경맥으로 이어진다. 이리하여 十二經脈(십이경맥)과 任脈(임맥) 및 督脈(독맥) 즉 十四經脈(십사경맥)의 순행유주의 通路(통로)가 구성되는 것이다.

(四) 衛氣(위기)의 生成分布(생성분포)

衛氣(위기)도 水穀(수곡) 즉 음식물에서 얻은 精華物質(정화물질)이 변화해서 生成(생성)된 것이다. 옛 책에는 衛氣(위기)를 悍氣(한기~날샌기) 또는 慓疾滑利(표질활리~아주 빠르고 매끄러움)한 氣(기)라고 적은 것은 위기가 확산분포되는 能力(능력)이 매우 强(강)하고, 滲透(삼투~뚫고 스며듦)하는 범위가 매우 넓다는 것을 의미한다.

위기가 인체를 순행유주하는 형식은 營氣(영기)와 다른데, 영기는 經脈中(경맥중)을 운행하는데 위기는 경맥중을 순행할 뿐만 아니라 經脈(경맥)의 바깥쪽 주변부위로 확산된다.

위기는 확실히 慓疾滑利(표질활리)란 성질이 있고 瀰散(미산~물 스며들듯 퍼짐)하는 힘이 강하므로 경락내에만 머물러 있는 것이 아니고 脈(맥) 밖으로도 확산하여 전신의 皮膚(피부)·肌肉(기육)·胸腹(흉복) 등으로 물 스미듯 퍼진다.

위기의 순행유주의 經路(경로)에 관해서는 여러 학설이 있는데 공통점은 다음과 같다.

衛氣(위기)는 낮에는 頭面(두면)·軀幹(구간)·四肢(사지) 등의 體表部分(체표부분)에 확산되는데 밤에는 몸 속의 內臟(내장) 즉 五臟六腑(오장육부) 등에 깊숙이 運行(운행)된다.

제 5 장　經絡(경락)에 관한 各種見解(각종견해)

한의학 특히 針灸治療(침구치료)에서 가장 核心(핵심)이 되는 脈(맥), 이 脈(맥)을 包括(포괄)하고 있는 經絡(경락)은 동양인들이 수 천년동안 疾病(질병)과 싸운 經驗(경험)에 의하여 總括的(총괄적)으로 이룩된 것이다. 經絡學說(경락학설)은 인체내의 각 부분간의 상호관계와 그들 사이에 밀접한 영향을 미치는 것을 밝히고 이러한 상호관계가 인체의 생명활동이나 病理變化(병리변화), 疾病(질병)의 진단과 치료에 있어서 중요한 근거가 됨을 論(논)한 것이다. 이는 臟腑學說(장부학설)과 밀접한 관련이 있으며, 한의학의 基礎理論(기초이론) 가운데서 가장 중요한 구성부분이 되고 특히 針灸治療(침구치료)에 있어서 指針的(지침적)인 意義(의의)를 갖고 있는 것이다. 經絡學說(경락학설)은 古代(고대)로부터 醫者(의자)들이 각종 經絡現象(경락현상)에 根據(근거)하여 종합해 놓은 理論(이론)인데 바로 經絡自體(경락자체)의 本質(본질)이 무엇인지에 대하여서는 아직 統一(통일)된 見解(견해)에 도달하지 못하고 뚜렷한 事實(사실)을 밝혀내지 못하고 있다. 최근에 와서 針灸理論(침구이론)의 原理的(원리적)인 연구가 中國(중국)을 위시해서 세계 각국에 널리 전개되어 經絡(경락)의 本質(본질)에 대하여 여러

가지 見解(견해)가 제기되고 있다. 즉 經絡(경락)은 現代科學(현대과학)으로 뚜렷하게 찾아낼 수 있는 實質(실질)이 없기 때문에 學者(학자)들이 經絡(경락)은 이러이러한 것일 것이다라고 주장하고 있는데 그 몇 가지를 골라 紹介(소개)하고자 한다.

제2장에 적은 經絡系統表(경락계통표)에서 보는 바와 같이 經絡(경락)의 主幹(주간)이 脈(맥), 즉 經脈(경맥)인 것이다. 바로 이 脈(맥)의 實體(실체)를 찾으려는 노력이 지금도 계속되고 있음을 부연한다.

제 1 절 經絡(경락)과 神經系統(신경계통)과의 相關說(상관설)

經絡(경락)의 분포와 치료효과에 근거하여 경락과 周圍神經系統(주위신경계통)과의 관계를 탐구하는 硏究方法(연구방법)이 계속되고 있다. 주위신경계통에는 末梢神經中(말초신경중)의 腦神經十二雙(뇌신경12쌍)과 脊髓神經三十一雙(척수신경31쌍)이 포함된다. 상부의 척수신경은 頸神經叢(경신경총)과 腕神經叢(완신경총)으로 조성되어 있어 上肢(상지)에 분포되고 頸部(경부)와 胸部(흉부)에서 交感神經(교감신경)과 상접된다.

下部脊髓神經(하부척수신경)은 腰神經叢(요신경총)과 薦骨神經叢(천골신경총)으로 組成(조성)되며 下肢(하지)에 분포되어 腰薦骨部(요천골부)에서 交感神經(교감신경)과 상접된다. 그러므로 經絡上穴位(경락상혈위)의 작용이 주위신경계통과 유관한 것으로 인정되고 있다.

心(심), 肺(폐), 心包(심포)의 手三陰經(수삼음경)은 상지의 내측에 분포되며 心肺(심폐)에 접근하고 있으므로 胸部疾患(흉부질

환)을 주치한다. 大腸(대장), 小腸(소장), 三焦(삼초)의 手三陽經
(수삼양경)은 상지 외측에 분포되어 頸部(경부)의 脊髓神經(척수
신경)과 上頸交感神經節(상경교감신경절)에 近接(근접)되고, 또
內頸動脈(내경동맥)은 腦神經(뇌신경)을 거쳐 頭部各器官(두부각
기관)으로 相連(상련)되기 때문에 頭部疾患(두부질환)을 주치한다.
肝(간), 腎(신), 脾(비)의 足三陰經(족삼음경)은 하지의 내측에
분포되어 腰薦骨部(요천골부)에서 交感神經(교감신경)과 相連(상
련)되므로 腹部疾患(복부질환)을 주치한다. 膽(담), 胃(위), 膀胱
(방광)의 足三陽經(족삼양경)은 하지의 후외측에 분포되어 腰薦
骨部(요천골부)의 背面(배면)에서 脊髓神經(척수신경) 및 交感神
經(교감신경)과 相連(상련)되어 위로 背部(배부) 및 頭部(두부)에
이르러 頭部(두부)의 神經(신경)과 상련되므로 頭部(두부) 및 五官
(오관), 즉 耳(이), 目(목), 口(구), 鼻(비), 舌(설)의 각종 질환을
주치한다.

　形態學的觀察(형태학적관찰)에서 經絡穴位(경락혈위)와 중추신
경과의 관계가 가장 밀접하다는 것은 이미 설명하였는바 현대 해
부학적 지식에 근거하여 고찰하면 動靜脈(동정맥) 등의 조직은 모두
치밀한 神經纖維(신경섬유)로 싸인 방대한 神經領域(신경영역)이
다. 그러므로 이들 조직 특히 주위신경은 經絡(경락)을 에워싼 物
質的基礎(물질적기초)라고 인정된다. 中國(중국)의 福建中醫學院
(복건중의학원) 등의 연구실험결과 刺針作用(자침작용)의 원리는
神經(신경)의 反射活動(반사활동)이라고 설명한 바가 있다.

　穴位(혈위)에 針灸刺戟(침구자극)을 가하게 되면 神經幹(신경
간) 또는 皮膚受容器(피부수용기) 筋肉(근육)과 筋腱(근건)의 受
容器(수용기) 혹은 血管受容器(혈관수용기)를 자극하게 된다. 이는
反射活動(반사활동)의 受容器部分(수용기부분)이다. 傳入神經(전

입신경)은 腦脊髓神經(뇌척수신경)과 自律神經(자율신경)이 있다. 中樞神經部分(중추신경부분)에는 皮層(피층)의 興奮抑制(흥분억제)의 過程(과정)이 있고, 또 皮層下(피층하)의 各級中樞(각급중추)의 軀體內臟(구체내장)의 반사활동이 있다.

穴位(혈위)와 內臟(내장) 즉 오장육부와의 관계는 自律神經(자율신경)이 참여함으로써 실현된다. 手六經(수육경)과 上肢神經(상지신경)과의 관계를 表(표)로 만들어 보면 다음과 같다.

● 上肢神經(상지신경) ●

橈骨神經(요골신경) － { 肺經(폐경) / 大腸經(대장경)

正中神經(정중신경) － { 心包經(심포경) / 三焦經(삼초경)

尺骨神經(척골신경) － { 心經(심경) / 小腸經(소장경)

肺經(폐경)과 三焦經(삼초경), 心經(심경)과 小腸經(소장경)이 相互(상호) 表裏關係(표리관계)가 되는 것도 주위신경과 연관이 있는 것일까가 문제가 된다.

제 2 절 經絡(경락)과 神經分節(신경분절)과의 相關說(상관설)

經絡(경락)과 신경계통의 분포상태로 볼 때 경락은 주로 縱行分布(종행분포)를 나타내고, 신경은 橫行分布(횡행분포)를 나타내는데 특히 이것은 軀幹部(구간부)에서 차이가 더욱 뚜렷하다. 그러나 上肢(상지) 및 下肢(하지)에는 經絡(경락)도 神經(신경)도 縱行

分布(종행분포)가 되고 있다. 그런데 적지 않은 연구자들은 경락에 소속된 經穴(경혈)을 분석하여, 經穴(경혈)의 主治性能(주치성능)의 分區狀態(분구상태)가 神經分節(신경분절)의 劃分(획분)과 부합되는 것으로 보아 경락과 神經分節(신경분절)의 일치성을 설명하고 있다.

經絡學說(경락학설)에 「頭氣有街(두기유가), 胸氣有街(흉기유가), 腹氣有街(복기유가), 經氣有街(경기유가)」라는 論述(논술)과 軀幹部(구간부)의 經穴(경혈)을 上·中·下(상·중·하)의 삼부로 나누는 등의 기재에 근거하여 일부 사람들은 고대의학이 經絡穴位(경락혈위)의 橫行關係(횡행관계)에 대하여 일찌기 인식한 것으로 보았다. 예컨대, 背兪穴(배유혈)과 募穴(모혈)과 오장육부와의 관계는 經絡(경락)의 縱行經絡(종행경락)의 제한을 받지 않는다. 그리고 이것들의 관계는 神經分節(신경분절)의 理論(이론)으로 해석하기에 적합한 것이다. 中國北京中醫學院(중국북경중의학원)의 解剖學敎室硏究組(해부학교실연구조)는 胚胎學(배태학)에 의한 연구를 하였다. 縱長(종장)의 消化管(소화관)은 최초 軀幹(구간)과 같은 길이로 병행하여 分節(분절)로 되어 있는 것을 보았다. 즉 분절은 모두 本節(본절)의 피부 근육과 表裏(표리)로 對應(대응)하며, 本節(본절)의 神經支配(신경지배)를 받는다. 그후 점차 길어지고 넓어져서 消化管上(소화관상)에 肝臟(간장), 膵臟(췌장) 등의 특별한 기관이 생겨서, 형태가 크고 위치가 기울어져서 본래의 分節(분절)이 불명확하게 되었다. 현재는 많은 연구자료에 근거하여 어느 臟器(장기) 혹은 어느 부위가 어느 體節(체절)에 속하는지 지적할 수 있다. 이러한 分節(분절)의 중요성은 자침하는 어느 부위가 치료를 要(요)하는 臟器疾患(장기질환)과 먼 거리에 있을지라도 동일한 體節(체절)에 속하면 된다고 설명하고 있다.

中國上海第一中醫學院(중국상해제일중의학원)의 해부학교실연구조에서는 募穴(모혈)과 그에 相應(상응)하는 內臟(내장) 사이 및 任脈(임맥)의 穴位區域(혈위구역)에 있는 신경이 속하는 分節(분절)과 그 主治(주치)하는 내장의 분절 사이에는 각각 상당한 일치성이 있는 것으로 보았다. 예컨대 膻中(단중)은 胸四(흉4)에 속하며 呼吸系(호흡계), 즉 頸(경)2~胸(흉)4의 疾患(질환)을 주치한다. 中脘(중완)은 胸(흉)8에 속하며 胃(위), 즉 胸(흉)6~9의 疾患(질환)을 주치한다. 關元(관원)은 胸(흉)12에 속하며 泌尿生殖器系(비뇨생식기계), 즉 胸(흉)10~12 疾患(질환)을 主治(주치)하는 등이다.

제 3 절 經絡(경락)과 中樞神經機能(중추신경기능) 과의 相關說(상관설)

刺針(자침)의 感應經路(감응경로)가 때로는 몇 개의 分節(분절)을 건너서 走行(주행)하는 현상에 근거하여 혹자는 근대생리학적 지식에 의한 분석으로, 이러한 종류의 흥분을 전도하는 機能路(기능로)가 體表局所(체표국소)에 존재하는 것이 아니고, 中樞神經(중추신경), 즉 大腦皮質(대뇌피질)의 機能(기능)과 함께 排列(배열)되어 있는 특수한 皮質(피질)에 흥분이 발생한 결과라고 보았다. 이와 같이 고찰하면 경락은 中樞神經系統內(중추신경계통내)의 특수한 機能配列(기능배열)이 人體局所(인체국소)에 投射(투사)된 것이다. 인체의 어느 一點(일점)에 자극을 받아도 모두 中樞(중추)에 하나의 흥분점을 발생케 한다.

中樞內(중추내)에는 기능상 상호관련되는 세포의 존재가 가능하며, 그중의 一點(일점)이 흥분하여도 기타의 신경세포에 파급된

다. 그러므로 하나의 穴位(혈위)에 刺針(자침)하면 一條(일조)의
感應經路(감응경로)가 생기는 원인이 된다고 해석할 수가 있다.
오장육부에 질병이 생겼을 경우 멀리 있는 穴位(혈위)에 針灸刺戟
(침구자극)을 加(가)하여도 作用(작용)을 發(발)하는 것은 그 穴位
(혈위)에 자극했을 때 中樞(중추)에 흥분점이 생겨서 어느 內臟
(내장)의 調整中樞(조정중추)와의 사이에 일정한 연계 혹은 상호
중복되는 관련이 생긴 결과일 것이다.

　中國北京中醫學院(중국북경중의학원)에서 15예의 四肢切斷患者
中(사지절단환자중) 12예에서 切斷指(절단지)의 幻肢痛(환지통)
및 幻肢感(환지감)이 있었다. 그 殘肢端部(잔지단부)의 穴位(혈위)
에 자침하면 이전과 같은 傳導感覺(전도감각)이 생길 뿐만 아니라,
절단되어 없어진 肢體(지체)의 말단까지 전도되듯 하였다. 이런
사실은 자침의 傳導感覺(전도감각)이 大腦皮質(대뇌피질)에 惰性
的(타성적)으로 興奮巢(흥분소)가 존재하는 것과 유일한 것으로
설명된다. 또 건강한 사람의 列缺穴(열결혈)에 자침을 하고 "암모
니아水(수)"를 써서 호흡을 억제하는 防禦性條件反射(방어성조건
반사)를 일으켰던바 24예중에서 19예는 이 條件反射(조건반사)가
같은 肺經(폐경)의 尺澤穴(척택혈)까지 퍼졌고, 4예는 孔最穴(공
최혈)을 블록(Block)해도 전도에 영향이 없었다.

　이상은 모두 經絡(경락)이 大腦皮質(대뇌피질)과 밀접한 관계가
있음을 말해주는 것이다.

제 4 절　經絡(경락)－內臟(내장)－大腦皮質
　　　　(대뇌피질)의 相關說(상관설)

　중국의학과학원의 연구발표에 의하면 經絡(경락)과 內臟(내장)

과는 肯定的(긍정적)인 관계가 있고, 大腦皮質(대뇌피질)과 內臟(내장)과도 긍정적인 관계가 있다.

그래서 經絡(경락), 內臟(내장), 大腦皮質(대뇌피질) 사이에는 반드시 관계가 있는 것으로 추측하여 經絡(경락)—內臟(내장)—大腦皮質(대뇌피질)이 상호관련한다는 假說(가설)을 세웠다. 그 실험으로, 犬(견) 즉 개의 足三里穴(족삼리혈)에 자침하고 植物性(식물성)의 條件反射(조건반사)를 일으킨 후, 足三里(족삼리)가 아닌 胃經(위경)의 穴位(혈위)를 捻針(염침)하니 分泌(분비)가 없거나 혹은 분비가 비교적 적었다. 또 담경맥의 혈위인 陽陵泉(양능천)을 捻針(염침)하니 足三里(족삼리)가 가까운 위치인데도 唾液分泌(타액분비)를 일으키지 않았다. 이는 條件反射(조건반사)가 經絡(경락)을 따라서 퍼지는 현상이다. 많은 解剖例(해부예)에서 보건데 퍼지는 經路(경로)는 神經幹(신경간)의 분포와 일치하지 않는다. 그러므로 經絡(경락)은 신경과 유관하지만 경락 자체가 단독의 特殊傳導系(특수전도계)이고 電氣(전기), 磁氣(자기), 音聲(음성), 기계적자극, 화학적 자극 등에 대하여 특수한 반응을 나타내는 것으로서 인식된다. 이러한 전도계통의 構造的基礎(구조적기초)는 무엇인지를 今後(금후)의 연구과제로 삼아야 할 것이다.

제 5 절 經絡(경락)과 神經體液調節機能(신경체액조절기능)과의 相關說(상관설)

黃帝内經(황제내경)의 「靈樞(영추)·本藏篇(본장편)」에 "經脈者(경맥자), 所以行血氣而營陰陽(소이행혈기이영음양), 濡筋骨(유근골), 利關節者也(이관절자야)"라고 說(설)하였다. 현대의 해부 생리학적 지식에 의하여 고찰해보면 人體各部(인체각부) 및 各機能

(각기능) 사이에 긴밀한 상호관계가 있는 것은 신체가 갖추고 있는 神經機能(신경기능)과 體液(체액)의 綜合調節機構(종합조절기구)에 의하여 보장된다. 神經(신경)이란 末梢神經(말초신경)에서 中樞神經(중추신경)인 大腦皮質(대뇌피질)에 이르는 完備(완비)된 系統(계통)이다. 體液(체액)이란 內分泌腺(내분비선) 및 外分泌腺(외분비선) 혹은 체내의 어떤 조직세포에서 나오는 것을 말하며, 血液循環(혈액순환)에 의하여 옮겨지거나 혹은 스스로 浸透(침투), 浸潤(침윤)되는 모든 化學物質(화학물질), 즉 홀몬 또는 代謝變化(대사변화)하는 것의 총칭이다.

刺針(자침)은 刺戟療法(자극요법)으로서 신경계통에 대한 자극이며 이로 인해 反射作用(반사작용)을 일으킬 수 있다. 이 반사작용의 傳導經路(전도경로)는 神經(신경)을 통하거나 갖는 신경과 체액의 綜合活動(종합활동)을 통하여 反應器管(반응기관)에 도달하게 된다.

경락과 신경 및 체액의 조절관계에 관한 실험자료는 매우 많다. 침구자극에 의해 어느 穴位(혈위)에 야기된 작용은 그것과 상관되는 神經反應弓(신경반응궁)이 파괴되고 어떤 부위의 신경이 절단 혹은 블록(Block)되면 곧 消失(소실)되고 만다. 신경계통의 기능상태가 변화하면 刺針作用(자침작용)도 달라진다. 기능상태가 亢進(항진)되면 減弱(감약)시키고, 기능이 低下(저하)되며 증감시키는 적극적인 조정을 하여 正常(정상)으로 향하게 한다. 그 구체적인 調節經路(조절경로)로서는 軸索反射(축삭반사), 交感神經(교감신경)의 營養作用(영양작용) 혹은 脊髓分節性(척수분절성)의 관계 등이 있을 수 있다. 또 생리적, 병리적 반사 등에 의해 근거리의 分節(분절) 혹은 몇개 分節(분절)을 건너뛰는 관계도 있다. 또한 특수한 投射系(투사계)와 非特殊投射系(비특수투사계)를 통하여 中樞神經

(중추신경)의 高位中樞(고위중추)에 영향이 미치고, 大腦皮質(대뇌피질)의 邊緣系(변연계)에도 영향이 미치어 보다 遠隔部位(원격부위) 혹은 全身性(전신성)인 작용을 일으킬 수도 있다.

만약 체액의 要因(요인)이 첨가되면 그 영향이 더욱 광범위하고 지속적인 것으로 될 수 있다.

신경·체액설은 針灸作用(침구작용)의 원리를 해석함에 있어서 상당히 보편성을 갖는데 경락현상 중의 몇 가지 문제에 대해서는 현재의 이 방면에 관한 지식으로는 아직 완전한 해석을 할 수 없는 실정에 놓여 있다.

제 6 절 經絡(경락)과 類傳導說(유전도설)

중국 심양의학원 병리교실 연구조의 연구결과발표에 의하면 어느 穴位(혈위)에 刺針刺戟(자침자극)을 가하더라도 각기 다른 정도의 神經(신경) 및 體液性活動(체액성활동)을 일으키게 되는데 신경이 다르면 그에 특유한 영한 영역이 있다고 하였다.

또한 동물실험에서 얻은 몇 가지 현상에서 經絡(경락)은 신경계통과 밀접한 관계가 있음과 동시에 하나의 독립된 類傳導系統(유전도계통)이 있다는 가설을 제기하였다. 그들 실험에서 某種物質(모종물질)이 토끼 귀의 炎症部位(염증부위)에서 吸收(흡수)되는 속도와 淋巴管(임파관)의 管腔(관강)의 상태를 지표로 하여 관찰을 진행하였다. 족양명위경의 足三里(족삼리)에 자침했을 때 염증 부위의 혈액순환 상태가 개선되고 某種物質(모종물질)의 흡수가 지속됨을 발견하였다. 그들은 이것이 經絡(경락)의 특이한 반응효과의 표시라고 인정하여 經絡(경락)의 吸收現象(흡수현상)이라 칭하였다. 족양명위경과 表裏關係(표리관계)가 있는 족태음비경의 陰陵泉

(음능천)에 자침했을 때도 足三里(족삼리)에 자침했을 때와 같은 반응효과가 나타났으므로 이를 經絡(경락)의 吸收感應現像(흡수감응현상)이라 칭하였다.

전후해서 혹은 동시에 足三里(족삼리)와 丘墟(구허)에 자침했을 때 흡수율이 현저하게 저하되었으므로 그들은 이를 經絡(경락)의 吸收抑制現象(흡수억제현상)이라 칭하였다. 그러나 刺針(자침)의 强度(강도)를 바꾸어 足三里(족삼리)에 약자극을 주고, 丘墟(구허)에 강자극을 주었더니 상술한 抑制現像(억제현상)이 해제되었으므로 그들은 이를 經絡(경락)의 脫吸收抑制現象(탈흡수억제현상)이라 칭하였다. 다시 실험을 進行(진행)하는 과정에서 이런 經絡吸收現象(경락흡수현상)이 어떤 非痲醉劑(비마취제)로서 블록, 즉 封閉(봉폐)될 가능성이 있음을 발견하여 그들은 이것을 경락의 吸收封閉現象(흡수봉폐현상)이라 칭하였다.

穴位(혈위)가 다르면 影響領域(영향영역)이 달라진다는 것과 穴位間(혈위간) 혹은 經絡間(경락간)에는 相互制約關係(상호제약관계)가 있음을 해명하기 위하여 刺針穴位區域(자침혈위구역)의 지배신경을 절단하였더니 경락의 흡수현상이 거의 완전히 消失(소실)되었다.

일부의 支配神經(지배신경), 예컨대 뇌척수신경 혹은 자율신경의 求心性神經纖維(구심성신경섬유)를 保存(보존)시켰더니 흡수현상도 역시 부분적으로 殘存(잔존)하였다. 이는 경락흡수현상과 신경계통과는 밀접한 관계가 있음을 말해주는 것이다.

이상의 각종 현상에 근거하여 그들은 다음과 같은 결론을 내렸다. 경락계통은 類傳導系統(유전도계통)이다. 즉 경락은 체표에서 규율적으로 정연하게 분포된 相對的(상대적)으로 독립된 체계이며, 신경계통의 조절을 받고 있는데, 고전적인 해부학에서 가리키는 것처럼 中樞神經(중추신경)을 기능활동이 體現(체현)된 것이 아니고, 특이한 生理的(생리적), 理化學的(이화학적) 특성을 具有(구유)한 것이며 어떤 物質(물질)에 阻止(조지)된 것이라고도 볼 수 있다. 이로서 經絡(경락)의 本質(본질)은 進化(진화)가 비교적 오래 되었고, 分化(분화)는 비교적 저급한 傳導系統(전도계통)이라고 인신된다.

제 7 절   經絡(경락)과 生物電氣(생물전기)

피부의 전기현상이라는 面(면)에서 경락 및 혈위를 연구하고 있다는 것은 이미 논술하였다. 예를 들면 中國福建省(중국복건성)의 한 연구기관에서 경락을 測定(측정)한 결과에 의하면 어느 기관의 활동이 증강했을 때는 相應(상응)하는 경락에 속하는 原穴(원혈)의 電位(전위)가 높이 올라가고, 그 器官(기관)을 摘除(적제)하거나 혹은 經絡路線(경락노선)이 통과한 국소조직을 파괴하면 相應(상응)하는 경락의 原穴(원혈)의 電位(전위)가 저하되고 심지어는 제로, 즉 0이 되기도 하는 것을 발견하였다. 또 그들은 십 수 회의 手術(수술)에서 創傷(창상)과 骨折(골절)의 症例(증예)를 측정하는 과정에서 어떤 조직의 손상된 영향이 어떤 경락을 통과할 경우 그 經(경)에 소속된 原穴(원혈)의 測定値(측정치)가 저하되어 심할 때는 0이 됨을 발견하였다. 이러한 현상을 관찰한 그들은 "原穴(원혈)의 電氣的變化(전기적변화)는 臟器(장기)의 존재와 활동상태 및 경락의 通信(통신)에 의해 결정된다고 인식하여 經絡(경락)의 實質(실질)은 인체내에 있는 電氣的傳導路(전기적전도로)이다"라는 견해를 表明(표명)하였다. 그리고 組織器官(조직기관)에서 발생하는 전류를 그 強度(강도)와 分量(분량) 등의 특성에 의하여 특수한 電氣通路(전기통로)를 沿(연)해서 走行(주행)하여 縱橫(종횡)으로 交叉(교차)되어 전신에 두루 分布(분포)되는 것으로 보았다. 이 電氣通路(전기통로)의 구체적인 導傳組織(도전조직)이 무엇인지에 대하여, 그들은 신체의 어떤 조직이든 모두 전기를 전도하므로 導傳組織(도전조직)의 多樣性(다양성)을 고려할 필요가 있으며 多種(다종)의 조직이 導體(도체)로서 介在(개재)하는 것으로 보았다. 이렇게 형성된 經絡系統(경락계통)은 독립된 존재이다. 그것은 신경계통과 밀접한 관계가 있지만 신경계통과는 다른 것이다.

經絡(경락)에 관한 여러 見解(견해)로서 위에서 열거한 것 이외에도 다음과 같은 것이 있다.

• 經絡(경락)과 血管系(혈관계), 淋巴系(임파계)와의 相關說(상관설)

• 經絡(경락)은 人體(인체)의 종합적인 發生系統(발생계통)이라는 說(설)

경락에 관한 연구의 見解(견해)와 假說(가설)은 이 밖에도 많다. 要(요)컨대 經絡學說(경락학설)은 漢民族(한민족)이 수 천년에 걸쳐 疾病(질병)과 투쟁하는 과정에서 축적된 풍부한 경험을 系統的(계통적)인 理論(이론)으로 승화시킨 것이다.

제 6 장 十二經脈(십이경맥)~十二正經脈 (십이정경맥)

十二經脈(십이경맥)에 대한 것은 "제2장 經絡(경락)"에서 槪略的 (개략적)인 것이 說明(설명)되었으나 本章(본장)에서는 具體的 (구체적)으로 說明(설명)하고자 한다.

제 1절 十二經脈(십이경맥)의 特徵(특징)

十二經脈(십이경맥)을 十二正經脈(십이정경맥)이라고 한다. 십이경맥은 經絡系統中(경락계통중)에서 基幹(기간)이 되는 가장 主要(주요)한 構成部分(구성부분)이다. 경락계통 가운데 十二經別 (십이경별)·奇經八脈(기경팔맥)·十五絡脈(십오락맥) 등은 모두 十二經脈(십이경맥)을 主體(주체)로 하여 相互間(상호간)에 配合 (배합)되어 作用(작용)을 發揮(발휘)하고 있다.

十二經脈(십이경맥)의 주요한 특징은 다음과 같다.

(一) 十二經脈(십이경맥)과 臟腑(장부)와의 關係(관계)

十二經脈(십이경맥)은 五臟六腑(오장육부)와 직접 聯關(연관)된 經脈(경맥)으로 五臟六腑(오장육부)가 실제로 心包(심포)를 포함 十二臟器(십이장기)가 되므로 한개의 臟腑(장부)가 한개의 經脈 (경맥)을 形成(형성)하고 있어 十二經脈(십이경맥)인 것이다.

즉 十二經脈(십이경맥)은 五臟六腑(오장육부)에 근거된 것이다.

(二) 十二經脈(십이경맥)의 名稱(명칭)

十二經脈(십이경맥)은 各個(각개)의 經脈(경맥)에 固有名稱(고유명칭)이 있다. 十二經脈(십이경맥)의 名稱(명칭～이름)은 다음과 같다.

• 十二經脈名稱(십이경맥명칭) •

順番(순번)	經 脈 名(경 맥 명)
1	手太陰肺經脈(수태음폐경맥)
2	手陽明大腸經脈(수양명대장경맥)
3	足陽明胃經脈(족양명위경맥)
4	足太陰脾經脈(족태음비경맥)
5	手少陰心經脈(수소음심경맥)
6	手太陽小腸經脈(수태양소장경맥)
7	足太陽膀胱經脈(족태양방광경맥)
8	足少陰腎經脈(족소음신경맥)
9	手厥陰心包經脈(수궐음심포경맥)
10	手少陽三焦經脈(수소양삼초경맥)
11	足少陽膽經脈(족소양담경맥)
12	足厥陰肝經脈(족궐음간경맥)

(三) 十二經脈(십이경맥)의 分布規律(분포규율)

十二經脈(십이경맥)의 분포에는 일정한 규율이 있다.

㉮ 直線分布(직선분포)

십이경맥은 人體(인체)를 아래 위로 거의 直線(직선)으로 분포되어 있다.

㉯ 手六經脈(수육경맥)

손으로 여섯개의 경맥이 분포되어 있다.

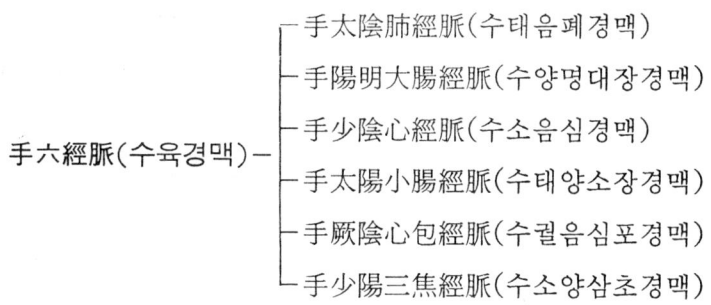

手六經脈(수육경맥) ─
┌ 手太陰肺經脈(수태음폐경맥)
├ 手陽明大腸經脈(수양명대장경맥)
├ 手少陰心經脈(수소음심경맥)
├ 手太陽小腸經脈(수태양소장경맥)
├ 手厥陰心包經脈(수궐음심포경맥)
└ 手少陽三焦經脈(수소양삼초경맥)

〈手(수)는 肺(폐)·大腸(대장)·心(심)·小腸(소장)·心包(심포)·三焦(삼초)〉

㉯ 足六經脈(족육경맥)

발로 여섯개의 경맥이 분포되어 있다.

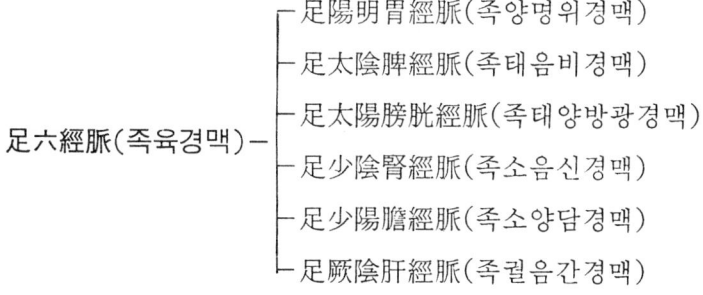

足六經脈(족육경맥) ─
┌ 足陽明胃經脈(족양명위경맥)
├ 足太陰脾經脈(족태음비경맥)
├ 足太陽膀胱經脈(족태양방광경맥)
├ 足少陰腎經脈(족소음신경맥)
├ 足少陽膽經脈(족소양담경맥)
└ 足厥陰肝經脈(족궐음간경맥)

〈足(족)은 胃(위)·脾(비)·膀胱(방광)·腎(신)·膽(담)·肝(간)〉

(四) 十二經脈(십이경맥)의 陰陽分類(음양분류)

십이경맥은 陰經脈(음경맥)·陽經脈(양경맥)으로 分類(분류)되는데 다음과 같다.

㉮ 六陰經脈(육음경맥)

五臟(오장)이 이루는 經脈(경맥)을 六陰經脈(육음경맥)이라 하는데, 이들중 세경맥은 手(손)으로, 세경맥은 足(발)로 分布(분포)되어 있으며, 모두 上下肢(상하지)의 內側(내측)인 陰側(음측)을 통과하고 있다.

- 十二經脈(십이경맥)의 陰陽經分類(음양경분류) 및
  手足分布(수족분포)의 簡略表(간략표) •

•陰陽經分類(음양경분류)•

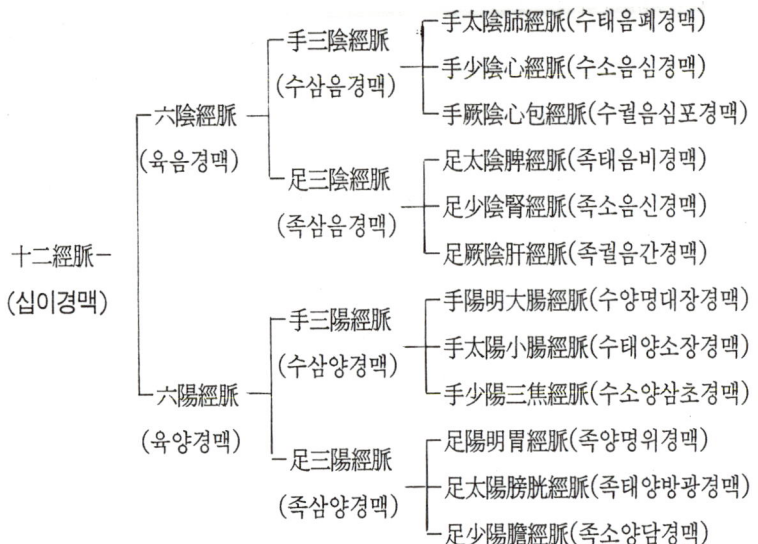

十二經脈－ (십이경맥)

六陰經脈 (육음경맥)
  - 手三陰經脈 (수삼음경맥)
    - 手太陰肺經脈(수태음폐경맥)
    - 手少陰心經脈(수소음심경맥)
    - 手厥陰心包經脈(수궐음심포경맥)
  - 足三陰經脈 (족삼음경맥)
    - 足太陰脾經脈(족태음비경맥)
    - 足少陰腎經脈(족소음신경맥)
    - 足厥陰肝經脈(족궐음간경맥)

六陽經脈 (육양경맥)
  - 手三陽經脈 (수삼양경맥)
    - 手陽明大腸經脈(수양명대장경맥)
    - 手太陽小腸經脈(수태양소장경맥)
    - 手少陽三焦經脈(수소양삼초경맥)
  - 足三陽經脈 (족삼양경맥)
    - 足陽明胃經脈(족양명위경맥)
    - 足太陽膀胱經脈(족태양방광경맥)
    - 足少陽膽經脈(족소양담경맥)

•手足分布(수족분포)•

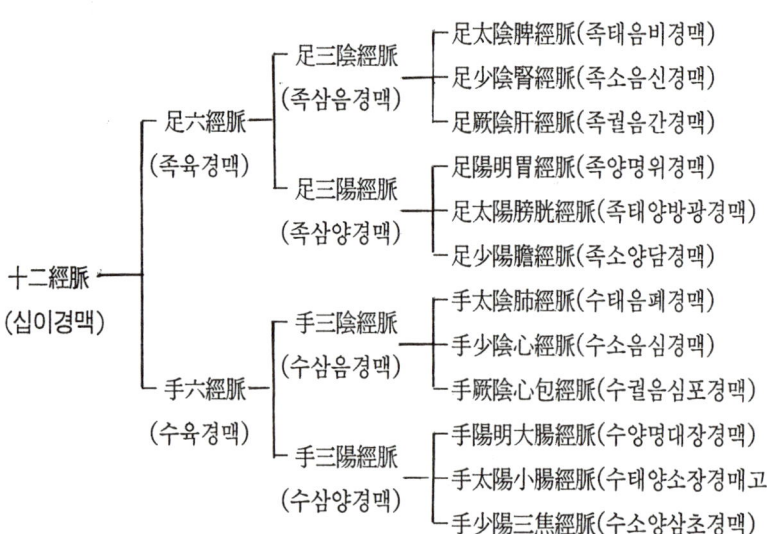

十二經脈 (십이경맥)

足六經脈 (족육경맥)
  - 足三陰經脈 (족삼음경맥)
    - 足太陰脾經脈(족태음비경맥)
    - 足少陰腎經脈(족소음신경맥)
    - 足厥陰肝經脈(족궐음간경맥)
  - 足三陽經脈 (족삼양경맥)
    - 足陽明胃經脈(족양명위경맥)
    - 足太陽膀胱經脈(족태양방광경맥)
    - 足少陽膽經脈(족소양담경맥)

手六經脈 (수육경맥)
  - 手三陰經脈 (수삼음경맥)
    - 手太陰肺經脈(수태음폐경맥)
    - 手少陰心經脈(수소음심경맥)
    - 手厥陰心包經脈(수궐음심포경맥)
  - 手三陽經脈 (수삼양경맥)
    - 手陽明大腸經脈(수양명대장경맥)
    - 手太陽小腸經脈(수태양소장경매고
    - 手少陽三焦經脈(수소양삼초경맥)

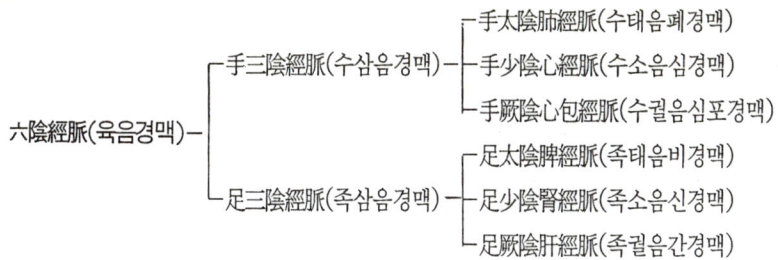

六陰經脈(육음경맥) ─
　　手三陰經脈(수삼음경맥) ─
　　　手太陰肺經脈(수태음폐경맥)
　　　手少陰心經脈(수소음심경맥)
　　　手厥陰心包經脈(수궐음심포경맥)
　　足三陰經脈(족삼음경맥) ─
　　　足太陰脾經脈(족태음비경맥)
　　　足少陰腎經脈(족소음신경맥)
　　　足厥陰肝經脈(족궐음간경맥)

④ 六陽經脈(육양경맥)

六腑(육부)가 이루는 經脈(경맥)을 六陽經脈(육양경맥)이라 하는데 이들중 세경맥은 足(발)로, 세경맥은 手(손)으로 分布(분포)되어 있으며 모두 上下肢(상하지)의 外側(외측)인 陽側(양측)을 통과하고 있다.

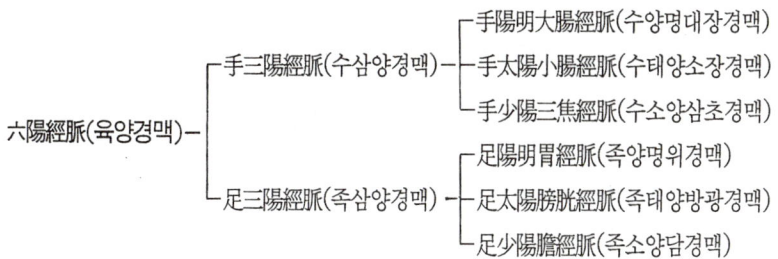

六陽經脈(육양경맥) ─
　　手三陽經脈(수삼양경맥) ─
　　　手陽明大腸經脈(수양명대장경맥)
　　　手太陽小腸經脈(수태양소장경맥)
　　　手少陽三焦經脈(수소양삼초경맥)
　　足三陽經脈(족삼양경맥) ─
　　　足陽明胃經脈(족양명위경맥)
　　　足太陽膀胱經脈(족태양방광경맥)
　　　足少陽膽經脈(족소양담경맥)

(五) 十二經脈(십이경맥)의 表裏關係(표리관계)

表裏關係(표리관계)란 쉽게 설명해서 配偶關係(배우관계)인 짝을 말하는데 表(표)는 陽(양)으로 남편의 역활이고 裏(리)는 陰(음)으로 부인이라는 역활관계 같은 것이다. 陰經脈(음경맥)과 陽經脈(양경맥)은 하나씩 짝을 지어 表裏關係(표리관계)를 이루고 있는데 表(표)를 만들어보면 다음과 같다.

• 十二經脈(십이경맥)의 表裏關係表(표리관계표) •

裏(리)	足厥陰肝經脈(족궐음간경맥)
表(표)	足少陽膽經脈(족소양담경맥)

〈裏(리)~肝(간)・表(표)~膽(담)〉

裏(리)	手少陰心經脈(수소음심경맥)
表(표)	手太陽小腸經脈(수태양소장경맥)

〈裏(리)~心(심)・表(표)~小腸(소장)〉

裏(리)	足太陰脾經脈(족태음비경맥)
表(표.)	足陽明胃經脈(족양명위경맥)

〈裏(리)~脾(비)・表(표)~胃(위)〉

裏(리)	手太陰肺經脈(수태음폐경맥)
表(표)	手陽明大腸經脈(수양명대장경맥)

〈裏(리)~肺(폐)・表(표)~大腸(대장)〉

裏(리)	足少陰腎經脈(족소음신경맥)
表(표)	足太陽膀胱經脈(족태양방광경맥)

〈裏(리)~腎(신)・表(표)~膀胱(방광)〉

裏(리)	手厥陰心包經脈(수궐음심포경맥)
表(표)	手少陽三焦經脈(수소양삼초경맥)

〈裏(리)~心包(심포)・表(표)~三焦(삼초)〉

하나의 經脈(경맥)은 어느 하나의 內臟(내장)에 예속되고, 臟(장)과 腑(부) 사이에는 이상과 같이 表裏關係(표리관계)가 되며 순행 유주시에 屬・絡(속・락)하는 관계가 있으므로 診斷(진단)과 治療(치료)에 상호 협조관계를 갖고 있다.

（六）十二經脈（십이경맥）의 五行性屬（오행성속）

十二經脈（십이경맥）을 經絡學說（경락학설）의 理論體系（이론체계）의 構成（구성）을 위해 五行（오행）에 性屬（성속）시켰는데 다음과 같다.

● 十二經脈（십이경맥）의 五行性屬（오행성속） ●

木（목）	陰（음）	足厥陰肝經脈（족궐음간경맥）
	陽（양）	足少陽膽經脈（족소양담경맥）

〈肝（간）~木（목）·膽（담）~木（목）〉

君（군）~	陰（음）	手少陰心經脈（수소음심경맥）
火（화）	陽（양）	手太陽小腸經脈（수태양소장경맥）

〈心（심）~君（군） 火（화）·小腸（소장）~君（군） 火（화）〉

土（토）	陰（음）	足太陰脾經脈（족태음비경맥）
	陽（양）	足陽明胃經脈（족양명위경맥）

〈脾（비）~土（토）·胃（위）~土（토）〉

金（금）	陰（음）	手太陰肺經脈（수태음폐경맥）
	陽（양）	手陽明大腸經脈（수양명대장경맥）

〈肺（폐）~金（금）·大腸（대장）~金（금）〉

水（수）	陰（음）	足少陰腎經脈（족소음신경맥）
	陽（양）	足太陽膀胱經脈（족태양방광경맥）

〈腎（신）~水（수）·膀胱（방광）~水（수）〉

相（상）~	陰（음）	手厥陰心包經脈（수궐음심포경맥）
火（화）	陽（양）	手少陽三焦經脈（수소양삼초경맥）

〈心包（심포）~相（상） 火（화）·三焦（삼초）~相（상） 火（화）〉

（七）十二經脈（십이경맥）의 內屬（내속）과 外連（외련）

十二經脈（십이경맥）은 循行流注（순행유주）를 하면서 體腔（체강） 속으로 깊이 들어가 臟腑（장부）에 屬絡（속락）하고 聯係（연계）하며,

四肢(사지) 및 모든 關節(관절)과 軀幹(구간)·體表(체표) 등에
外連(외런)하고 있는데 다음 장에 상세히 설명된다.

```
                    ┌ 屬(속)～臟腑(장부)
        ┌ 內屬(내속) ─┼ 絡(락)～臟腑(장부)
        │           └ 聯係(연계)～臟腑(장부)
經脈(경맥) ─┤     ·
        │           ┌ 經筋(경근)
        └ 外連(외런) ─┤
                    └ 皮部(피부)
```

(八) 十二經脈(십이경맥)의 經氣運行順(경기운행순)

十二經脈(십이경맥)에는 순행유주하는 經氣(경기)의 運行順序
(운행순서)가 있다. 이 부분은 제4장 經氣(경기)의 運行(운행) 및
流注(유주)의 제2절 經氣(경기)와 人身(인신)에 설명되었음으로
생략한다.

● 十二經脈(십이경맥)의 經氣流注運行順(경기유주운행순) ●

陰(음)·裏(리)·臟(장)			陽(양)·表(표)·腑(부)		
太陰經	手(수)	肺(폐) ①	② 大腸(대장)	手(수)	陽明經
(태음경)	足(족)	脾(비) ④	③ 胃(위)	足(족)	(양명경)
少陰經	手(수)	心(심) ⑤	⑥ 小腸(소장)	手(수)	太陽經
(소음경)	足(족)	腎(신) ⑧	⑦ 膀胱(방광)	足(족)	(태양경)
厥陰經	手(수)	心包(심포) ⑨	⑩ 三焦(삼초)	手(수)	少陽經
(궐음경)	足(족)	肝(간) ⑫	⑪ 膽(담)	足(족)	(소양경)

※ 經氣는 中焦(중초)～脾胃(비위)－中脘(중완)에서 유주순행을
   시작한다.

(九) 十二經脈(십이경맥)의 六經分類(육경분류)

十二經脈(십이경맥)은 六經(육경)으로도 分類(분류)되었는데 六經(육경)은 다음과 같다.

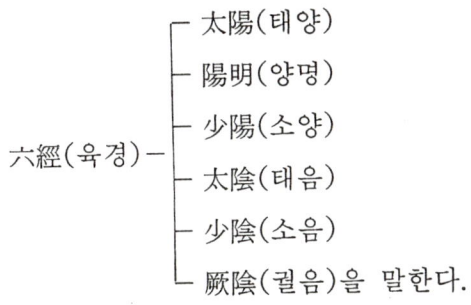

六經(육경) ─
- 太陽(태양)
- 陽明(양명)
- 少陽(소양)
- 太陰(태음)
- 少陰(소음)
- 厥陰(궐음)을 말한다.

六經中(육경중)에서 하나를 손(手)과 발(足)에 配當(배당)을 시켜 十二經脈(십이경맥)이 되는 것이다. 六經(육경)의 手足配當 分類(수족배당분류)을 表(표)로 만들어 보면 다음과 같다.

● 十二經脈(십이경맥)의 六經分類表(육경분류표) ●

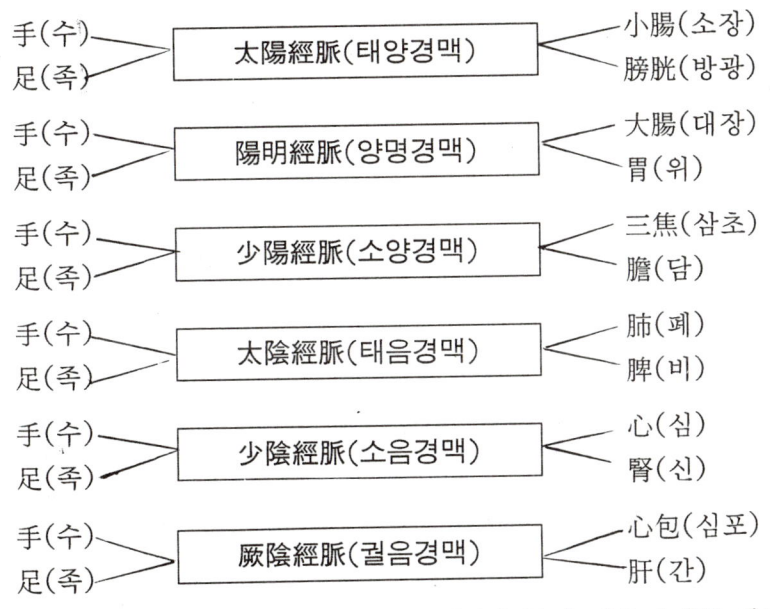

手足(수족)의 同六經(동육경)은 緊密(긴밀)한 상호관계를 맺고 있다.

─75─

또 疾病(질병)도 六經病(육경병)으로 分類(분류)하는데

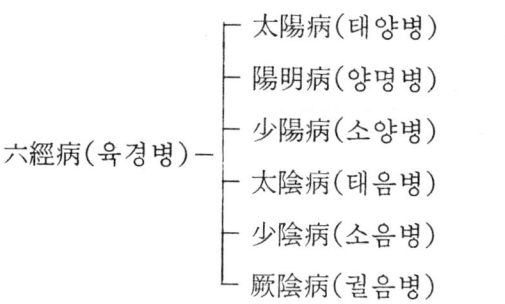

六經病(육경병)은 옛 의서인 「傷寒論(상한론)」에 의한 질병의 분류방법으로 外感性疾病(외감성질병)이 體內(체내)에 侵入(침입) 하여 進行(진행)하는 과정을 여섯 단계로 區分(구분)하여 놓은 것이다.

(十) 十二經脈(십이경맥)의 經氣流注方向(경기유주방향)

十二經脈(십이경맥)에 經氣(경기)가 循行流注(순행유주)하는데 는 흐르는 方向(방향)이 일정하다. 人體(인체)의 經絡分布姿勢(경락분포자세)는 上肢(상지)를 위로 치켜든 姿勢(자세)를 基準(기준) 으로 하는데 經氣(경기)가 손 끝으로 流注(유주)하는 것도 上行 (상행)이다.

經氣(경기)의 流注(유주)에 있어서

⊙ 六陰經脈(육음경맥)은~上行(상행)을 하고 〈하늘(天)인 陽(양)을 바라보고〉

⊙ 六陽經脈(육양경맥)은~下行(하행)을 한다 〈땅(地)인 陰 (음)을 바라보고〉

十二經脈(십이경맥)의 上·下行(상·하행)을 表(표)로 만들 어 보면 다음과 같다.

● 十二經脈(십이경맥)의 上下行簡略表(상하행간략표) ●

經脈 (경맥)	起始點 (기시점)	終止點 (종지점)	上·下行 (상·하행)	備考 (비고)
手三陰經脈 (수삼음경맥)	胸腹部 (흉복부)	手指端 (수지단)	上行(상행)	上肢內側 (상지내측)
手三陽經脈 (수삼양경맥)	手指端 (수지단)	顔面(안면)	下行(하행)	上肢外側 (상지외측)
足三陽經脈 (족삼양경맥)	顔面(안면)	足趾端 (족지단)	下行(하행)	下肢外側 (하지외측)
足三陰經脈 (족삼음경맥)	足趾端 (족지단)	胸腹部 (흉복부)	上行(상행)	下肢內側 (하지내측)

* 十二經脈(십이경맥)의 經氣流注上下行(경기유주상하행)을 圖表(도표)로 만들어 보면 다음과 같다.

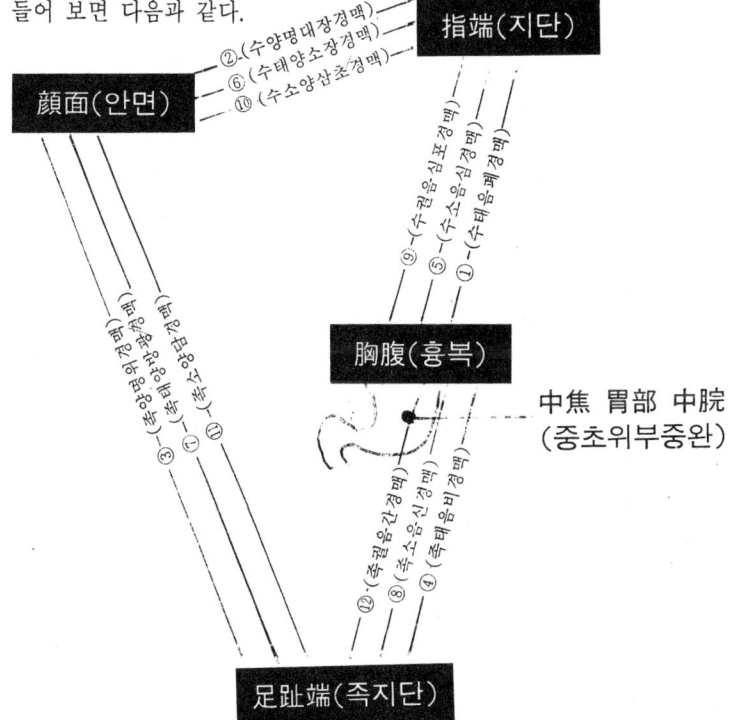

中焦 胃部 中脘
(중초위부중완)

(十一) 十二經脈(십이경맥)의 流注時間(유주시간)

經氣(경기)가 하루 24時間中(시간중)에 十二經脈(십이경맥)을 循行流注(순행유주)하는 동안 各經脈(각경맥)이 가장 旺盛(왕성)하게 流注(유주)하는 時間(시간)이 있는데 이것을 十二經脈(십이경맥)의 流注時間(유주시간)이라 한다. 各經脈(각경맥)의 流注時間(유주시간)은 하루 24시간중에서 2時間(시간)씩이며 다음과 같다.

● 十二經脈(십이경맥)의 流注時間表(유주시간표) ●

順番(순번)	經脈名(경맥명)	流注時間 (유주시간)	備考(비고)
1	手太陰肺經脈(수태음폐경맥)	寅時(인시)	새벽 3~5시
2	手陽明大腸經脈(수양명대장경맥)	卯時(묘시)	새벽 5~7시
3	足陽明胃經脈(족양명위경맥)	辰時(진시)	아침 7~9시
4	足太陰脾經脈(족태음비경맥)	巳時(사시)	아침 9~11시
5	手少陰心經脈(수소음심경맥)	午時(오시)	한낮 11~1시
6	手太陽小腸經脈(수태양소장경맥)	未時(미시)	오후 1~3시
7	足太陽膀胱經脈(족태양방광경맥)	申時(신시)	오후 3~5시
8	足少陰腎經脈(족소음신경맥)	酉時(유시)	저녁 5~7시
9	手厥陰心包經脈(수궐음심포경맥)	戌時(술시)	밤 7~9시
10	手少陽三焦經脈(수소양삼초경맥)	亥時(해시)	밤 9~11시
11	足少陽膽經脈(족소양담경맥)	子時(자시)	밤·새벽11~1시
12	足厥陰肝經脈(족궐음간경맥)	丑時(축시)	새벽 1~3시

十二經脈(십이경맥)의 流注時間(유주시간)은 針灸治療(침구치료)의 臨床實際(임상실제)에 많은 도움을 주고 있다. 즉 診察(진찰)과 治療(치료)에 큰 役割(역할)을 하고 있다.

(十二) 十二經脈(십이경맥)의 肢體(지체)

및 軀幹分布(구간분포)

十二經脈(십이경맥)은 肢體(지체~팔·다리)와 軀幹(구간~몸통) 및 頭面(두면)의 分布(분포)에 있어서 前·後正中線(전·후정중선)을 境界(경계)로 하여 對稱(대칭)을 이루고 있다. 쉽게 설명해서 전후정중선을 중심으로 해서 左側(좌측)에 十二經脈(십이경맥)이, 右側(우측)에 십이경맥이 분포되어 있다는 말이다. 左右同

參 考(참 고)

● 十二經脈(십이경맥)의 陰陽(음양)·六經分類(육경분류)와

五行性屬(오행성속) 및 表裏關係表(표리관계표)●

	六 臟 (육 장)			五行性屬(오행성속)	六 腑 (육 부)			
	六經分類(육경분류)	臟腑名(장부명)	表裏關係(표리관계)		表裏關係(표리관계)	臟腑名(장부명)	六經分類(육경분류)	
陰 (음)	足厥陰經(족궐음경)	肝(간)	裏(리)	木(목)	表(표)	膽(담)	足少陽經(족소양경)	陽 (양)
	手少陰經(수소음경)	心(심)	裏(리)	(君)火(화)	表(표)	小腸(소장)	手太陽經(수태양경)	
	足太陰經(족태음경)	脾(비)	裏(리)	土(토)	表(표)	胃(위)	足陽明經(족양명경)	
	手太陰經(수태음경)	肺(폐)	裏(리)	金(금)	表(표)	大腸(대장)	手陽明經(수양명경)	
	足少陰經(족소음경)	腎(신)	裏(리)	水(수)	表(표)	膀胱(방광)	足太陽經(족태양경)	
	手厥陰經(수궐음경)	心包(심포)	裏(리)	(相)火(화)	表(표)	三焦(삼초)	手少陽經(수소양경)	

經脈(좌우동경맥)은 이 特定部位(특정부위)에서 相互連結(상호연결)되어 있다. 예컨대 手太陰肺經脈(수태음폐경맥)은 右側上肢(우측상지)에도, 左側上肢(좌측상지)에도 分布(분포)되어 있다.

(十三) 十二經脈(십이경맥)의 腧穴(수혈)

十二經脈(십이경맥)의 各經脈(각경맥)에는 體表(체표)에 腧穴(수혈)이 分布(분포)되어 있다. 이 腧穴(수혈)을 經穴(경혈)이라 하는데 左右(좌우) 같은 장소에 對稱(대칭)으로 位置(위치)하고 있어 經穴名(경혈명)은 하나인데 穴位(혈위)는 둘인 雙穴(쌍혈)이다. 最近(최근)에 이르기까지 定位(정위)된 穴名(혈명)은

● 十二經脈(십이경맥)의 經穴總數(경혈총수) ●

順位 (순위)	經脈名 (경맥명)	穴名數 (혈명수)	穴位數 (혈위수)
1	手太陰肺經脈(수태음폐경맥)	11	22
2	手陽明大腸經脈(수양명대장경맥)	20	40
3	足陽明胃經脈(족양명위경맥)	45	90
4	足太陰脾經脈(족태음비경맥)	21	42
5	手少陰心經脈(수소음심경맥)	9	18
6	手太陽少腸經(수태양소장경)	19	38
7	足太陽膀胱經脈(족태양방광경맥)	67	134
8	足少陰腎經脈(족소음신경맥)	27	54
9	手厥陰心包經脈(수궐음심포경맥)	9	18
10	手少陽三焦經脈(수소양삼초경맥)	23	46
11	足少陽膽經脈(족소양담경맥)	44	88
12	足厥陰肝經脈(족궐음간경맥)	14	28
總數(총수)		309	618

(十四) 十二經脈(십이경맥)의 脈長(맥장)

十二經脈(십이경맥)의 脈長(맥장)은 各經脈(각경맥)의 길이가 얼마나 긴가를 말하는 것이다. 人體(인체)가 크고 작음에 따라 다르지만 대체적으로 다음과 같이 규정하고 있다.

● 十二經脈(십이경맥)의 脈長(맥장) ●

順番(순번)	經脈名(경맥명)	脈長(맥장)
1	手太陰肺經脈(수태음폐경맥)	3尺(자) 2寸(치)
2	手陽明大腸經脈(수양명대장경맥)	5尺(자)
3	足陽明胃經脈(족양명위경맥)	8尺(자)
4	足太陰脾經脈(족태음비경맥)	6尺(자) 5寸(치)
5	手少陰心經脈(수소음심경맥)	3尺(자) 5寸(치)
6	手太陽小腸經脈(수태양소장경맥)	5尺(자)
7	足太陽膀胱經脈(족태양소장경맥)	8尺(자)
8	足少陰腎經脈(족소음신경맥)	6尺(자) 5寸(치)
9	手厥陰心包經脈(수궐음심포경맥)	3尺(자) 5寸(치)
10	手少陽三焦經脈(수소양삼초경맥)	5尺(자)
11	足少陽膽經脈(족소양담경맥)	8尺(자)
12	足厥陰肝經脈(족궐음간경맥)	6尺(자) 5寸(치)

(十五) 十二經脈(십이경맥)의 氣血多少(기혈다소)

十二經脈(십이경맥)에는 經氣(경기)가 運行流注(운행유주)하고 있으며 血液(혈액)은 經氣(경기)의 推動(추동)에 힘입어 같이 운행되고 있는데 氣(기)는 陽(양)으로 先(선)이고, 血(혈)은 陰(음)으로 從(종)을 따르고 있다.

各經脈(각경맥)에 따라 氣(기)는 많이 運行(운행)되는데 血(혈)은 적게 운행되는 것도 있고, 氣(기)는 적게 운행되는데 血(혈)은 많이 운행되는 경맥도 있다. 이것이 十二經脈(십이경맥)의 氣血多少(기혈다소)인데 각 경맥의 기혈다소는 다음과 같다.

●十二經脈(십이경맥)의 氣血多少(기혈다소) ●

順番 (순번)	經脈名(경맥명)	氣血多少 (기혈다소)
1	手太陰肺經脈(수태음폐경맥)	多氣少血(다기소혈)
2	手陽明大腸經脈(수양명대장경맥)	多氣多血(다기다혈)
3	足陽明胃經脈(족양명위경맥)	多氣多血(다기다혈)
4	足太陰脾經脈(족태음비경맥)	多氣少血(다기소혈)
5	手少陰心經脈(수소음심경맥)	多氣少血(다기소혈)
6	手太陽小腸經脈(수태양소장경맥)	少氣多血(소기다혈)
7	足太陽膀胱經脈(족태양방광경맥)	少氣多血(소기다혈)
8	足少陰腎經脈(족소음신경맥)	多氣少血(다기소혈)
9	手厥陰心包經脈(수궐음심포경맥)	少氣多血(소기다혈)
10	手少陽三焦經脈(수소양삼초경맥)	多氣少血(다기소혈)
11	足少陽膽經脈(족소양담경맥)	多氣少血(다기소혈)
12	足厥陰肝經脈(족궐음간경맥)	少氣多血(소기다혈)

* 血液(혈액)의 氣(기)의 推動(추동)에 힘입어 血脈(혈맥)을 돌고 있다.

이상에 列擧(열거)된 이 외에도 十二經脈(십이경맥)의 每經脈(매경맥)에는 經氣(경기)가 病理變化(병리변화)를 일으켰을 때, 그의 특이한 證候群(증후군)을 나타내고 있으며 각종의 疾病(질병)을 處理(처리)하고, 生體(생체)의 虛(허)와 實(실)을 調整(조정)하는 등의 중요한 역할을 하고 있다.

● 十二經脈(십이경맥)의 總括表(총괄표) ●

流注順位 (유주순위)	十二經脈名 (십이경맥명)	偏側穴數 (편측혈수)	脈長尺寸 (맥장자치)	流注從走 (유주종주)	起始穴 (기시혈) 終止穴 (종지혈)	氣穴多小 (기혈다소)	流走時間 (유주시간)
1	手太陰肺經 (수태음폐경)	11	3자2치	• 從胸(종흉) • 走手(주수)	• 中府(중부) • 少商(소상)	多氣少血 (다기소혈)	3~5
2	手陽明大腸經 (수양명대장경)	20	5자	• 從手(종수) • 走頭(주두)	• 商陽(상양) • 迎香(영향)	多氣多血 (다기다혈)	5~7
3	足陽明胃經 (족양명위경)	45	8자	• 從頭(종두) • 走足(주족)	• 承泣(승읍) • 厲兌(여태)	多氣多血 (다기다혈)	7~9
4	足太陰脾經 (족태음비경)	21	6자5치	• 從足(종족) • 走胸(주흉)	• 隱白(은백) • 大包(대포)	多氣少血 (다기소혈)	9~11
5	手少陰心經 (수소음심경)	9	3자5치	• 從胸(종흉) • 走手(주수)	• 極泉(극천) • 少冲(소충)	多氣少血 (다기소혈)	11~13
6	手太陽小腸經 (수태양소장경)	19	5자	• 從手(종수) • 走頭(주두)	• 少沢(소택) • 聽宮(청궁)	少氣多血 (소기다혈)	13~15
7	足太陽膀胱經 (족태양방광경)	67	8자	• 從頭(종두) • 走足(주족)	• 睛明(정명) • 至陰(지음)	少氣多血 (소기다혈)	15~17
8	足少陰腎經 (족소음신경)	27	6자5치	• 從足(종족) • 走胸(주흉)	• 湧泉(용천) • 俞府(유부)	多氣少血 (다기소혈)	17~19
9	手厥陰心包經 (수궐음심포경)	9	3자5치	• 從胸(종흉) • 走手(주수)	• 天池(천지) • 中冲(중충)	少氣多血 (소기다혈)	19~21
10	手少陽三焦經 (수소양삼초경)	23	5자	• 從手(종수) • 走頭(주두)	• 關冲(관충) • 絲竹空(사죽공)	多氣少血 (다기소혈)	21~23
11	足少陽膽經 (족소양담경)	44	8자	• 從頭(종두) • 走足(주족)	• 瞳子髎(동자료) • 竅陰(규음)	多氣少血 (다기소혈)	23~1
12	足厥陰肝經 (족궐음간경)	14	6자5치	• 從足(종족) • 走腹(주복)	• 大敦(대돈) • 期門(기문)	少氣多血 (소기다혈)	1~3

● 十二經脈(십이경맥)의 運行順(운행순)과 流注一覽(유주일람)

●

運行順 (운행순)	經脈名 (경맥명)	起始部 (기시부)	流注部位 (유주부위)	終止部 (종지부)
1	手太陰肺經 (수태음폐경)	胃(위)의 中脘 (중완)부위	胸部(흉부), 上肢内側上緣(상지내측상연)	拇指(무지) 橈側端(요측단)
2	手陽明大腸經 (수양명대장경)	시지(示指) 橈側端(요측단)	上肢外側上緣(상지외측상연), 肩(견), 前頸 (전경), 胸腹(흉복), 下肢前外側(하지전외측)	眼眶下緣 (안광하연)
3	足陽明胃經 (족양명위경)	안광하연 (眼眶下緣)	顏面(안면), 前額(전액), 前頸(전경), 胸腹 (흉복), 下肢前外側(하지전외측)	二趾(이지) 外側端(외측단)
4	足太陰脾經 (족태음비경)	跰趾(무지) 内側端(내측단)	下肢内側中央(하지내측중앙), 腹(복), 胸部 (흉부)	側胸(측흉) 心臟部(심장부)
5	手少陰心經 (수소음심경)	心臟部(심장부)	胸部(흉부), 腋下(액하), 上肢内側下緣(상지 내측하연)	小指(소지) 橈側端(요측단)
6	手太陽小腸經 (수태양소장경)	小指(소지) 尺側端(척측단)	上肢外側下緣(상지외측하연), 肩(견), 背 (배), 項(항), 耳(이), 眼(안), 顏面(안면)	目内眥 (목내자)
7	足太陽膀胱經 (족태양방광경)	目内眥(목내자)	頭頂(두정), 後頭(후두), 項(항), 背(배), 腰 (요), 臀(둔), 下肢後外側(하지후외측)	五趾(오지) 外側端(외측단)
8	足少陰腎經 (족소음신경)	足心(족심)	下肢内側(하지내측)의 後緣(후연), 腹(복), 胸部(흉부)	側胸(측흉) 心臟部(심장부)
9	手厥陰心包經 (수궐음심포경)	心臟部(심장부)	胸部(흉부), 腋下(액하), 上肢内側正中(상지 내측정중)	中指(중지) 橈側端(요측단)
10	手少陽三焦經 (수소양삼초경)	環指(환지) 尺側端(척측단)	上肢外側正中(상지외측정중), 肩(견), 項 (항), 偏頭(편두)	耳中(이중)
11	足少陽膽經 (족소양담경)	目外眥(목외자)	偏頭(편두), 脇肋(협늑), 側腹(측복), 下肢外 側(하지외측)	四趾(사지) 外側端(외측단)
12	足厥陰肝經 (족궐음간경)	跰趾(무지) 外側端(외측단)	下肢内側(하지내측), 전연(前緣), 腹部(복부)	胃(위)의 中脘 (중완) 부위

제 2 절   十二經脈(십이경맥)의   流注經路(유주경로)와   關聯臟腑(관련장부)및   所屬經穴(소속경혈)

十二經脈(십이경맥)의 流注經路(유주경로)와 關聯臟腑(관련장부) 및 所屬經穴(소속경혈)을 各經脈別(각경맥별)로 적는다.

(一) 手太陰肺經脈(수태음폐경맥)

㉮ 流注經路(유주경로)－循行路線(순행노선)

수태음폐의 경맥은 中焦(중초) 胃部(위부)①에서 시작 向下(향하)하여 表裏關係(표리관계)가 되는 大腸(대장)을 絡繞(낙요)하고, 다시 대장에서 反轉上行(반전상행)② 胃(위)의 上口(상구)인 噴門部(분문부)③를 沿(연)한 후 上向(상향)하여서 橫膈膜(횡격막)을 통과하여 肺臟(폐장)④에 入屬(입속)한다. 다시 폐를 따라 올라가며 氣管(기관), 喉頭(후두) 및 모든 肺系(폐계)를 돌고, 喉頭部(후두부)에서 橫出(횡출)⑤ 腋窩(액와) 즉 겨드랑이의 下面(하면)으로 가서 上臂内側(상비내측)⑥을 따라 下向(하향) 手少陰心經(수소음심경)과 手厥陰心包經(수궐음심포경)의 前面(전면)으로 내려가 肘窩(주와)⑦에 이르고 前臂内側橈側緣(전비내측요측연)을 따라 腕后(완후) 橈骨莖狀突起(요골경상돌기)의 内側下廉(내측하렴) 寸口(촌구)⑩를 둘러서 手魚腹(수어복) 위 魚際(어제)⑪ 緣邊(연변)을 따라 拇指(무지) 橈側(요측)의 末端(말단)⑫에서 끝난다. 그 一條分支(일조분지)는 腕後(완후) 즉 팔목 뒤 橈骨莖狀突起(요골경상돌기)의 上方(상방)에서 分出(분출)⑬하여 手背(수배~손등)를 향하여 示指(시지) 橈側(요측) 末端(말단)으로 가서 手陽明大腸經(수양명대장경)과 接經(접경)된다.

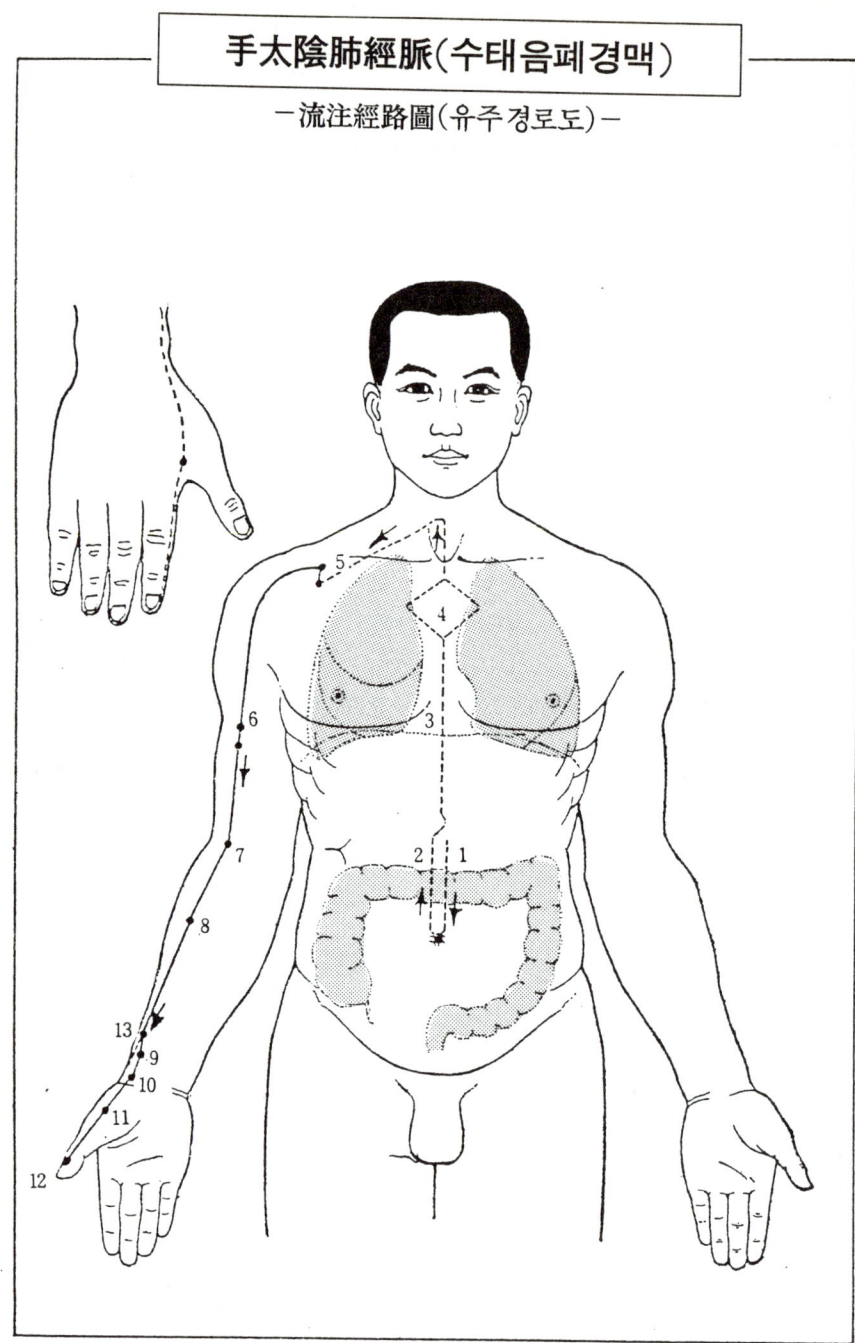

④ 關聯臟腑(관련장부)

屬(속) 肺(폐)하고 絡(낙) 大腸(대장)한다. 橫膈膜(횡격막)을 通過(통과)하고, 胃(위), 腎(신)과도 聯系(연계)된다.

④ 所屬經穴(소속경혈)

穴名(혈명)~11 : 穴位(혈위)~22

順番 (순번)	經穴名 (경혈명)	穴　位 (혈　위)	主　治 (주　치)
1	中　府 (중　부)	雲門穴下約一寸(운문혈하약1치), 第一肋間處(제1늑간처)	氣管支炎(기관지염)·喘息(천식)·肺脹滿(폐창만)·肩背痛(견배통)
2	雲　門 (운　문)	平鎖骨下緣(평쇄골하연), 鎖骨外端下方陷凹處(쇄골외단하방함요처), 前正中線旁六寸(전정중선방6치)	胸痛(흉통)·胸悶(흉민)·氣管支炎(기관지염)·喘息(천식)
3	天　府 (천　부)	尺澤上六寸(척택상6치), 上腕二頭筋橈側(상완이두근요측)	鼻出血(비출혈)·喘息(천식)·肩臂痛(견비통)·上腕內側痛(상완내측통)
4	俠　白 (협　백)	尺澤上五寸(척택상5치), 上腕二頭筋橈側(상완이두근요측)	氣管支炎(기관지염)·喘息(천식)·咯血(각혈)·上腕內側痛(상완내측통)
5	尺　澤 (척　택)	肘橫紋中(주횡문중), 上腕二頭筋腱陷凹處(상완이두근건요측함요처)	氣管支炎(기관지염)·喘息(천식)·咯血(각혈)·咽喉腫痛(인후종통)·肘關節內側疼痛(주관절내측동통)
6	孔　最 (공　최)	腕橫紋上七寸(완횡문상7치) 尺澤·太淵(척택·태연)의 連線上(연선상)	氣管支炎(기관지염)·頭痛(두통)·胸痛(흉통)·頸項強痛(경항강통)·肘臂痛(주비통)
7	列　缺 (열　결)	태연상1.5치 尺澤·太淵(척택·태연)의 連線上(연선상)	頭項強痛(두항강통)·氣管支炎(기관지염)·鼻塞(비색)·顔面神經麻痺(안면신경마비)

手太陰肺經脈(수태음폐경맥)

〈穴名(혈명)~11 : 穴位(혈위)~22〉

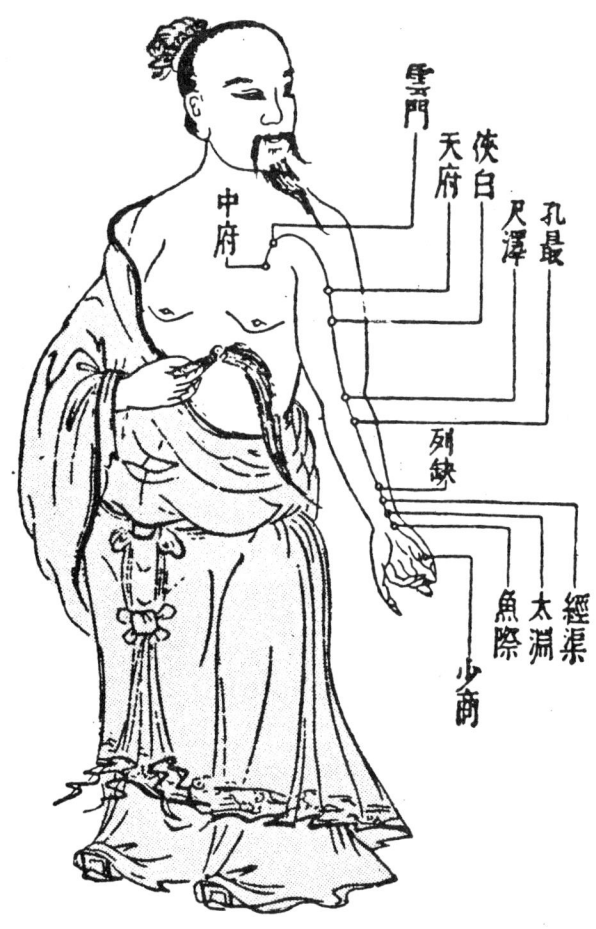

1. 中府(중부)	7. 列缺(열결)
2. 雲門(운문)	8. 經渠(경거)
3. 天府(천부)	9. 太淵(태연)
4. 俠白(협백)	10. 魚際(어제)
5. 尺澤(척택)	11. 少商(소상)
6. 孔最(공최)	

8	經 渠 (경 거)	太淵上一寸(태연상1치), 橈骨 莖突上方(요골경돌상방)	胸痛(흉통)·嘔吐(구토)·氣管支 炎(기관지염)·咽喉腫痛(인후종 통)·發熱汗不出(발열한불출)
9	太 淵 (태 연)	腕橫紋上(완횡문상), 橈骨莖突 內側下陷凹處(요골경돌 내측 하함요처)	無脈症(무맥증)·喘息(천식)·胸 痛(흉통)·肩背痛(견배통)·腕關 節周圍軟組織疾病(완관절주위연 조직질병)
10	魚 際 (어 제)	第一掌骨掌側中點(제1장골장 측중점), 赤白肉際(적백육제)	疳積(감적)·發熱(발열)·咽喉腫 痛(인후종통)·喘息(천식)·手腕 部腱鞘炎(수완부건초염)
11	少 商 (소 상)	拇指橈側指甲角后0.1寸處(무 지요측지갑각후0.1치처)	感冒(감모)·中風(중풍)·昏迷 (혼미)·發熱(발열)·咽喉腫痛 (인후종통)·急滯(급체)

〈穴名歌訣(혈명가결)〉

- 手太陰肺十一穴(수태음폐십일혈)
- 俠白, 尺澤, 孔最存(협백,척택,공최존)
- 魚際, 少商如韭葉(어제, 소상여구엽)
- 中府, 雲門, 天府訣(중부, 운문, 천부결)
- 列缺, 經渠, 太淵涉(열결, 경거, 태연섭)

(二) 手陽明大腸經脈(수양명대장경맥)

㉮流注經路(유주경로)~循行路線(순행노선)

수양명대장의 경맥은 示指(시지)의 末端橈側(말단요측)①에서 시작하여 시지의 橈側上緣(요측상연)을 따라 첫째손가락 뼈와 둘째손가락뼈 사이 즉 제1~2中手骨(중수골)의 사이 合谷(합곡)②혈이 있는 곳을 거쳐 上向(상향), 손 속에 있는 長拇指伸筋腱(장무지신근건)과 短拇指伸筋腱(단무지신근건)의 사이를 뚫고 前腕(전완)의 橈側上緣(요측상연~바깥쪽상연)③을 따라 팔꿈치 바깥쪽으로 들어가고 거기서 또 上腕(상완)의 바깥쪽 전면을 따라 肩關節(견관절)⑦의 前上方(전상방)으로 올라가 背(배~등)로 되돌

手陽明大腸經脈(수양명대장경맥)

流注經路圖(유주경로도)

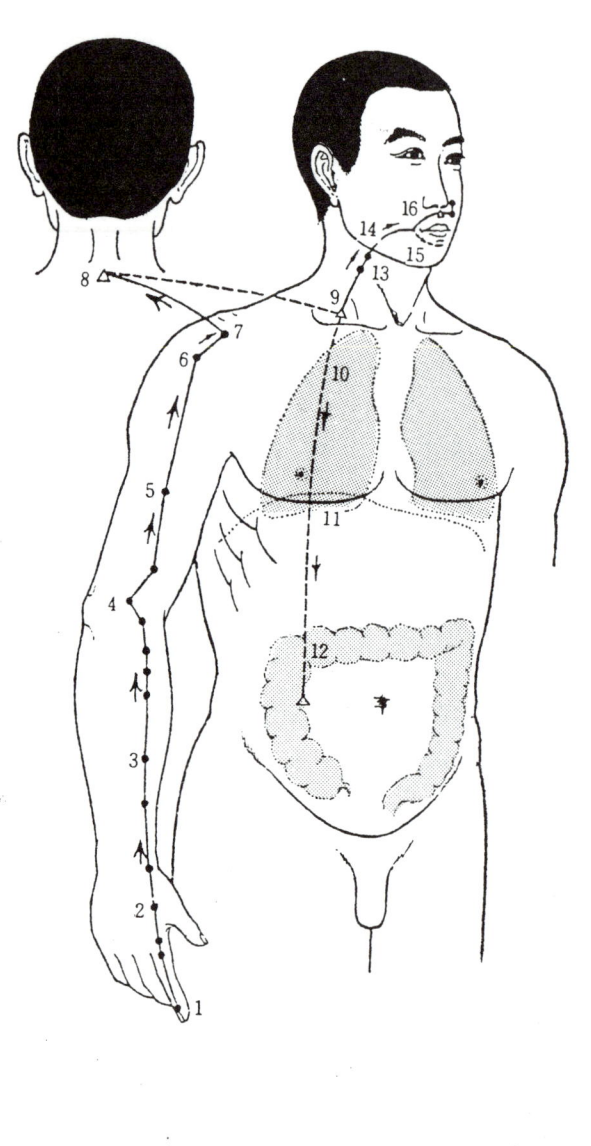

아가서 第七頸椎棘突起下(제7경추극돌기하)에 있는 督脈(독맥)의 大椎(대추)⑧혈을 交會(교회)한 후 다시 앞으로 넘어와 鎖骨上窩(쇄골상와) 胃經(위경)의 缺盆(결분)⑨혈로 온다. 여기서 向下(향하)하여 體腔(체강) 속으로 들어가 肺臟(폐장)⑩을 絡繞(낙요)하고 또 橫膈膜(횡격막)을 통과하여 大腸(대장)⑫에 入屬(입속)한다. 여기서 다시 下向(하향) 膝下(슬하)에 있는 胃經(위경)의 上巨虛(상거허)에 가서 合(합)한다. 그 一條分支(일조분지)는 鎖骨上窩(쇄골상와) 缺盆(결분)혈에서 上向(상향)하여 목 즉 頸部(경부)⑬에 이르고 얼굴인 面頰(면협)을 통과하고 下牙床(하아상~아랫잇몸)⑮으로 들어간 후 다시 돌아와서 口嘴脣(구취순~입술모퉁이)를 끼고 胃經(위경)의 地倉(지창)혈을 交會后(교회후)⑯ 코 밑으로 가서 人中溝(인중구) 중앙의 人中(인중)혈에서 交叉相會(교차상회)하며 좌측에서 온 경맥은 우측으로 가고, 우측에서 온 경맥은 좌측으로 가며 각각 鼻孔(비공)을 끼고, 上向(상향) 눈 밑의 胃經(위경) 承泣(승읍)혈에서 足陽明胃經(족양명위경)과 接經(접경)된 후 眼(안~눈)으로 放散(방산)된다.

㉯ 關聯臟腑(관련장부)

屬(속) 大腸(대장)하고 絡(낙) 肺(폐)한다. 아울러 胃(위)와도 직접 聯系(연계)된다.

㉰ 所屬經穴(소속경혈)

穴名(혈명)~20 : 穴位(혈위)~40

順番 (순번)	經穴名 (경혈명)	穴　　位 (혈　　위)	主　　治 (주　　치)
1	商　陽 (상　양)	示指橈側指甲角后一分(시지요측지갑각후1푼)	發熱(발열)·咽喉腫痛(인후종통)·昏迷(혼미)·腮腺炎(시선염)

2	二 間 (이 간)	示指掌關節(시지장관절)의 前方(전방) 橈側陷凹中(요측함요중)	咽喉腫痛(인후종통)·齒痛(치통)·鼻出血(비출혈)·頭昏(두혼)
3	三 間 (삼 간)	示指橈側(시지요측)의 第二中手骨小頭后方陷凹處(제2중수골소두후방함요처)	眼痛(안통)·下齒痛(하치통)·三叉神經痛(삼차신경통)·咽喉腫痛(인후종통)·腹脹(복창)
4	合 谷 (합 곡)	手背(수배)의 第一~二指中手骨間(제1~2중수골간), 近第二中手骨(근제2중수골)의 橈側緣中點(요측연중점)	頭面五官部病症(두면오관부병증)·發熱(발열)·頭痛(두통)·咽喉痛(인후통)·齒痛(치통)·感冒(감모)·顔面神經麻痺(안면신경마비)
5	陽 谿 (양 계)	腕背橫紋橈側端(완배횡문요측단) 拇指起時(무지기시)에 兩筋腱間(양근건간)의 陷凹中(함요중)	頭痛(두통)·目赤(목적)·耳聾(이농)·耳鳴(이명)·手腕痛(수완통)·小兒消化不良(소아소화불량)
6	偏 歷 (편 력)	陽谿上三寸(양계상3치), 曲池(곡지)와 陽谿(양계) 連線(연선)의 下(하) 4분의 1點(점)	扁桃腺炎(편도선염)·顔面神經麻痺(안면신경마비)·鼻出血(비출혈)·小便不利(소변불리)
7	溫 溜 (온 류)	陽谿上五寸(양계상5치)	頭痛(두통)·咽喉腫痛(인후종통)·腸鳴腹痛(장명복통)·肩背痛(견배통)
8	下 廉 (하 렴)	曲池下四寸(곡지하4치)	頭痛(두통)·咽喉腫痛(인후종통)·腸鳴腹痛(장명복통)·肩背痛(견배통)
9	上 廉 (상 렴)	曲池下三寸(곡지하3치)	偏癱(편탄)·手足麻木(수족마목)·腸鳴腹痛(장명복통)·頭痛(두통)
10	手 三 里 (수 삼 리)	曲池下二寸(곡지하2치)	中風癱瘓(중풍편탄)·腮腺炎(시선염)·肘臂風濕神經痛(주비풍습신경통)·面癱(면탄)·泄瀉腹痛(설사복통)

手陽明大腸經脈(수양명대장경맥)

〈穴名(혈명)~20 : 穴位(혈위)~40〉

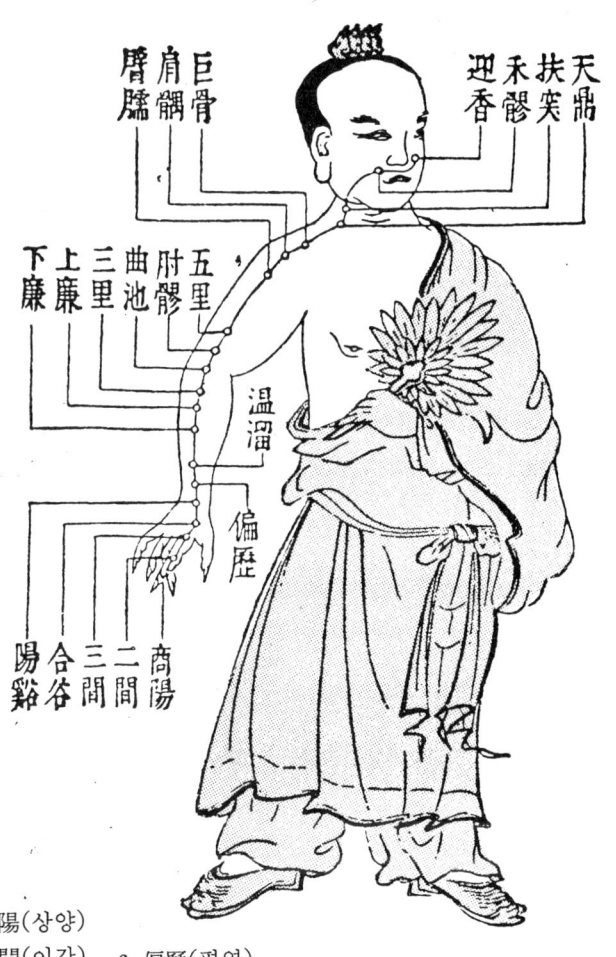

臂肩巨　　　迎禾扶天
臑髃骨　　　香髎突鼎

下上三曲肘五
廉廉里池髎里

温溜

偏歷

陽合三二商
谿谷間間陽

1. 商陽(상양)
2. 二間(이간)
3. 三間(삼간)
4. 合谷(합곡)
5. 陽谿(양계)

6. 偏歷(편역)
7. 溫溜(온류)
8. 下廉(하렴)
9. 上廉(상렴)
10. 三里(삼리)

11. 曲池(곡지)
12. 肘髎(주료)
13. 五里(오리)
14. 臂臑(비노)
15. 肩髃(견우)

16. 巨骨(거골)
17. 天鼎(천정)
18. 扶突(부돌)
19. 禾髎(화료)
20. 迎香(영향)

11	曲　池 (곡　지)	屈肘時(굴주시), 肘横紋橈側終端(주횡문요측종단)	上肢痛(상지통)·上肢癱瘓(상지탄탄)·高血壓(고혈압)·發熱(발열)·皮膚病(피부병)
12	肘　髎 (주　료)	曲池外上一寸(곡지외상1치), 上腕骨前緣(상완골전연)	肘臂痛(주비통) 급 麻木(마목)
13	手五里 (수오리)	曲池直上三寸(곡지직상3치), 上腕骨橈側(상완골요측)	咯血(각혈)·頸淋巴腺結核(경임파선결핵)·肺炎(폐염)·肋膜炎(늑막염)·肘臂痛(주비통)
14	臂　臑 (비　노)	上臂外側(상비외측), 三角筋尖端上(삼각근첨단상), 肩髃(견우)와 曲池(곡지)의 連線上(연선상)	肩臂酸痛(견비산통)·上肢癱瘓(상지탄탄)·皮膚瘙痒(피부소양)·眼病(안병)
15	肩　髃 (견　우)	肩峰前下方(견봉전하방), 擧臂時(거비시)에 陷凹處(함요처)가 나타나는 곳	肩臂痛(견비통)·上肢關節痛(상지관절통)·偏癱(편탄)·上肢麻痺(상지마비)·高血壓(고혈압)·多汗症(다한증)
16	巨　骨 (거　골)	鎖骨肩峰端(쇄골견봉단)과 肩胛棘(견갑극)과의 사이에 있는 陷凹處(함요처)	肩關節(견관절) 및 軟組織疾病(연조직질병)·吐血(토혈)·頸淋巴腺結核(경임파선결핵)
17	天　鼎 (천　정)	胸鎖乳突筋(흉쇄유돌근)의 后緣(후연) 扶突(부돌) 直下1寸(치)	咽喉腫痛(인후종통)·瘖啞(음아)·呼吸不暢(호흡불창)·扁桃腺炎(편도선염)·頸淋巴腺結核(경임파선결핵)
18	扶　突 (부　돌)	胸鎖乳突筋(흉쇄유돌근)의 后緣中央處(후연중앙처), 喉結(후결)과 相平處(상평처)	咳喘(해천)·痰多(담다)·咽喉腫痛(인후종통)
19	禾　髎 (화　료)	人中旁五分(인중방5푼), 鼻孔外壁下方(비공외벽하방)	鼻疾患(비질환)·面神經麻痺(면신경마비)·口噤不開(구금불개)
20	迎　香 (영　향)	鼻翼旁五分(비익방5푼), 鼻脣溝中(비순구중)	鼻疾患(비질환)·顏面神經麻痺(안면신경마비)·顏面筋痙攣(안면근경련)·三叉神經痛(삼차신경

			통)·胆道蛔蟲症(담도회충증)

〈穴名歌訣(혈명가결)〉

- 手陽明經屬大腸(수양명경속대장)
- 二間, 三間通合谷(이간, 이간통합곡)
- 下廉, 上廉, 手三里(하염,상염,수삼리)
- 臂臑, 肩髃, 巨骨陷(비노, 견우, 거골함)
- 鼻翼外側止迎香(비익외측지영향)

- 穴名二十始商陽(혈명이십시상양)
- 陽谿, 偏歷, 溫溜場(양계, 편력, 온류장)
- 曲池, 肘髎, 五里揚(곡지,주료,오리양)
- 天鼎, 扶突, 禾髎旁(천정,부돌,화료방)

(三) 足陽明胃經脈(족양명위경맥)

㉮ 流注經路(유주경로)－循行路線(순행노선)

족양명위의 경맥은 鼻(비)의 兩傍(양방) 迎香(영향)①혈에서 시작하여 상행 鼻根部(비근부)에서 좌우의 경맥이 交會(교회)하고 鼻根(비근) 양쪽 傍邊(방변)으로 가 足太陽膀胱經(족태양방광경)의 睛明(정명)②을 교회후 目下部(목하부)를 거쳐 코의 바깥쪽을 따라 윗이빨 즉 上齒中(상치중)으로 進入(진입)한다. 거기서 다시 돌아서 口角(구각)을 끼고 口脣(구순～입술)을 環繞(환요)하여 上向(상향) 코 밑에 있는 督脈(독맥)의 人中(인중)④을 교회하고 다시 下向(하향)하여 턱의 頤脣溝(이순구) 중앙부위에서 任脈(임맥)의 承漿(승장)⑥과 교회한다. 그후 退轉(퇴전)하여 下顎(하악)의 后下方(후하방)을 따라 本經(본경)의 大迎(대영)⑦혈로 나오고 頰車(협차)를 돌아 上向(상향) 耳前(이전)에 분포한다. 그후 귀앞의 顴骨弓(권골궁) 上緣(상연)을 거쳐 족소양담경의 客主人(객주인)⑨과 交會(교회)한다. 귀밑머리의 가를 따라 올라가며 족소양담경의 懸釐(현리), 頷厭(함염)을 교회하고 앞이마에 이르러 督脈(독맥)의 神庭穴(신정혈)⑪에 교회한다. 그 一條分支(일조분지)는 大迎(대영)혈의 前邊(전변)을 따라 下向(하향)하여 목의 喉頭隆起

－95－

(후두융기)⑫의 兩傍(양방) 人迎(인영)에 이른다. 목구멍 즉 喉嚨 (후롱)을 따라 鎖骨上窩中(쇄골상와중)⑬으로 진입하여서 背部 (배부)로 뒤돌아 督脈(독맥)의 大椎(대추)를 교회하고 다시 앞으로 넘어와 鎖骨上窩中(쇄골상와중)에 있는 缺盆(결분)을 거쳐 下向 內行(하향내행)하며 橫膈膜(횡격막)을 통과하여 任脈(임맥)과 上 脘(상완), 中脘(중완)의 深部(심부)에서 교회하고 胃(위)⑮에 入屬 (입속)하고 脾臟(비장)을 絡繞(낙요)한다. 또 다른 一條分支(일조 분지)⑯는 鎖骨(쇄골) 상연의 陷凹部(함요부)에서 乳部內側緣邊 (유부내측연변)으로 直行(직행)하여 거기서 下向(하향)하여 臍 (제~배꼽) 2寸(치) 거리되는 양옆을 따라 鼠徑部(서경부)에 진 입한다. 또 다른 一條(일조)의 支脈(지맥)은 胃(위)의 下口(하구) 에서 시작하여 腹腔(복강)의 深層(심층)을 따라 下向(하향) 氣衝部 (기충부)⑱에 이른다. 이 氣衝部(기충부)에서 직행한 脈(맥)과 會合 (회합)한다. 여기서 下向(하향)하여 大腿(대퇴)의 上部前面(상부 전면)인 髀關(비관)⑲에 이르러 대퇴 전방의 隆起(융기)된 伏兎 (복토)에 도달하고 下向(하향)하여 膝蓋骨(슬개골)㉑ 속으로 進入 (진입)하며, 다시 하향하여 脛骨外側(경골외측)을 따라 발등으로 走行(주행) 第二趾(제2지~둘째발가락)의 外側端(외측단) 厲兌 (여태)㉔에서 끝난다.

　　上述(상술)한 支脈(지맥)은 또 무릎밑 3寸(치)의 부위에 一條 (일조)의 傍支脈(방지맥)이 분출하여 脛骨外側緣(경골외측연)을 따라 하행 발등으로 이르고 제2~3中足骨(중족골)의 사이를 뚫고 향하여 가운데발가락 외측 縫端(봉단)에서 끝난다. 동시에 발등에서 다시 一條(일조)의 支脈(지맥)이 분출하여 하향 엄지발가락 즉 踇趾 (무지) 內側沿邊(내측연변)을 따라 그 末端(말단)으로 가서 隱白 (은백)에서 足太陰脾經(족태음비경)에 接境(접경)된다.

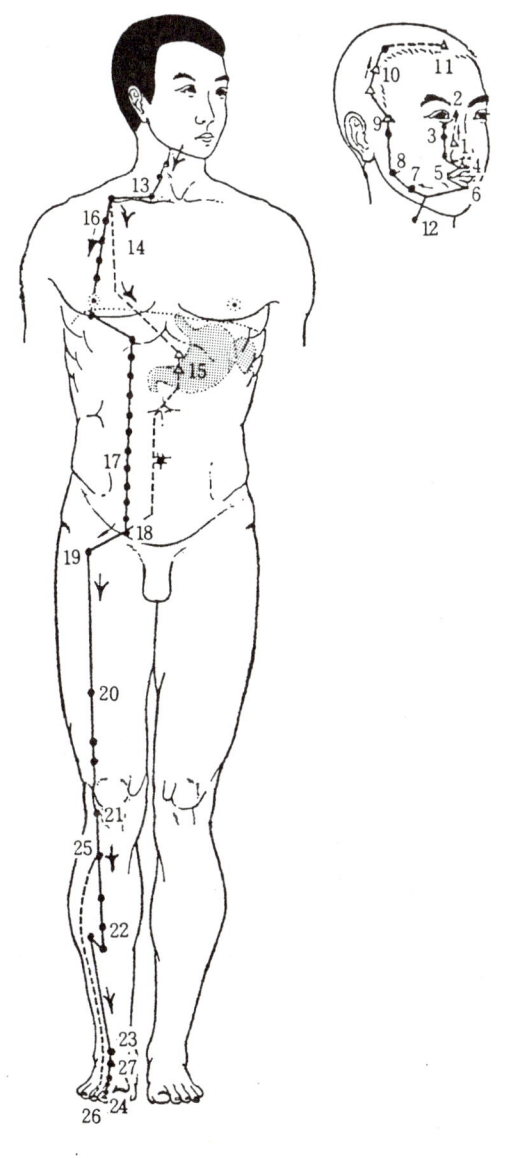

④ 關聯臟腑(관련장부)

屬(속) 胃(위)하고 絡(낙) 脾(비)한다. 아울러 心(심), 大腸(대장), 小腸(소장)과도 直接聯系(직접연계)된다.

⑮ 所屬經穴(소속경혈)

穴名(혈명)～45 : 穴位(혈위)～90

順番 (순번)	經穴名 (경혈명)	穴 位 (혈 위)	主 治 (주 치)
1	承 泣 (승 읍)	眼平視時(안평시시), 瞳孔直下方(동공직하방), 眼眶下緣上(안광하연상)	近視(근시)・目赤腫痛(목적종통)・夜盲(야맹)・眼瞼痙攣(안검경련)・視神經萎縮(시신경위축)
2	四 白 (사 백)	瞳孔直下一寸處(동공직하1치처), 眶下孔處(광하공처)	諸眼疾患(제안질환)・面肌痙攣(면기경련)・面癱(면탄)・三叉神經痛(삼차신경통)
3	巨 髎 (거 료)	眼平視時(안평시시), 瞳孔直下線(동공직하선)과 鼻翼下緣相平線(비익하연상평선)의 交叉點(교차점)	面癱(면탄)・面肌痙攣(면기경련)・三叉神經痛(삼차신경통)・鼻塞(비색)・鼻出血(비출혈)
4	地 倉 (지 창)	口角旁四分(구각방4푼)	面癱(면탄)・流涎(유연)・三叉神經痛(삼차신경통)・面肌痙攣(면기경련)
5	大 迎 (대 영)	下顎骨(하악골)의 咬筋附着部前緣(교근부착부전연), 面動脈(면동맥)의 后方(후방), 鼓頰時呈陷凹處(고협시정함요처)	腮腺炎(시선염)・齒痛(치통)・顔面神經麻痺(안면신경마비)・牙關緊閉(아관긴폐)
6	頰 車 (협 차)	下顎角(하악각)에서 前上方(전상방)으로 1橫指(횡지),用力咬牙時(용역교아시)에 咬筋隆起處(교근융기처)	三叉神經痛(삼차신경통)・齒痛(치통)・腮腺炎(시선염)・面癱(면탄)・牙關緊閉(아관긴폐)・頸項强痛(경항강통)
7	下 關 (하 관)	耳前(이전)의 顴骨弓(권골궁) 밑의 陷凹中(함요중)	三叉神經痛(삼차신경통)・耳聾(이농)・齒痛(치통)・下顎關節炎

			(하악관절염)
8	頭 維 (두 유)	額角髮際(액각발제)	偏頭痛(편두통)·眩暈(현운)·面肌痙攣(면기경련)
9	人 迎 (인 영)	喉結傍1.5寸(후결방1.5치), 胸鎖乳突筋(흉쇄유돌근)의 前緣(전연), 總頸動脈(총경동맥)의 搏動處(박동처)	高血壓(고혈압)·哮喘(효천)·咽喉腫痛(인후종통)·咯血(각혈)·甲狀腺腫大(갑상선종대)
10	水 突 (수 돌)	人迎(인영)과 氣舍之間(기사지간), 胸鎖乳突筋前緣(흉쇄유돌근전연)	咽喉腫痛(인후종통)·瘖啞(음아)·氣喘(기천)·咳嗽(해수)
11	氣 舍 (기 사)	鎖骨內側端(쇄골내측단)의 上緣(상연), 胸鎖乳突筋(흉쇄유돌근)의 胸骨頭(흉골두)와 鎖骨頭之間(쇄골두지간)	甲狀腺腫大(갑상선종대)·頸淋巴腺結核(경임파선결핵)·哮喘(효천)·咽喉腫痛(인후종통)
12	缺 盆 (결 분)	鎖骨上窩(쇄골상와)의 中點(중점), 天突旁四寸處(천돌방4치처)	上肢麻木(상지마목)급 疼痛(동통)·癱瘓(탄탄)·呃逆(애역)
13	氣 戶 (기 호)	鎖骨中點下緣(쇄골중점하연)	咳嗽(해수)·氣喘(기천)·胸脇脹痛(흉협창통)
14	庫 房 (고 방)	乳頭直線上(유두직선상)의 第一~二肋間(제1~2늑간)	咳嗽(해수)·胸痛(흉통)·肋間神經痛(늑간신경통)
15	屋 翳 (옥 예)	乳頭相直線上(유두상직선상)의 第二~三肋間(제2~3늑간)	咳嗽(해수)·氣喘(기천)·胸脇脹痛(흉협창통)·乳腺炎(유선염)
16	膺 窓 (응 창)	乳頭相直線上(유두상직선상)의 第三~四肋間(제3~4늑간)	咳嗽(해수)·氣喘(기천)·乳腺炎(유선염)·胸脇脹痛(흉협창통)
17	乳 中 (유 중)	乳頭中央點(유두중앙점), 第四肋間(제4늑간)에 있음.	禁針(금침)·禁灸(금구) 胸腹部取穴(흉복부취혈)의 基準(기준)이 됨
18	乳 根 (유 근)	乳頭直下第五肋間(유두직하제5늑간)	乳汁過少(유즙과소)·乳腺炎(유선염)·呃逆(애역)·胸痛(흉통)
	不 容	臍中上六寸(제중상6치), 任脈	胃痛(위통)·嘔吐(구토)·腹脹

19	(불 용)	(임맥)의 巨闕旁二寸(거궐방2치)	(복창) · 食慾不振(식욕부진)
20	承 滿 (승 만)	臍中上五寸(제중상5치), 任脈 (임맥)의 上脘旁二寸(상완방2치)	胃痛(위통) · 嘔吐(구토) · 腹脹 (복창) · 食慾不振(식욕부진)
21	梁 門 (양 문)	臍中上四寸(제중상4치), 任脈 (임맥)의 中脘旁二寸(중완방2치)	胃痛(위통) · 嘔吐(구토) · 食慾不振(식욕부진) · 大便溏泄(대변당설)
22	關 門 (관 문)	臍中上三寸(제중상3치), 任脈 (임맥)의 建里旁二寸(건리방2치)	腹痛(복통) · 腹脹(복창) · 食慾不振(식욕부진) · 腸鳴泄瀉(장명설사) · 水腫(수종)
23	太 乙 (태 을)	臍中上二寸(제중상2치), 任脈 (임맥)의 下脘傍二寸(하완방2치)	精神病(정신병) · 心煩(심번) · 消化不良(소화불량)
24	滑肉門 (활육문)	臍中上一寸(제중상1치), 任脈 (임맥)의 水分傍二寸(수분방2치)	胃痛(위통) · 嘔吐(구토) · 精神病(정신병)
25	天 樞 (천 추)	臍中傍二寸(제중방2치), 腹直筋中(복직근중)	泄瀉(설사) · 細菌性痢疾(세균성이질) · 腹痛(복통) · 腹脹(복창) · 便秘(변비) 등 諸腸疾患(제장질환)
26	外 陵 (외 능)	臍中下一寸(제중하1치), 任脈 (임맥)의 陰交傍二寸(음교방2치)	腹痛(복통) · 疝氣(산기) · 月經痛(월경통)
27	大 巨 (대 거)	臍中下二寸(제중하2치), 任脈 (임맥)의 石門傍二寸(석문방2치)	小腹脹滿(소복창만) · 小便不利(소변불리) · 疝氣(산기) · 遺精(유정) · 早泄(조설)
28	水 道 (수 도)	臍中下三寸(제중하3치), 任脈 (임맥)의 關元傍二寸(관원방2치)	小腹脹滿(소복창만) · 疝氣(산기) · 小便不通(소변불통) · 痛經(통경) · 子宮疾患(자궁질환)

29	歸　來 (귀　래)	任脈(임맥)의 中極傍二寸(중극방2치)	月經不調(월경부조)·痛經(통경)·子宮內膜炎(자궁내막염) 등 諸婦人科疾患(제부인과질환)
30	氣　衝 (기　충)	耻骨結節外上方(치골결절외상방) 任脈(임맥)의 曲骨傍二寸(곡골방2치), 腹股溝上部(복고구상부)의 股動脈內側(고동맥내측)	諸男女生殖器疾患(제남녀생식기질환) 及 疝氣(산기)
31	髀　關 (비　관)	前腸骨棘(전장골극)과 膝蓋骨外上緣(슬개골외상연)의 連線(연선)과 會陰相平線(회음상평선)의 交叉點(교차점)	下肢麻痺及癱瘓(하지마비급탄탄)·腹股溝淋巴腺炎(복고구임파선염)·膝關節炎(슬관절염)·腰痛(요통)
32	伏　兎 (복　토)	膝蓋骨外上緣上六寸(슬개골외상연상6치), 前腸骨棘(전장골극)과 膝蓋骨外上緣(슬개골외상연)의 連線上取穴(연선상취혈)	下肢癱瘓(하지탄탄)·下肢麻痺(하지마비)·膝關節炎(슬관절염)·蕁麻疹(담마진)
33	陰　市 (음　시)	膝蓋骨外上連上三寸(슬개골외상연상3치)	膝痛(슬통)·下肢屈伸不利(하지굴신불리)
34	梁　丘 (양　구)	膝蓋骨外上連上二寸(슬개골외상연상2치)	膝痛(슬통)·胃痛(위통)·乳腺炎(유선염)·胃炎泄瀉(위염설사)
35	犢　鼻 (독　비)	屈膝姿勢取穴(굴슬자세취혈), 膝蓋骨靭帶外側陷凹處(슬개골인대외측함요처)	膝關節痛(슬관절통) 및 膝關節周圍軟組織疾病(슬관절주위연조직질병)
36	足三里 (족삼리)	外膝眼下三寸(외슬안하3치), 脛骨前緣外側一寸(경골전연외측1치)	胃炎(위염)·胃潰瘍(위궤양)·腸炎(장염)·急性膵腺炎(급성췌선염)·小兒消化不良(소아소화불량)·泄瀉(설사)·痢疾(이질)·失眠(실면)·高血壓(고혈압)·皮膚瘙痒(피부소양)
	上巨虛	足三里穴直下三寸(족삼리혈	蟲垂炎(충수염)·痢疾及諸腸疾患

37	（상거허）	직하3치）	（이질급제장질환）·下肢部病症（하지부병증）
38	條 口（조 구）	外膝眼直下八寸（외슬안직하8치）, 小腿外側（소퇴외측）의 中點（중점）	胃痛（위통）·肩痛不擧（견통불거）·膝痛（슬통）
39	下 巨 虛（하거허）	外膝眼直下九寸（외슬안직하9치）, 條口直下一寸（조구직하1치）	腸炎（장염）·下肢癱瘓（하지탄탄）·肋間神經痛（늑간신경통）·下腹痛（하복통）·泄瀉（설사）
40	豊 隆（풍 륭）	外膝眼（외슬안）과 外踝尖連線（외과첨연선）의 中點（중점）, 條口外側一寸（조구외측1치）	咳嗽（해수）·痰多（담다）·偏癱（편탄）·咽喉腫痛（인후종통）·便秘（변비）·眩暈（현운）·腹痛（복통）·胸痛（흉통）
41	解 谿（해 계）	足背踝關節橫紋中點（족배과관절횡문중점）	頭痛（두통）·足下垂（족하수）·胸痛（흉통）·足趾麻木（족지마목）·踝關節痛（과관절통）
42	衝 陽（충 양）	解谿下1.5寸處（해계하1.5치처）, 足背最高處（족배최고처）	齒痛（치통）·顏面神經麻痺（안면신경마비）·腹脹（복창）·精神病（정신병）
43	陷 谷（함 곡）	足背第二～三跖骨間（족배제2～3척골간）, 跖趾關節后陷凹處（척지관절후함요처）	顏面浮腫（안면부종）·水腫（수종）·腸鳴（장명）·腹痛（복통）·足背痛（족배통）
44	内 庭（내 정）	第二～三趾縫端（제2～3지봉단）	齒痛（치통）·三叉神經痛（삼차신경통）·顏面神經麻痺（안면신경마비）·扁桃腺炎（편도선염）·前額痛（전액통）
45	厲 兌（여 태）	第二趾外側趾甲角后一分（제2지외측지갑각후1푼）	貧血（빈혈）·神經衰弱（신경쇠약）·扁桃腺炎（편도선염）·消化不良（소화불량）·額痛（액통）·腹脹（복창）

〈穴名歌訣（혈명가결）〉

• 四十五穴足陽明（45혈족양명）   • 承泣, 四白, 巨髎經（승읍,사백,거료경）

足陽明胃經脈(족양명위경맥)

⟨穴名(혈명)~45 : 穴位(혈위)~90⟩

1. 承泣(승읍)
2. 四白(사백)
3. 巨髎(거료)
4. 地倉(지창)
5. 大迎(대영)
6. 頰車(협차)
7. 下關(하관)
8. 頭維(두유)
9. 人迎(인영)
10. 水突(수돌)
11. 氣舍(기사)
12. 缺盆(결분)
13. 氣戶(기호)
14. 庫房(고방)
15. 屋翳(옥예)
16. 膺窓(응창)
17. 乳中(유중)
18. 乳根(유근)
19. 不容(불용)
20. 承滿(승만)
21. 梁門(양문)
22. 關門(관문)
23. 太乙(태을)
24. 滑肉門(활육문)
25. 天樞(천추)
26. 外陵(외능)
27. 大巨(대거)
28. 水道(수도)
29. 歸來(귀래)
30. 氣衝(기충)
31. 髀關(비관)
32. 伏兎(복토)

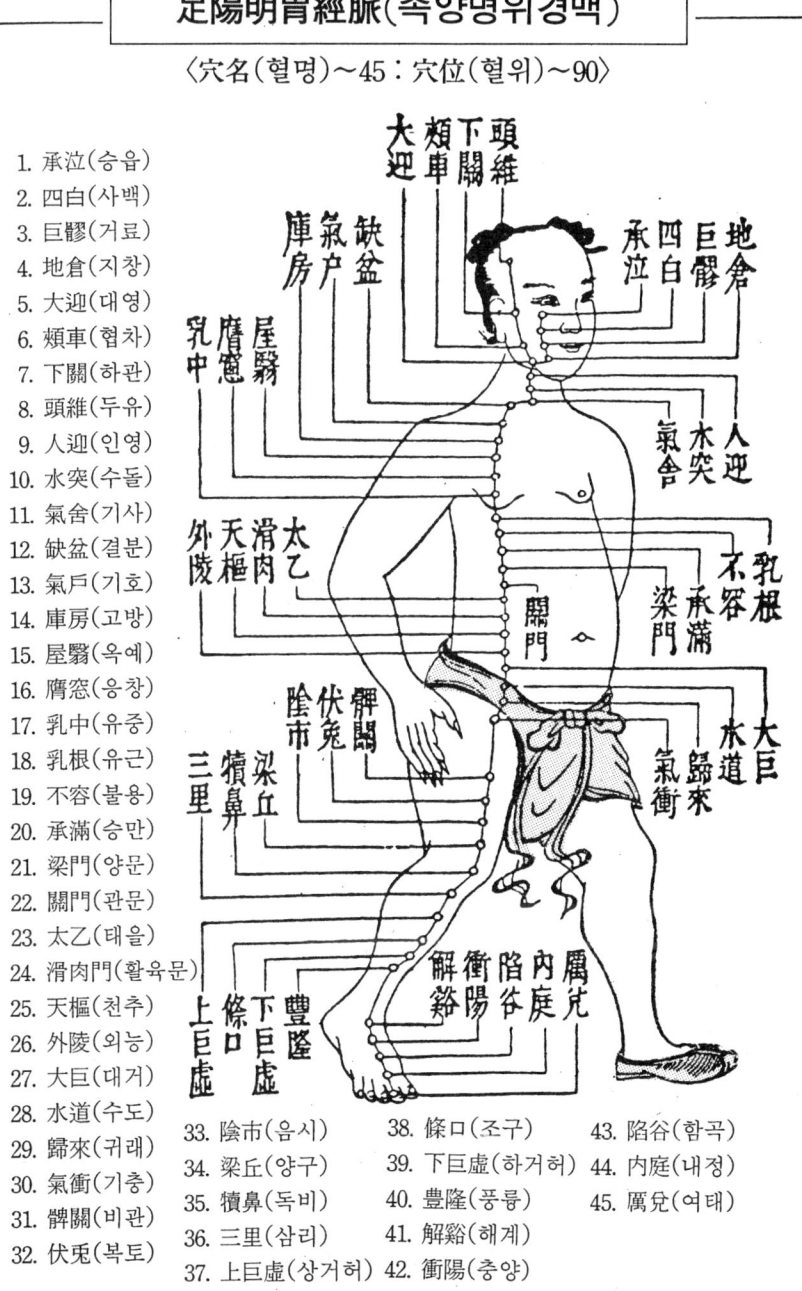

33. 陰市(음시)
34. 梁丘(양구)
35. 犢鼻(독비)
36. 三里(삼리)
37. 上巨虛(상거허)

38. 條口(조구)
39. 下巨虛(하거허)
40. 豊隆(풍륭)
41. 解谿(해계)
42. 衝陽(충양)

43. 陷谷(함곡)
44. 内庭(내정)
45. 厲兌(여태)

- 地倉之后接大迎(지창지후접대영)
- 人迎, 水突橫缺盆(인영,수돌횡결분)
- 膺窓, 乳中延乳根(응창,유중연유근)
- 關門, 太乙, 滑肉門(관문,태을,활육문)
- 水道, 歸來, 氣衝存(수도,귀래,기충존)
- 梁丘, 犢鼻, 足三里(양구,독비,족삼리)
- 下巨虛跳上豊隆(하거허도상풍륭)
- 內庭, 厲兌, 胃經終(내정,여태,위경종)

- 頰車, 下關, 頭維循(협차,하관,두유순)
- 氣戶, 庫房, 屋翳屯(기호,고방,옥예둔)
- 不容, 承滿與梁門(불용,승만여양문)
- 天樞, 外陵, 大巨下(천추,외능,대거하)
- 髀關, 伏兎走陰市(비관,복토주음시)
- 上巨虛連條口中(상거허연조구중)
- 解谿, 衝陽, 陷谷次(해계,충양,함곡차)

(四) 足太陰脾經脈(족태음비경맥)

㉙流注經路(유주경로)~循行路線(순행노선)

足太陰脾(족태음비)의 경맥은 엄지발가락 즉 足蹞趾內側(족무지내측)의 말단 隱白(은백)①에서 시작하여 엄지발가락 안쪽 발등과 발바닥의 경계선인 足赤白肉際(족적백육제)를 따라 第一趾跖關節突起(제1지척관절돌기)의 後面(후면)을 지나 上向(상향) 內踝(내과~안쪽 복사뼈)② 前邊(전변)에 이르고 위로 올라가 下腿(하퇴) 내측을 통과한 후 脛骨(경골)의 後緣(후연)③④⑤을 쫓아서 足少陰腎經(족소음신경) 및 足厥陰肝經(족궐음간경)과 交叉(교차)하고 족궐음간경의 전면으로 淺出(천출)하며 膝關節(슬관절)⑥ 안쪽 위로 走行(주행) 大腿(대퇴)⑦ 안쪽의 전면을 뚫고 통과 위로 올라가 腹部(복부)⑧에 이른다. 복부에서 任脈(임맥)의 中極(중극), 關元(관원), 下脘(하완) 등 혈과 교회한 후 脾(비)에 屬(속)하고, 胃(위)⑨에 絡(락)한다. 그리고 다시 上向(상향) 足少陽膽經(족소양담경)의 日月(일월)에 교회하고 足厥陰肝經(족궐음간경)의 期門(기문)혈⑩에 相會(상회)한다. 橫膈膜(횡격막)을 통과하여 食道(식도) 양옆으로 올라가며 手太陰肺經(수태음폐경)의 中府(중부)혈을 경과하고 난 후 咽喉(인후) 兩傍(양방)을 따라 舌根部(설근부)

足太陰脾經脈(족태음비경맥)

－流注經路圖(유주경로도)－

⑪에 도달하여 舌下(설하) 즉 혀 밑⑫으로 散布(산포)된다.

그 一條分支(일조분지)는 위부에서 分出(분출)하여 따로 횡격막을 통과 脈氣(맥기)는 心臟中(심장중)⑭으로 注入(주입)된다. 그리고 手少陰心經(수소음심경)에 接經(접경)된다.

㉯ 關聯臟腑(관련장부)

屬(속) 脾(비)하고 絡(낙) 胃(위)한다. 아울러 心(심), 肺(폐) 및 腸腑(장부)와도 直接聯系(직접연계)된다.

㉰ 所屬經穴(소속경혈)

穴名(혈명)~21 : 穴位(혈위)~42

順番 (순번)	經穴名 (경혈명)	穴 位 (혈 위)	主 治 (주 치)
1	隱 白 (은 백)	蹈趾内側(무지내측), 趾甲角後 (지갑각후)의 0.1寸(치)	腹脹(복창)·崩漏(붕루)·多夢 (다몽)·小兒驚風(소아경풍)·精 神病(정신병)
2	太 都 (태 도)	蹈趾内側(무지내측), 第一蹠趾 關節前方(제1척지관절전하 방)의 赤白肉際(적백육제)에 서 취혈	胃痛(위통)·腹脹(복창)·消化不 良(소화불량)·嘔逆泄瀉(구역설 사)·熱病無汗(열병무한)
3	太 白 (태 백)	蹈趾内側(무지내측)의 第一蹠 骨小頭后下方(제1 척골소두 후하방)	胃痛(위통)·腹脹(복창)·倦怠 (권태)·痢疾(이질)
4	公 孫 (공 손)	足内側(족내측)의 第一蹠骨基 底内下緣(제1척골기저내하연) 赤白肉際陷凹處(적백육제함 요처)	胃痛(위통)·嘔吐(구토)·消化不 良(소화불량)·泄瀉(설사)·痛經 (통경)
5	商 丘 (상 구)	内踝前下方(내과전하방)의 陷 凹處(함요처)	腸鳴(장명)·腹脹(복창)·便秘 (변비)·泄瀉(설사)·黃疸(황 달)·消化不良(소화불량)·足踝 部疼痛(족과부동통)

6	三陰交 (삼음교)	内踝尖直上(내과첨직상) 3寸 (치), 脛骨后緣(경골후연)	月經不調(월경부조)・痛經(통경)・遺精(유정)・陽萎(양위)・遺尿(유뇨)・腹痛(복통)・泄瀉(설사)・神經衰弱(신경쇠약)・不眠(불면)・人工流産(인공유산)・皮膚瘙痒症(피부소양증)
7	漏谷 (누곡)	内踝尖上(내과첨상) 6寸(치), 脛骨后緣(경골후연)	腹脹(복창)・泄瀉(설사)・腿膝踝痛(퇴슬과통)
8	地機 (지기)	陰陵泉下(음릉천하) 3寸(치), 脛骨后緣(경골후연)	月經不調(월경부조)・痛經(통경)・痢疾(이질)・腹脹(복창)
9	陰陵泉 (음릉천)	屈膝(굴슬), 脛骨内側踝下緣 (경골내측과하연)의 陷凹中 (함요중)	腹痛(복통)・水腫(수종)・小便不利(소변불리)・遺尿(유뇨)・遺精(유정)・月經不調(월경부조)・痢疾(이질)
10	血海 (혈해)	屈膝(굴슬), 髕骨内上緣上(빈골내상연상) 2寸(치)	腹脹(복창)・痛經(통경)・肺經(폐경)・皮膚瘙痒(피부소양)・月經不調(월경부조)・子宮出血(자궁출혈)
11	箕門 (기문)	血海上(혈해상) 6寸(치)	尿道炎(요도염)・尿失禁(뇨실금)・腹股溝淋巴腺炎(복고구임파선염)
12	衝門 (충문)	臍中下(제중하) 5寸(치)에 있는 曲骨旁(곡골방) 3.5寸(치), 股動脈外側(고동맥외측)	腹痛(복통)・疝氣(산기)・齒痛(치통)・小便不利(소변불리)・腹水(복수)
13	府舍 (부사)	衝門直上(충문직상) 0.7寸(치)	腹痛(복통)・疝氣(산기)・痞塊(비괴)
14	腹結 (복결)	大橫直下(대횡직하) 1.3寸 (치), 府舍直上(부사직상) 3寸 (치)	臍周痛(제주통)・疝氣(산기)・泄瀉(설사)・便秘(변비)・盲腸炎(맹장염)
15	大橫 (대횡)	臍中旁(제중방) 3.5寸(치), 腹直筋外側(복직근외측)	腹脹(복창)・泄瀉(설사)・便秘(변비)・腸麻痺(장마비)・腸寄生

足太陰脾經脈(족태음비경맥)

〈穴名(혈명)~21 : 穴位(혈위)~42〉

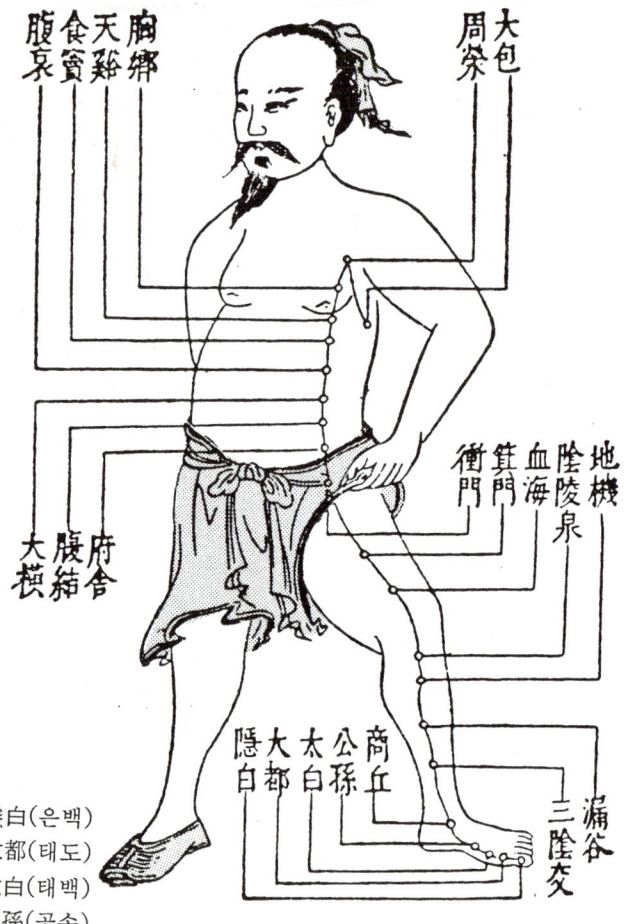

1. 隱白(은백)
2. 太都(태도)
3. 太白(태백)
4. 公孫(공손)
5. 商丘(상구)
6. 三陰交(삼음교)
7. 漏谷(누곡)
8. 地機(지기)
9. 陰陵泉(음능천)
10. 血海(혈해)
11. 箕門(기문)

12. 衝門(충문)
13. 府舍(부사)
14. 腹結(복결)
15. 大橫(대횡)
16. 腹哀(복애)

17. 食竇(식두)
18. 天谿(천계)
19. 胸鄕(흉향)
20. 周榮(주영)
21. 大包(대포)

			蟲病(장기생충병)
16	腹 哀 (복 애)	大橫直上(대횡직상) 3寸(치), 建里旁(건리방) 3.5寸(치)	腹痛(복통)·消化不良(소화불 량)·便秘(변비)·痢疾(이질)
17	食 竇 (식 두)	任脈旁(임맥방) 6寸(치)의 第 五肋間(제5늑간)	胸脇脹痛(흉협창통)·尿閉(뇨폐)
18	天 谿 (천 계)	任脈旁(임맥방) 6寸(치)의 第 四肋間(제4늑간)	胸部疼痛(흉부동통)·咳嗽(해 수)·乳痛(유통)·乳汁過少(유즙 과소)
19	胸 鄉 (흉 향)	任脈旁(임맥방) 6寸(치)의 第 三肋間(제3늑간)	胸脇脹痛(흉협창통)
20	周 榮 (주 영)	任脈旁(임맥방) 6寸(치)의 第 二肋間(제2늑간)	胸脇脹滿(흉협창만)·咳嗽(해 수)·氣逆(기역)·脇痛(협통)
21	大 包 (대 포)	腋中腺(액중선) 第六肋間(제6 늑간)	四肢無力(사지무력)·全身疼痛 (전신동통)·氣喘(기천)·胸脇痛 (흉협통)

<穴名歌訣(혈명가결)>

• 足太陰脾二十一穴(족태음비이십일혈)
• 公孫, 商丘, 三陰交(공손,상구,삼음교)
• 血海, 箕門, 衝門接(혈해,기문,충문접)
• 腹哀, 食竇, 天谿上(복애,식두,천계상)
• 隱白, 太都, 太白原(은백,태도,태백원)
• 漏谷, 地機, 陰陵泉(누곡,지기,음릉천)
• 府舍, 腹結, 大橫邊(부사,복결,대횡변)
• 胸鄉, 周榮, 大包綿(흉향,주영,대포면)

(五) 手少陰心經脈(수소음심경맥)

㉮流注經路(유주경로)~循行路線(순행노선)

手少陰心(수소음심)의 경맥은 心中(심중)①에서 시작하여 심장 주위의 血管(혈관) 등의 組織(조직)에 屬(속)한 후 下向(하향)② 하여 橫膈膜(횡격막)을 통과하여서 더 밑으로 내려가 小腸(소장)과 聯絡(연락)된다.

그 一條分支(일조분지)는 心系(심계)③에서 분출하여 食道(식

手少陰心經脈(수소음심경맥)

―流注經路圖(유주경로도)―

도)④를 따라 상행 眼球(안구)⑤의 周圍組織(주위조직)으로 聯系(연계)된다.

또 다른 一條支脈(일조지맥)은 心系(심계)에서 肺(폐)⑥로 직상한 다음 下向(하향)하여 腋窩(액와) 즉 겨드랑이⑦ 밑으로 비스듬히 빠져나와 上腕(상완)의 內側后邊(내측후변)을 따라 手太陰肺經(수태음폐경)과 手厥陰心包經(수궐음심포경)의 后面(후면)으로 내려간다. 그리고 팔꿈치 즉 肘(주)⑧의 內后方(내후방)으로 下向(하향)해서 전완내측 尺骨(척골)에 있는 豆狀骨(두상골)⑨의 突起(돌기)에 도달하여서 손바닥의 小指(소지)쪽으로 進入(진입)하여 小指(소지)의 내측을 따라 손톱의 內側末端(내측말단)에 있는 少衝(소충)⑪에서 끝난다. 그리고 일조분지는 通里(통리)에서 갈라져 小指(소지)의 끝으로 가 少澤(소택)에서 手太陽小腸經脈(수태양소장경맥)에 接經(접경)된다.

④ 關聯臟腑(관련장부)

屬(속) 心(심)하고 絡(낙) 小腸(소장)한다. 아울러 肺(폐)와 腎(신)도 直接聯係(직접연계)된다.

④ 所屬經穴(소속경혈)

穴名(혈명)~9 : 穴位(혈위)~18

順番 (순번)	經穴名 (경혈명)	穴　位 (혈　위)	主　治 (주　치)
1	極　泉 (극　천)	擧臂開腋時(거비개액시), 腋窩中間點(액와중간점)이다. 腋動脈内側(액동맥내측)	肩關節周圍炎(견관절주위염)·肩關節炎(견관절염)·心絞痛(심교통)·脇肋疼痛(협늑동통)
2	青　靈 (청　령)	肘橫紋内側端上三寸(주횡문내측단상3치) 또는 少海穴上三寸(소해혈상3치)	肩臂痛(견비통)·頭痛(두통)·黃疸(황달)·脇肋痛(협늑통)
		屈肘時(굴주시), 肘橫紋内側端	失眠(실면)·心悸(심계)·神經衰

— 111 —

手少陰心經脈(수소음심경맥)

〈穴名(혈명)~9 : 穴位(혈위)~18〉

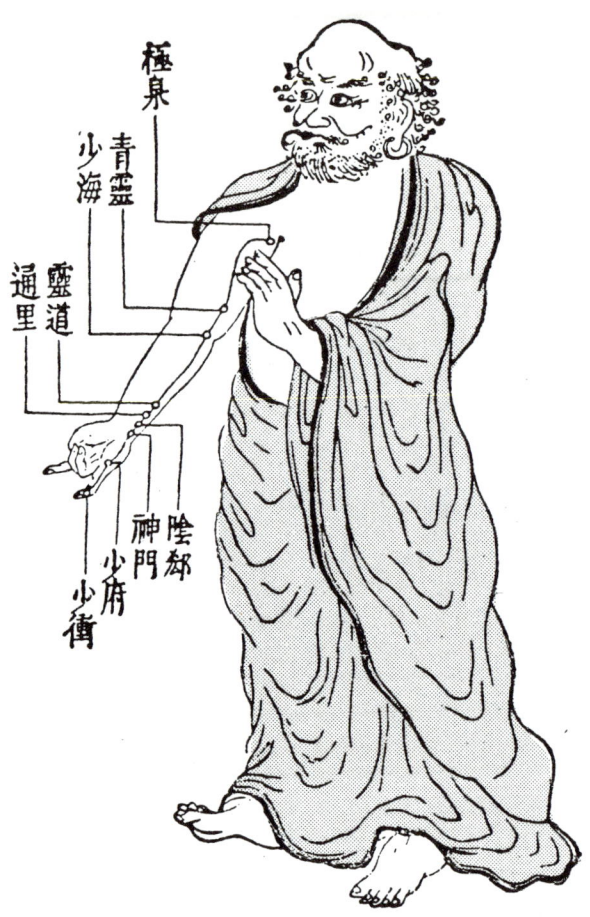

1. 極泉(극천)
2. 靑靈(청영)
3. 少海(소해)
4. 靈道(영도)
5. 通里(통리)
6. 陰極(음극)
7. 神門(신문)
8. 少府(소부)
9. 少衝(소충)

3	少　　海 (소　해)	(주횡문내측단)	弱(신경쇠약)·精神分列症(정신분열증)·肋間神經痛(늑간신경통)
4	靈　　道 (영　도)	掌後尺側(장후척측), 神門穴上1.5寸(신문혈상1.5치)	癮病(억병)·心痛(심통)·惡心(오심)·失語(실어)·前臂痛(전비통)
5	通　　里 (통　리)	神門穴上一寸(신문혈상1치), 尺側屈腕肌腱橈側(척측굴완기건요측)	心悸(심계)·心絞痛(심교통)·癮病性失語(억병성실어)·腕臂痛(완비통)·神經衰弱(신경쇠약)·舌强(설강)
6	陰　　隙 (음　극)	神門穴上0.5寸(신문혈상0.5치), 尺側屈腕肌腱橈側(척측굴완기건요측)	心絞痛(심교통)·心律不齊(심율부제)·盜汗(도한)·吐血(토혈)
7	神　　門 (신　문)	仰掌(앙장), 腕橫紋尺側端陷凹處(완횡문척측단함요처)	健忘(건망)·失眠(실면)·多夢(다몽)·心悸(심계)·心絞痛(심교통)·癮病(억병)
8	少　　府 (소　부)	掌面第四～五掌骨間(장면제4～5장골간), 屈指握拳時小指指尖所點處(굴지악권시소지지첨소점처)	心悸(심계)·胸痛(흉통)·遺尿(유뇨)·小便不利(소변불리)·心律不齊(심율부제)·牙痛(아통)
9	少　　衝 (소　충)	小指橈側指甲角後1分(소지요측지갑각후1푼)	昏迷(혼미)·心悸(심계)·心痛(심통)·咽喉腫痛(인후종통)·精神病(정신병)

〈穴名歌訣(혈명가결)〉

• 手少陰心起極泉(수소음심기극천)　　• 靑靈, 少海, 靈道連(청령,소해,영도련)
• 通里, 陰隙, 神門過(통리,음극,신문과)　　• 少府, 少衝, 九穴全(소부,소충,구혈전)

(六) 手太陽小腸經脈(수태양소장경맥)

㉮流注經路(유주경로)~循行路線(순행노선)

手太陽小腸(수태양소장)의 경맥은 새끼손가락 즉 小指(소지)①의 外側末端(외측말단) 少澤(소택)에서 시작하여 손바닥과 손등의 경계선인 赤白肉際(적백육제)를 따라 手根部(수근부)로 上行(상행)해서 尺骨莖狀突起(척골경상돌기)②의 中間(중간)으로 빠져나와 곧바로 위로 올라간다. 尺骨下面(척골하면)의 가장자리를 따라 肘尖(주첨)③의 후면에 있는 肘頭(주두)와 上腕骨内側顆(상완골내측과)의 중간을 거쳐 上腕外側后緣(상완외측후연)을 쫓아 肩關節(견관절)⑤의 背(배~등)쪽으로 나와 肩胛棘(견갑극)의 上下窩(상하와)⑥를 돌고 어깨 위에서 足太陽膀胱經(족태양방광경)의 附分(부분), 大杼(대저)혈을 交會(교회)하고 또 督脈(독맥)의 大椎(대추)혈⑦과 교회한 다음 앞으로 넘어와 鎖骨上窩中(쇄골상와중)⑧으로 進入(진입)해서 體腔(체강)속으로 들어가 心臟(심장)⑩에 聯絡(연락)되고 다시 食道(식도)를 따라 橫膈膜(횡격막)을 통과하여서 胃(위)에 도달한다. 그후 上脘(상완)의 深部(심부)에서 任脈(임맥)과 교회한 다음 小腸(소장)⑬에 屬(속)한다.

一條分支(일조분지)는 鎖骨上窩(쇄골상와)⑭에서 頸部(경부)를 따라 올라가 顔面頬部(안면협부)⑯에 이르고, 外眼角(외안각)에서 足少陽膽經(족소양담경)의 瞳子膠(동자료)⑰를 交會(교회)하고 또 되돌아와서 手少陽三焦經(수소양삼초경)의 和膠(화료)혈을 지나 귀 속인 耳中(이중)⑱으로 들어간다.

또 다른 一條支脈(일조지맥)은 얼굴 즉 頬部(협부)에서 分出(분출)하여 눈자위 밑으로 비스듬히 내려가서 鼻根部(비근부)의 内眼角(내안각)⑳에 도달하여 足太陽膀胱經(족태양방광경)의 睛明

－流注經路圖(유주경로도)－

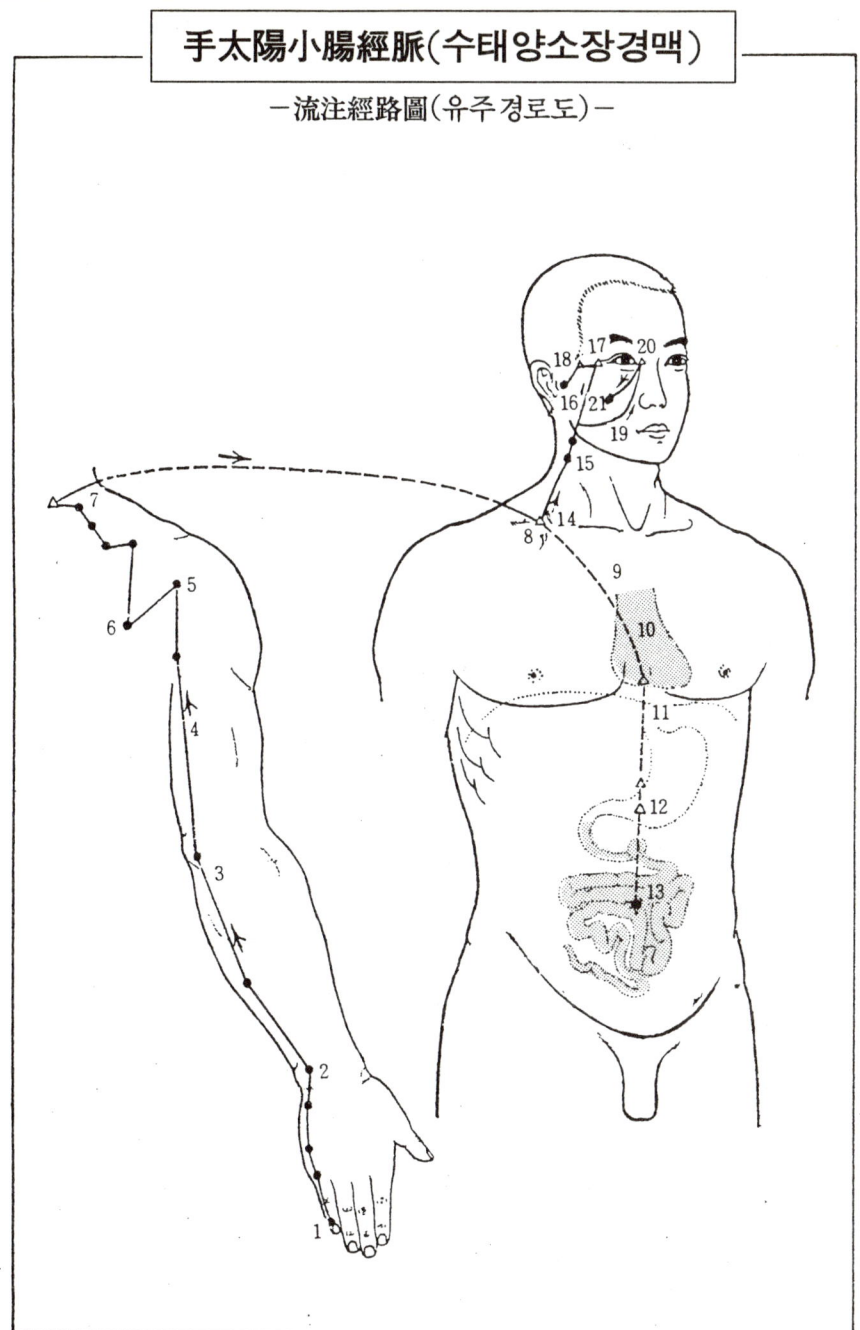

(정명)을 교회하고 同時(동시)에 옆으로 비스듬히 내려가 顴部(권부)㉑에 분포한다.

㉯ 關聯臟腑(관련장부)

屬(속) 小腸(소장)하고 絡(낙) 心(심)한다. 아울러 胃(위)와 直接聯係(직접연계)된다.

㉰ 所屬經穴(소속경혈)

穴名(혈명)~19 : 穴位(혈위)~38

順番 (순번)	經穴名 (경혈명)	穴 位 (혈 위)	主 治 (주 치)
1	少 澤 (소 택)	小指尺側指甲角后一分(소지 척측지갑각후1푼)	乳腺炎(유선염)·產後乳少(산후 유소)·頭痛(두통)·耳鳴(이명)
2	前 谷 (전 곡)	小指尺側(소지척측), 掌指關節 前方(장지관절전방)	臂痛(비통)·瘧疾(학질)·耳鳴 (이명)·腮腺炎(시선염)·咽喉痛 (인후통)·產後乳少(산후유소)· 目翳(목예)
3	後 谿 (후 계)	第五掌指關節后方尺側陷凹處 (제5장지관절후방척측함요 처), 握拳時正當掌橫紋尺側端 (악권시정당장횡문척측단)	頭項強痛(두항강통)·後頭痛(후 두통)·腰痛(요통)·盜汗(도 한)·耳鳴(이명)·肋間神經痛(늑 간신경통)
4	腕 骨 (완 골)	手背尺側(수배척측), 第五掌骨 (제5장골)의 基底(기저)와 鉤 骨(구골)과 腕頭骨之間陷凹處 (완두골지간함요처)	頭項痛(두항통)·黃疸(황달)·嘔 吐(구토)·腰腿痛(요퇴통)·耳鳴 (이명)·膽囊炎(담낭염)
5	陽 谷 (양 곡)	腕背橫紋尺側端陷腰處(완배 횡문척측단함요처), 尺骨莖狀 突起(척골경상돌기)와 三角骨 之間陷凹處(삼각골지간함요 처)	腕痛(완통)·腮腺炎(시선염)·精 神病(정신병)·耳鳴(이명)·耳聾 (이농)
6	養 老 (양 로)	屈肘掌心對側(굴주장심대측), 尺骨小頭橈側縫隙中(척골소	上肢關節痛(상지관절통)·肩背痛 (견배통)·偏癱(편탄)·腰痛(요

—116—

			두요측봉극중)	통)·落枕(낙침)·視力減退(시력 감퇴)
7	支　正 (지　정)		腕背橫紋尺側端上五寸(완배 횡문척측단상5치), 陽谷(양곡) 과 小海連線上(소해연선상)	項强(항강)·精神病(정신병)·頭 痛(두통)·目眩(목현)·肘臂手指 痛(주비수지통)
8	小　海 (소　해)		肘尖內側陷凹處(주첨내측함 요처), 屈肘時(굴주시) 尺骨神 經溝(척골신경구)	手臂麻木(수비마목), 頸項痛(경항 통), 肩背痛(견배통), 上肢尺側痛 (상지척측통)
9	肩　貞 (견　정)		垂臂合腋時(수비합액시), 后腋 橫紋端上一寸(후액횡문단상 일치)	肩關節及周圍軟組織疾病(견관절 급주위연조직질병)·上肢癱瘓(상 지탄탄)·腋多汗症(액다한증)
10	臑　俞 (노　유)		肩貞穴直上(견정혈직상), 肩胛 棘下緣處(견갑극하연처)	中風偏癱(중풍편탄)·高血壓(고 혈압)·肩關節痛(견관절통)·臂 外展無力(비외전무력)
11	天　宗 (천　종)		肩胛棘下窩(견갑극하와)의 正 中央處(정중앙처)	肩胛痛(견갑통)·肘臂后外側痛 (주비후외측통)·哮喘(효천)·乳 汁過少(유즙과소)·乳腺炎(유선 염)·上肢不擧(상지불거)
12	秉　風 (병　풍)		天宗穴直上(천종혈직상), 肩胛 棘上窩(견갑극상와)의　中央 (중앙)	肩胛痛(견갑통)·上肢不擧(상지 불거)·上肢酸麻(상지산마)
13	曲　垣 (곡　원)		肩胛棘上窩(견갑극상와)의 內 側端(내측단), 相平第三胸椎棘 突處(상평제삼흉추극돌처)	肩背痛(견배통)·肩胛部病症(견 갑부병증)
14	肩外俞 (견외유)		第一胸椎棘突起下(제1흉추극 돌기하) 卽 陶道旁三寸處(도 도방3치처)	肩背痛(견배통)·肩項强痛(견항 강통)
15	肩中俞 (견중유)		第七頸椎棘突起下(제7경추극 돌기하), 卽 大椎旁二寸處(대 추방2치처)	肩背部病症(견배부병증)·咳嗽 (해수)·氣喘(기천)
16	天　窓		喉結尖旁3.5寸(후결첨방3.5치), 胸鎖乳突筋后緣(흉쇄유돌근	咽喉腫痛(인후종통)·甲狀腺腫大 (갑상선종대)·耳鳴(이명)·耳聾

〈穴名(혈명)~19 :
穴位(혈위)~38〉

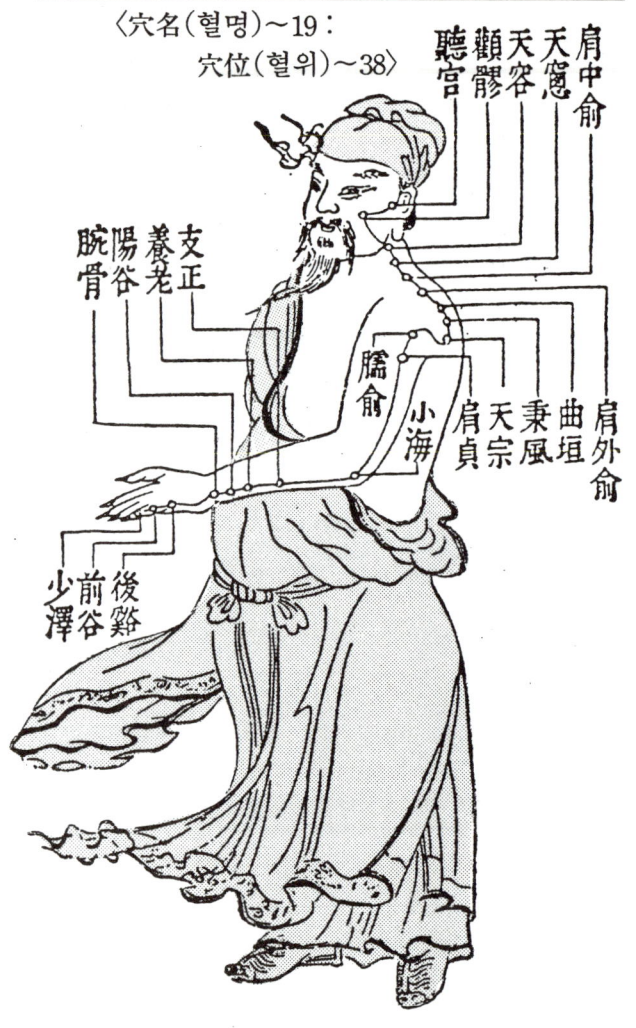

聽宮
顴髎
天容
天窓
肩中俞

腕骨
陽谷
養老
支正

臑俞
小海
肩貞
天宗
秉風
曲垣
肩外俞

少澤
前谷
後谿

1. 少澤(소택)	6. 養老(양노)	11. 天宗(천종)	16. 天窓(천창)
2. 前谷(전곡)	7. 支正(지정)	12. 秉風(병풍)	17. 天容(천용)
3. 後谿(후계)	8. 小海(소해)	13. 曲垣(곡원)	18. 顴髎(권료)
4. 腕骨(완골)	9. 肩貞(견정)	14. 肩外俞(견외유)	19. 聽宮(청궁)
5. 陽谷(양곡)	10. 臑俞(노유)	15. 肩中俞(견중유)	

	(천　창)	後緣(후연), 扶突后0.5寸處(부돌후0. 5치처)	(이농)·頸項强痛(경항강통)
17	天　容 (천　용)	下顎角后方(하악각후방)·胸鎖乳突筋前緣陷凹中(흉쇄유돌근전연함요중)	扁桃腺炎(편도선염)·咽喉炎(인후염)·頸項腫痛(경항종통)·哮喘(효천)·牙痛(아통)
18	顴　髎 (권　료)	外眼角直下(외안각직하), 顴骨下緣中央(권골하연중앙), 相平迎香穴(상평영향혈)	牙痛(아통)·三叉神經痛(삼차신경통)·顔面神經麻痺(안면신경마비)·顔面筋痙攣(안면근경련)
19	聽　宮 (청　궁)	耳屛前方(이병전방), 下顎關節后方(하악관절후방), 開口時呈陷凹處(개구시정함요처)	耳鳴(이명)耳聾(이농)·中耳炎(중이염)·聾啞(농아)·牙痛(아통)·顔面神經麻痺(안면신경마비)

<穴名歌訣(혈명가결)>

- 手太陽是小腸經(수태양시소장경)
- 前谷,后谿,腕骨上(전곡,후계,완골상)
- 小海肘後上肩貞(소해주후상견정)
- 曲垣, 肩外, 肩中兪(곡원,견외,견중유)
- 十九聽宮近耳屛(십구청궁근이병)

- 小指外側少澤名(소지외측소택명)
- 陽谷, 養老, 支正循(양곡,양노,지정순)
- 臑兪, 天宗, 秉風臨(노유,천종,병풍임)
- 天窓, 天容, 顴髎迎(천창,천용,권료영)

(七) 足太陽膀胱經脈(족태양방광경맥)

㉮流注經路(유주경로)~循行路線(순행노선)

족태양방광의 경맥은 內眼角(내안각)①에서 上向(상향)해서 이마 즉 額部(액부)에 분포되며, 督脈(독맥)의 神庭(신정)②을 교회하고, 더 위로 頭頂部(두정부)에 이르러 다시 독맥의 百會(백회)③를 교회한다.

그 一條分支(일조분지)는 두정부에서 分出(분출)하여 耳(이)의 上角部(상각부)로 내려와 足少陽膽經(족소양담경)의 曲鬢(곡빈),

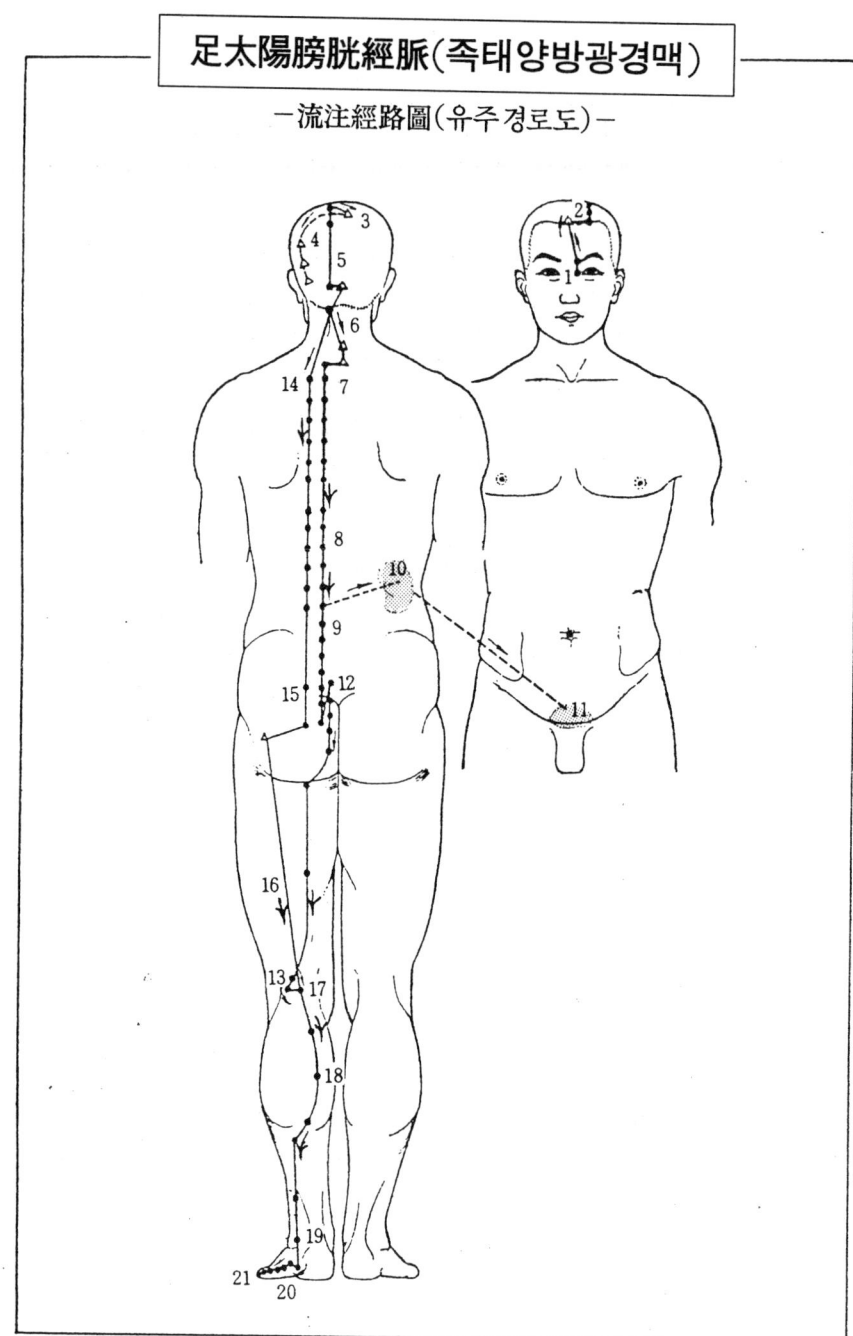

率谷(솔곡), 浮白(부백), 頭竅陰(두규음), 完骨(완골)④ 등과 교회한다.

直行(직행)하는 支脈(지맥)은 頭頂(두정)에서 腦(뇌)로 들어가서 독맥의 腦戶(뇌호)⑤와 교회한 다음, 되돌아 나와서 下向(하향)하여 뒷목 즉 項部(항부)에 이르러 독맥의 大椎(대추)⑥와 陶道(도도)⑦를 교회하고 肩胛筋肉(견갑근육)의 內側(내측)을 따라서 脊椎(척추) 양방 1.5寸(치)거리로 腰部(요부)⑧로 직하한다. 脈氣(맥기)는 척추 兩旁(양방)의 근육을 따라서 속으로 들어가 腎(신)⑩을 絡繞(낙요)하고 膀胱(방광)⑪에 統屬(통속)한다.

다른 하나의 分支(분지)는 腰部(요부)에서 하행하여 척추양방 1.5寸(치)를 따라 臀部(둔부)를 지나서 오금 즉 膝窩中(슬와중)⑫⑬으로 進入(진입)한다.

또 다른 一條分支(일조분지)는 뒷목에서 시작하며 척추양방 3寸(치)⑭ 그리고 肩胛骨內側緣(견갑골내측연)을 따라 견갑골하연으로 직행하여 척추를 끼고 大腿骨(대퇴골)의 股骨大轉子(고골대전자)⑮를 경과 足少陽膽經(족소양담경)의 環跳(환도)를 교회한 다음, 大腿外側(대퇴외측)의 后面(후면)⑯을 따라서 直下行(직하행)하여 오금 즉 膝窩(슬와)⑰에서 먼저 진입된 脈(맥)과 會合(회합)하고 여기서 다시 하향 분포되며 腓腸筋(비장근)을 통과하여, 바깥 복사뼈 뒤 즉 外踝后面(외과후면)⑲으로 淺出(천출), 第五中足骨粗面(제5중족골조면)⑳을 따라 足小趾(족소지)㉑ 외측의 끝 至陰(지음)에 이른다.

㉯ 關聯臟腑(관련장부)

屬(속) 膀胱(방광)하고, 絡(락) 腎(신)한다. 아울러 腦(뇌)와 心(심)과도 直接聯係(직접연계)된다.

㉰ 所屬經穴(소속경혈)

穴名(혈명)~67：穴位(혈위)~134

順番 (순번)	經穴名 (경혈명)	穴　位 (혈　위)	主　治 (주　치)
1	睛　明 (정　명)	内眼角(내안각)의 上(상) 1分 (푼), 眼眶内緣(안광내연)	結膜炎(결막염)·斜視(사시)·近 視(근시)·靑光眼(청광안)·視神 經炎(시신경염)·視網膜炎(시망 막염)·視神經萎縮(시신경위 축)·流淚(유루)
2	攢　竹 (찬　죽)	眉毛内側端(미모내측단)·内 眼角上方(내안각상방)	頭痛(두통)·三叉神經痛(삼차신 경통)·顔面神經痲痹(안면신경마 비)·諸眼疾患(제안질환)
3	眉　衝 (미　충)	前髮際上五分(전발제상5푼), 神庭(신정)과　曲差(곡차)의 中間(중간)	頭痛(두통)·鼻塞(비색)·鼻出血 (비출혈)·癲癇(전간)
4	曲　差 (곡　차)	前髮際上五分(전발제상5푼), 神庭(신정)과 頭維(두유) 連 線(연선)의 内三分之一點(내3 분의 1점)	頭痛(두통)·鼻塞(비색)·鼻出血 (비출혈)·眼病(안병)
5	五　處 (오　처)	前髮際上一寸(전발제상1치), 曲差后方五分處(곡차후방5푼 처)	頭痛(두통)·鼻炎(비염)·目眩 (목현)·癲癇(전간)
6	承　光 (승　광)	五處后方1.5寸(5처후방1.5치)	頭痛(두통)·感冒(감모)·目瞖 (목예)·鼻炎(비염)·眩暈(현운)·
7	通　天 (통　천)	承光后方1.5寸(승광후방1.5치)	頭痛(두통)·眩暈(현운)·鼻塞 (비색)·鼻出血(비출혈)·蓄膿症 (축농증)
8	絡　却 (낙　각)	通天后方1.5寸(통천후방1.5치)	眩暈(현운)·面癱(면탄)·鼻炎 (비염)·甲狀腺腫(갑상선종)·嘔 吐(구토)·頭痛(두통)
9	玉　枕	腦戶旁1.3寸(뇌호방1.3치),　枕 骨粗隆上緣上側(침골조융상	頭痛(두통)·眩暈(현운)·近視 (근시)·鼻塞(비색)

		연상측)	
10	天 柱 (천 주)	啞門旁1.3寸(아문방1.3치), 斜方筋外側(사방근외측)	頭痛(두통)·項强(항강)·咽喉腫痛(인후종통)·鼻塞(비색)·肩背痛(견배통)·瘖啞(음아)
11	大 杼 (대 저)	第一胸椎棘突下(제1흉추극돌하), 즉 陶道旁1.5寸(도도방1.5치)	發熱(발열)·咳嗽(해수)·頭痛(두통)·肩胛痛(견갑통)·頸項强直(경항강직)·氣喘(기천)
12	風 門 (풍 문)	第二胸椎棘突下旁1.5寸(제2흉추극돌하방1.5치)	感冒(감모)·咳嗽(해수)·發熱(발열)·頭痛(두통)·哮喘(효천)·慢性鼻炎(만성비염)·背部疾病(배부질병)
13	肺 俞 (폐 유)	第三胸椎棘突下(제3흉추극돌하) 즉 身柱旁1.5寸(신주방1.5치)	感冒(감모)·咳嗽(해수)·氣喘(기천)·骨蒸潮熱(골증조열)·盜汗(도한)·背部病症(배부병증)
14	厥陰俞 (궐음유)	第四胸椎棘突下旁1.5寸(제4흉추극돌하방1.5치)	心絞痛(심교통)·不整脈(부정맥)·心悸亢進(심계항진)등 諸心臟病(제심장병)·癲癎(전간)·精神病(정신병)·失眠(실면)·胸痛(흉통)
15	心 俞 (심 유)	第五胸椎棘突下(제5흉추극돌하) 즉 神道旁1.5寸(신도방1.5치)	心悸(심계)·心煩(심번)·咳嗽(해수)·健忘(건망)·心絞痛(심교통)·不整脈(부정맥)등 諸心疾患(제심질환)
16	督 俞 (독 유)	第六胸椎棘突下(제6흉추극돌하), 즉 靈臺旁1.5寸(영대방1.5치)	心內膜炎(심내막염)·腹痛(복통)·腸鳴(장명)·橫膈膜痙攣(횡경막경련)·乳腺炎(유선염)·脫髮(탈발)·皮膚瘙痒(피부소양)·銀屑病(은설병)
17	膈 俞 (격 유)	第七胸椎棘突下(제7흉추극돌하) 즉 至陽旁1.5寸(지양방1.5치)	慢性出血性疾患(만성출혈성질환)·貧血(빈혈)·急性膽道感染(급성담도감염)·呃逆(애역)·食

	(격　유)		道痙攣(식도경련)·咳嗽(해수)·哮喘(효천)·肺結核(폐결핵)
18	肝　俞 (간　유)	第九胸椎棘突下(제9흉추극돌하) 즉 筋縮旁1.5寸(근축방1.5치)	肝及膽囊病症(간급담낭병증)·黃疸(황달)·脇痛(협통)·胃病(위병)·吐血(토혈)·鼻出血(비출혈)·目赤(목적)·夜盲(야맹)·青光眼(청광안)·脊背痛(척배통)
19	膽　俞 (담　유)	第十胸椎棘突下(제10흉추극돌하) 즉 中樞旁1.5寸(중추방1.5치)	黃疸(황달)·口苦(구고)·脇肋痛(협늑통)·肺結核性潮熱(폐결핵성조열)·諸膽病(제담병)·腰背部病症(요배부병증)
20	脾　俞 (비　유)	第十一胸椎棘突下(제11흉추극돌하) 즉 脊中旁1.5寸(척중방1.5치)	腹脹(복창)·黃疸(황달)·嘔吐(구토)·泄瀉(설사)·痢疾(이질)·水腫(수종)·脾胃虛弱(비위허약)·消化不良(소화불량)·肝炎(간염)·背痛(배통)
21	胃　俞 (위　유)	第十二胸椎棘突下旁1.5寸(제12흉추극돌하방)	脇肋痛(협늑통)·胃痛(위통)·腹脹(복창)·反胃(반위)·嘔吐(구토)·腸鳴(장명)·脾胃虛弱(비위허약)·消化不良(소화불량)·慢性泄瀉(만성설사)
22	三焦俞 (삼초유)	第一腰椎棘突下(제1요추극돌하) 즉 懸樞旁1.5寸(현추방1.5치)	腹脹(복창)·腸鳴(장명)·嘔吐(구토)·泄瀉(설사)·痢疾(이질)·水腫(수종)·尿路感染(요로감염)·腰背痛(요배통)
23	腎　俞 (신　유)	第二腰椎棘突下(제2요추극돌하) 즉 命門旁1.5寸(명문방1.5치)	尿路感染(요로감염)·陽萎(양위)·陰痿(음위)·月經不調(월경부조)·帶下(대하)·尿閉(뇨폐)·腎虛氣喘(신허기천)·耳鳴(이명)·耳聾(이농)·慢性泄瀉(만성설사)·腰背痛(요배통)

24	氣海俞 (기해유)	第三腰椎棘突下旁1.5寸(제3요추극돌하방1.5치)	腹痛(복통)·腹脹(복창)·腸鳴(장명)·泄瀉(설사)·便秘(변비)·腰痛(요통)
25	大腸俞 (대장유)	第四腰椎棘突下(제4요추극돌하) 즉 腰陽關旁1.5寸(요양관방1.5치)	腹痛(복통)·腸鳴(장명)·腹脹(복창)·泄瀉(설사)·便秘(변비)·腰痛(요통)·坐骨神經痛(좌골신경통)
26	關元俞 (관원유)	第五腰椎棘突下旁1.5寸(제5요추극돌하방1.5치)	腹脹(복창)·泄瀉(설사)·腰痛(요통)·遺尿(유뇨)·糖尿病(당뇨병)·小便滑數(소변활삭) 及 困難(곤란)
27	小腸俞 (소장유)	第一仙椎棘突下旁1.5寸(제1선추극돌하방1.5치), 第一仙骨孔相平(제1선골공상평)	坐骨神經痛(좌골신경통)·腰痛(요통)·遺精(유정)·遺尿(유뇨)·腸炎(장염)·便秘(변비)·盆腔炎(분강염)
28	膀胱俞 (방광유)	第二仙椎棘突下旁1.5寸(제2선추극돌하방1.5치), 第二仙骨孔相平(제2선골공상평)	尿急(뇨급)·尿道疼痛(요도동통)·頻尿(빈뇨)·泄瀉(설사)·便秘(변비)·腰骶痛(요저통)·坐骨神經痛(좌골신경통)
29	中膂俞 (중려유)	第三仙椎棘突下旁1.5寸(제3선추극돌하방1.5치), 第三仙骨孔相平(제3선골공상평)	腸炎(장염)·腰骶痛(요저통)·坐骨神經痛(좌골신경통)
30	白環俞 (백환유)	第四仙椎棘突下旁1.5寸(제4선추극4돌하방1.5치), 第四仙骨孔相平(제4선골공상평)	腰薦痛(요천통)·遺精(유정)·月經不調(월경부조)·帶下(대하)·慢性盆腔炎(만성분강염)·坐骨神經痛(좌골신경통)
31	上髎 (상료)	第一仙骨孔(제1선골공)	腰痛(요통)·月經不調(월경부조)·小腹痛(소복통)·痛經(통경)·帶下(대하)·小便不利(소변불리)·陽萎(양위)·遺精(유정)·脫肛(탈항)

32	次 髎 (차 료)	第二仙骨孔(제2선골공)	腰痛(요통)·月經不調(월경부조)·小腹痛(소복통)·痛經(통경)·帶下(대하)·小便不利(소변불리)·陽萎(양위)·遺精(유정)·脫肛(탈항)
33	中 髎 (중 료)	第三仙骨孔(제3선골공)	腰痛(요통)·月經不調(월경부조)·小腹痛(소복통)·痛經(통경)·帶下(대하)·小便不利(소변불리)·陽萎(양위)·遺精(유정)·脫肛(탈항)
34	下 髎 (하 료)	第四仙骨孔(제4선골공)	腰痛(요통)·月經不調(월경부조)·小腹痛(소복통)·痛經(통경)·帶下(대하)·小便不利(소변불리)·陽萎(양위)·遺精(유정)·脫肛(탈항)
35	會 陽 (회 양)	尾骨端兩旁0.5寸(미골단양방0.5치)	腸炎(장염)·痔疾(치질)·婦女生殖器疾患(부녀생식기질환)·陽萎(양위)·便血(변혈)
36	承 扶 (승 부)	臀下橫紋中央(둔하횡문중앙)	腰骶痛(요저통)·坐骨神經痛(좌골신경통)·下肢癱瘓(하지탄탄)·尿閉(요폐)·便秘(변비)
37	股 門 (은 문)	承扶下六寸(승부하6치), 承扶(승부)와 委中連線上(위중연선상)	腰背痛(요배통)·坐骨神經痛(좌골신경통)·下肢麻痺(하지마비)·下肢癱瘓(하지탄탄)
38	浮 郄 (부 극)	委陽直上一寸(위양직상1치)	急性胃腸炎(급성위장염)·膀胱炎(방광염)·便秘(변비)·下肢外側麻痺(하지외측마비)
39	委 陽 (위 양)	委中外方一寸(위중외방1치), 膕窩橫紋上(괵와횡문상)	腎炎(신염)·乳糜尿(유미뇨)·膀胱炎(방광염)·便秘(변비)
	委 中	膕窩橫紋中點(괵와횡문중점)	遺精(유정)·陽萎(양위)·小便不利(소변불리)·急性腰背痛(급성

40	委中 (위 중)		요배통)·坐骨神經痛(좌골신경통)·下肢及膝關節部病症(하지급슬관절부병증)
41	附 分 (부 분)	第二胸椎棘突下旁三寸(제2흉추극돌하방3치), 즉 風門旁1.5寸(풍문방1.5치)	肩, 項, 背部酸痛(견,항,배부산통)·肘臂麻木(주비마목)
42	魄 戸 (백 호)	第三胸椎棘突下旁三寸(제3흉추극돌하방3치)	諸呼吸器疾患(제호흡기질환)·胸膜炎(흉막염)·項强(항강)·肩背痛(견배통)
43	膏 肓 (고 황)	第四胸椎棘突下旁三寸(제4흉추극돌하방3치) 즉 厥陰兪旁1.5寸(궐음유방1.5치)	氣管支炎(기관지염)·喘息(천식)·一般虚弱(일반허약)·胃痛(위통)·嘔吐(구토)·腹脹(복창)·便秘(변비)
44	神 堂 (신 당)	第五胸椎棘突下旁三寸(제5흉추극돌하방3치) 즉 神道旁三寸(신도방3치)	氣管支炎(기관지염)·哮喘(효천)·肋間神經痛(늑간신경통)·心臟病(심장병)
45	譩 譆 (의 희)	第六胸椎棘突下旁三寸(제6흉추극돌하방3치) 즉 灵台旁三寸(영대방3치)	心臟病(심장병)·哮喘(효천)·瘧疾(학질)·肋間神經痛(늑간신경통)·呃逆(애역)
46	膈 關 (격 관)	第七胸椎棘突下旁三寸(제7흉추극돌하방3치) 즉 至陽旁三寸(지양방3치)	肋間神經痛(늑간신경통)·食道痙攣(식도경련)·噯氣(애기)
47	魂 門 (혼 문)	第九胸椎棘突下旁三寸(제9흉추극돌하방3치), 즉 筋縮旁三寸(근축방3치)	神經衰弱(신경쇠약)·肝膽疾患(간담질환)·胸膜炎(흉막염)·胃痛(위통)·脇肋痛(협늑통)
48	陽 綱 (양 강)	第十胸椎棘突下旁三寸(제10흉추극돌하방3치) 즉 中樞旁三寸(중추방3치)	肝炎(간염)·膽囊炎(담낭염)·胃炎(위염)·腸鳴(장명)·腹痛(복통)·泄瀉(설사)
49	意 舍 (의 사)	第十一胸椎棘突下旁三寸(제11흉추극돌하방3치) 즉 脊中旁三寸(척중방3치)	背痛(배통)·腹脹(복창)·消化不良(소화불량)·消渴(소갈)·泄瀉(설사)·嘔吐(구토)

50	胃倉 (위창)	第十二胸椎棘突下旁三寸(제12 흉추극돌하방3치) 즉 胃兪旁1. 5寸(위유방1.5치)	胃痛(위통)·嘔吐(구토)·腹脹 (복창)·便秘(변비)·小兒食積 (소아식적)·脊背痛(척배통)
51	肓門 (황문)	第一腰椎棘突下三寸(제1요추 극돌하3치) 즉 懸樞旁三寸(현 추방3치)	乳腺炎(유선염)·上腹痛(상복 통)·腰痛(요통)·下肢癱瘓(하지 탄탄)·産後病症(산후병증)
52	志室 (지실)	第二腰椎棘突下三寸(제2요추 극돌하3치) 즉 命門旁三寸(명 문방3치)	遺精(유정)·陽萎(양위)·月經不 調(월경부조)·遺尿(유뇨)·慢性 腰痛(만성요통)·大小便不利(대 소변불리)
53	胞肓 (포황)	第二仙椎棘突下旁三寸(제2선 추극돌하방3치) 즉 膀胱兪旁1. 5寸(방광유방1.5치)	尿閉(요폐)·泄瀉(설사)·腰骶部 病症(요저부병증)
54	秩邊 (질변)	第四仙椎棘突下旁三寸(제4선 추극돌하방3치) 즉 白環兪旁1. 5寸(백환유방1.5치)	腰骶痛(요저통)·下肢痿痹(하지 위비)·小便不利(소변불리)·坐 骨神經痛(좌골신경통)·盆腔臟器 病(분강장기병)
55	合陽 (합양)	委中直下二寸(위중직하2치)	腰痛(요통)·下肢痛(하지통)·月 經過多(월경과다)·崩漏(붕루)· 疝痛(산통)
56	承筋 (승근)	合陽(합양)과 承山(승산)의 中間(중간), 委中直下五寸(위 중직하5치)	頭痛(두통)·腰背強痛(요배강 통)·小腿痛(소퇴통)·下肢麻痹 (하지마비)·痔瘡(치창)
57	承山 (승산)	委中(위중)과 崑崙(곤륜) 連 線上中點(연선상중점)	腰腿痛(요퇴통)·坐骨神經痛(좌 골신경통)·腓腸筋痙攣(비장근경 련)·下肢癱瘓(하지탄탄)·痔瘡 (치창)·脫肛(탈항)
58	飛揚 (비양)	崑崙上七寸(곤륜상7치)·承山 外下方(승산외하방)	風濕性關節炎(풍습성관절염)·腎 炎(신염)·膀胱炎(방광염)·脚氣 (각기)·痔瘡(치창)·脫肛(탈항)
	跗陽 	崑崙直上三寸(곤륜직상3치)	頭項疼痛(두항동통)·頭眩(두

59	附 陽 (부 양)		현)·踝痛(과통)·下肢癱瘓(하지 탄탄)
60	崑 崙 (곤 륜)	外踝尖(외과첨)과 跟腱中點陷 凹處(근건중점함요처)	頭痛(두통)·腰背痛(요배통)·坐 骨神經痛(좌골신경통)·下肢癱瘓 (하지탄탄)·項强痛(항강통)
61	僕 參 (복 삼)	崑崙直下(곤륜직하), 跟骨下陷 凹中(근골하함요중)의 赤白肉 際(적백육제)	足跟痛(족근통)·下肢萎弱(하지 위약)·癲癇(전간)·脚氣(각 기)·足踝痛(족과통)
62	申 脈 (신 맥)	外踝正中下緣陷凹處(외과정 중하연함요처)	頭項疼痛(두항동통)·癲癇(전 간)·精神病(정신병)·腰腿痛(요 퇴통)
63	金 門 (금 문)	申脈前下方(신맥전하방), 跖骨 外側陷凹處(척골외측함요처)	癲癇(전간)·小兒驚風(소아경 풍)·頭痛(두통)·精神病(정신 병)
64	京 骨 (경 골)	第五跖骨粗隆后下方(제5척골 조융후하방)의 赤白肉際(적백 육제)	頭痛(두통)·項痛(항통)·心筋炎 (심근염)·腦膜炎(뇌막염)·癲癇 (전간)·腰腿痛(요퇴통)·鼻疾 (비질)
65	束 骨 (속 골)	第五跖骨小頭下方陷凹中(제5 척골소두하방함요중)	頭項痛(두항통)·瘧疾(학질)·目 翳(목예)·癲癇(전간)·精神病 (정신병)
66	足通谷 (족통곡)	第五趾跖關節前下方陷凹處 (제5지척관절전하방함요처)	頭痛(두통)·目眩(목현)·鼻出血 (비출혈)·精神病(정신병)
67	至 陰 (지 음)	足小趾外側(족소지외측), 趾甲 角后約一分(지갑각후약1푼)	頭項痛(두항통)·催産(최산)·胎 位不正(태위부정)~灸(구)·難産 (난산)·鼻塞(비색)

〈穴名歌訣(혈명가결)〉

- 六十七穴足太陽(육십칠혈족태양)
- 曲差, 五處上承光(곡차,오처상승광)
- 天柱之下分兩行(천주지하분양행)
- 厥陰, 心, 督, 膈兪量(궐음,심,독,격유량)
- 氣海兪下接大腸(기해유하접대장)

- 睛明, 攢竹, 眉冲當(정명,찬죽,미충당)
- 通天, 絡却, 玉枕昻(통천,낙각,옥침앙)
- 大杼, 風門, 肺兪下(대저,풍문,폐유하)
- 肝, 膽, 脾, 胃, 三焦, 腎(간,담,비,위,삼초,신)
- 關元兪接小腸兪(관원유접소장유)

足太陽膀胱經脈(족태양방광경맥)

〈穴名(혈명)~67 :　　　　　　　　穴位(혈위)~134〉

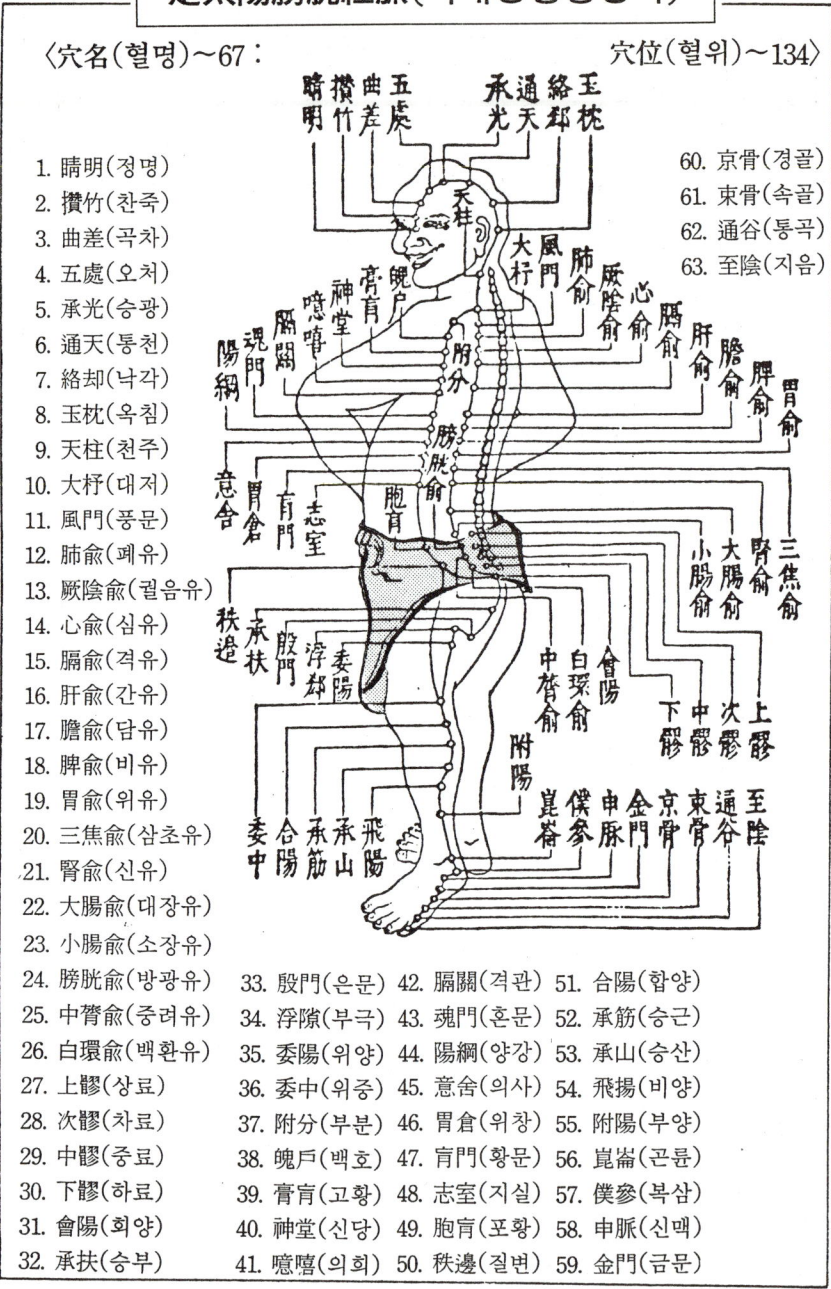

1. 睛明(정명)
2. 攢竹(찬죽)
3. 曲差(곡차)
4. 五處(오처)
5. 承光(승광)
6. 通天(통천)
7. 絡却(낙각)
8. 玉枕(옥침)
9. 天柱(천주)
10. 大杼(대저)
11. 風門(풍문)
12. 肺俞(폐유)
13. 厥陰俞(궐음유)
14. 心俞(심유)
15. 膈俞(격유)
16. 肝俞(간유)
17. 膽俞(담유)
18. 脾俞(비유)
19. 胃俞(위유)
20. 三焦俞(삼초유)
21. 腎俞(신유)
22. 大腸俞(대장유)
23. 小腸俞(소장유)
24. 膀胱俞(방광유)
25. 中膂俞(중려유)
26. 白環俞(백환유)
27. 上髎(상료)
28. 次髎(차료)
29. 中髎(중료)
30. 下髎(하료)
31. 會陽(회양)
32. 承扶(승부)

60. 京骨(경골)
61. 束骨(속골)
62. 通谷(통곡)
63. 至陰(지음)

33. 殷門(은문)
34. 浮郄(부극)
35. 委陽(위양)
36. 委中(위중)
37. 附分(부분)
38. 魄戶(백호)
39. 膏肓(고황)
40. 神堂(신당)
41. 噫嘻(의희)
42. 膈關(격관)
43. 魂門(혼문)
44. 陽綱(양강)
45. 意舍(의사)
46. 胃倉(위창)
47. 肓門(황문)
48. 志室(지실)
49. 胞肓(포황)
50. 秩邊(질변)
51. 合陽(합양)
52. 承筋(승근)
53. 承山(승산)
54. 飛揚(비양)
55. 附陽(부양)
56. 崑崙(곤륜)
57. 僕參(복삼)
58. 申脈(신맥)
59. 金門(금문)

- 膀胱, 中膂, 白環藏(방광,중려,백환장)
- 尾骨外側名會陽(미골외측명회양)
- 神堂, 噫嘻, 膈關詳(신당, 의회,격관상)
- 胃倉, 肓門, 志室良(위창,황문,지실량)
- 承扶, 殷門, 委中正(승부,은문,위중정)
- 合陽, 承筋, 承山下(합양,승근,승산하)
- 崑崙, 僕參連申脈(곤륜,복삼련신맥)
- 通谷, 至陰出膀胱(통곡,지음출방광)

- 上,次,中,下,八髎穴(상,차,중,하,팔료혈)
- 附分,魄戶接膏肓(부분,백호접고황)
- 魂門,陽綱,意舍下(혼문,양강,의사하)
- 胞肓之下秩邊場(포황지하질변장)
- 旁邊浮隙與委陽(방변부극여위양)
- 外側飛揚及附陽(외측비양급부양)
- 金門, 京骨, 束骨旁(금문,경골,속골방)

(八) 足少陰腎經脈(족소음신경맥)

㉮流注經路(유주경로)～循行路線(순행노선)

족소음신경의 경맥은 足小趾(족소지)①의 하면에서 시작하여 비스듬히 발바닥 즉 足底中心(족저중심)의 湧泉(용천)을 거쳐 발의 안쪽 舟狀骨粗隆下面(주상골조융하면)에 있는 然谷(연곡)②으로 나오고, 안쪽 복숭아뼈 즉 内踝(내과)의 后面(후면)③을 따라서 발뒤꿈치④에 분포한다. 여기서 上向(상향)하여 足太陰脾經(족태음비경)과 三陰交(삼음교)에서 交會(교회)하고 장딴지 살⑤을 거쳐 더 위로 올라가 膝窩(슬와)⑥의 안쪽을 경유 다시 위로 大腿(대퇴) 안쪽의 후방⑦을 쫓아 올라가 尾骨(미골) 끝에 있는 督脈(독맥)의 長強(장강)을 交會(교회)한다. 그리고 脊椎(척추)의 안쪽을 貫通(관통)하여 腎(신)⑧에 屬(속)하고 膀胱(방광)⑨을 絡(락)한 후 아울러 任脈(임맥)의 關元(관원), 中極(중극)을 교회한다.

그 一條分支(일조분지)는 腎(신)에서 直上(직상)⑩하여 肝(간)과 橫膈膜(횡격막)⑪을 통과해서 肺(폐)⑫로 들어간 다음 喉(후), 咽頭(인두)⑬를 따라 舌(설)에 분포된다.

또 다른 一條分支(일조분지)는 肺(폐)에서 分出(분출)하여, 心(심)⑮과 서로 연락되며 胸部(흉부)에 散布(산포)된다.

足少陰腎經脈(족소음신경맥)

－流注經路圖(유주경로도)－

④ 關聯臟腑(관련장부)

屬(속) 腎(신)하고, 絡(락) 膀胱(방광)한다. 아울러 肝(간), 肺
(폐), 心(심) 등의 臟器(장기)와도 直接聯係(직접연계)된다.

④ 所屬經穴(소속경혈)

穴名(혈명)~27 : 穴位(혈위)~54

順番 (순번)	經穴名 (경혈명)	穴　　位 (혈　　위)	主　　治 (주　　치)
1	湧　　泉 (용　　천)	足底前后正中線(족저전후정중선)의 前三分之一折點(전3분지1절점)	休克(휴극)·中暑(중서)·高血壓(고혈압)·脳溢血(뇌일혈)·小兒驚風(소아경풍)·癍病(억병)·癲癎(전간)
2	然　　谷 (연　　곡)	內踝前下方(내과전하방), 舟狀骨粗隆下方陷凹處(주상골조융하방함요처)	咽喉腫痛(인후종통)·外陰部瘙庠症(외음부소양증)·尿路感染(요로감염)·糖尿病(당뇨병)·小兒驚風(소아경풍)
3	太　　谿 (태　　계)	內踝尖(내과첨)과 跟腱連線(근건연선)의 中點(중점)	腰痛(요통)·遺精(유정)·足底痛(족저통)·齒痛(치통)·耳鳴(이명)·咽喉痛(인후통)·腎炎(신염)·膀胱炎(방광염)·遺尿(유뇨)
4	太　　鍾 (태　　종)	內踝后下方(내과후하방), 跟腱內側(근건내측), 太谿下五分稍后(태계하5푼초후)	哮喘(효천)·瘧疾(학질)·神經衰弱(신경쇠약)·癍病(억병)·尿閉(요폐)·咽痛(인통)·脚跟痛(각근통)
5	水　　泉 (수　　천)	太谿直下一寸(태계직하1치)	月經不調(월경부조)·腹痛(복통)·小便不利(소변불리)·子宮脫垂(자궁탈수)·近視(근시)
6	照　　海 (조　　해)	內踝尖直下一寸(내과첨직하1치)의 陷凹中(함요중)	月經不調(월경부조)·神經衰弱(신경쇠약)·癲癎(전간)·便秘(변비)·咽喉炎(인후염)·扁桃腺

－133－

		炎(편도선염)·不眠(불면)
7	復　溜 (복　류)	跟腱前緣(근건전연), 太谿上二寸(태계상2치)	虛汗(허한)·泄瀉(설사)·水腫(수종)·腹脹(복창)·腎炎(신염)·睾丸炎(고환염)·盜汗(도한)·腰痛(요통)
8	交　信 (교　신)	脛骨后緣(경골후연), 復溜前方五分(복류전방5푼)	月經不調(월경부조)·崩漏(붕루)·尿閉(요폐)·痢疾(이질)·便秘(변비)·下肢內側痛(하지내측통)
9	築　賓 (축　빈)	腓腸筋內側筋腹下端(비장근내측근복하단), 太谿上五寸(태계상5치)	下腹痛(하복통)·月經痛(월경통)·神經官能症(신경관능증)·小腿痛(소퇴통)
10	陰　谷 (음　곡)	膝窩內側兩筋間(슬와내측양근간)	尿路感染(요로감염)·尿潴留(요저류)·遺精(유정)·陽萎(양위)·月經過多(월경과다)·崩漏(붕루)·膝股內側痛(슬고내측통)
11	橫　骨 (횡　골)	臍中下五寸(제중하5치)에 있는 曲骨旁五分(곡골방5푼)	尿潴留(요저류)·遺精(유정)·陰莖痛(음경통)·遺尿(유뇨)·陽萎(양위)
12	大　赫 (대　혁)	臍中下四寸(제중하4치)	遺精(유정)·陰莖痛(음경통)·白帶(백대)·腹痛(복통)
13	氣　穴 (기　혈)	臍中下三寸(제중하3치)에 있는 關元旁五分(관원방5푼)	月經不調(월경부조)·帶下(대하)·尿閉(요폐)·不孕症(불잉증)·尿路感染(요로감염)·泄瀉(설사)
14	四　滿 (사　만)	臍中下二寸(제중하2치)에 있는 石門旁五分(석문방5푼)	月經不調(월경부조)·帶下(대하)·尿閉(요폐)·不孕症(불잉증)·尿路感染(요로감염)·泄瀉(설사)
15	中　注 (중　주)	臍中下一寸(제중하1치)에 있는 陰交旁五分(음교방5푼)	月經不調(월경부조)·腰痛(요통)·腹痛(복통)·便秘(변비)

足少陰腎經脈(족소음신경맥)

〈穴名(혈명)~27: 穴位(혈위)~54〉

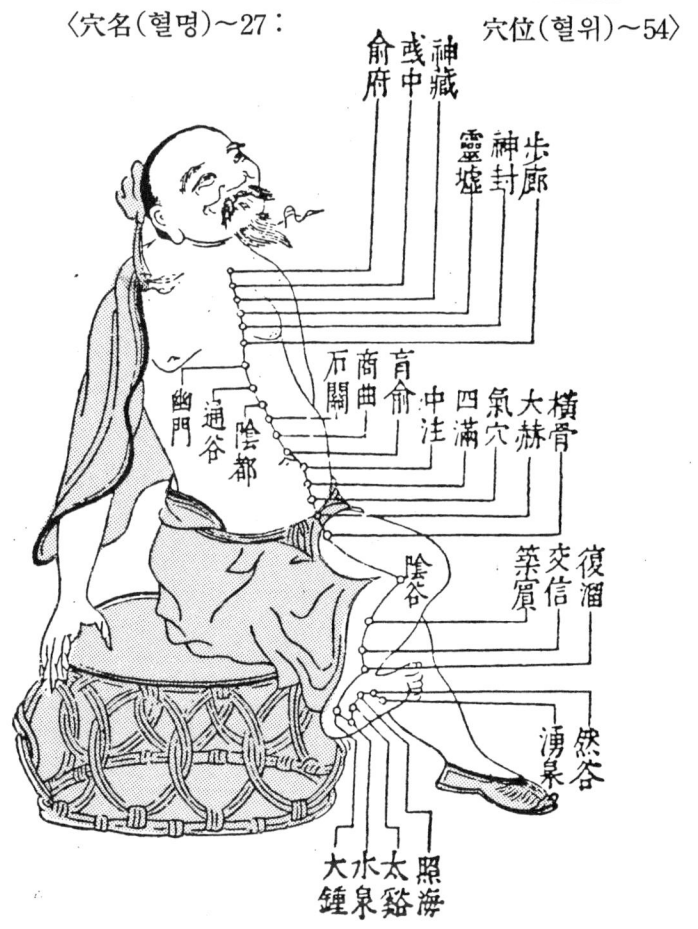

1. 湧泉(용천)	8. 交信(교신)	15. 中注(중주)	22. 步廊(보랑)
2. 然谷(연곡)	9. 築賓(축빈)	16. 肓俞(황유)	23. 神封(신봉)
3. 照海(조해)	10. 陰谷(음곡)	17. 商曲(상곡)	24. 靈墟(영허)
4. 太谿(태계)	11. 橫骨(횡골)	18. 石關(석관)	25. 神藏(신장)
5. 水泉(수천)	12. 大赫(대혁)	19. 陰都(음도)	26. 或中(욱중)
6. 太鍾(태종)	13. 氣穴(기혈)	20. 通谷(통곡)	27. 俞府(유부)
7. 復溜(복류)	14. 四滿(사만)	21. 幽門(유문)	

16	肓　俞 (황　유)	臍中旁五分(제중방5푼)	胃痙攣(위경련)・疝痛(산통)・腸炎(장염)・習慣性便秘(습관성변비)・呃逆(애역)
17	商　曲 (상　곡)	臍中上二寸(제중상2치)에 있는 下脘旁五分(하완방5푼)	腹痛(복통)・便秘(변비)・腹膜炎(복막염)・疝痛(산통)
18	石　關 (석　관)	臍中上三寸(제중상3치)에 있는 建里旁五分(건리방5푼)	胃痛(위통)・呃逆(애역)・便秘(변비)・食道痙攣(식도경련)
19	陰　都 (음　도)	臍中上四寸(제중상4치)에 있는 中脘旁五分(중완방5푼)	嘔吐(구토)・腹脹(복창)・胃痛(위통)・肺氣腫(폐기종)・胸膜炎(흉막염)・瘧疾(학질)
20	腹通谷 (복통곡)	臍中上五寸(제중상5치)에 있는 上脘旁五分(상완방5푼)	項强(항강)・癲癎(전간)・心悸(심계)・肋間神經痛(늑간신경통)・嘔吐(구토)・泄瀉(설사)
21	幽　門 (유　문)	臍中上六寸(제중상6치)에 있는 巨闕旁五分(거궐방5푼)	腹痛(복통)・嘔吐(구토)・脇脹(협창)・脇痛(협통)・胃痙攣(위경련)
22	步　廊 (보　랑)	胸骨正中線旁二寸(흉골정중선방2치)	咳嗽(해수)・喘息(천식)・嘔吐(구토)・胸膜炎(흉막염)・肋間神經痛(늑간신경통)
23	神　封 (신　봉)	胸骨正中線旁二寸(흉골정중선방2치), 第四肋間(제4늑간)	喘息(천식)・乳腺炎(유선염)・心悸(심계)・胸膜炎(흉막염)・肋間神經痛(늑간신경통)
24	靈　墟 (영　허)	胸骨正中線旁二寸(흉골정중선방2치), 第三肋間(제3늑간)	胸肋痛(협늑통)・乳腺炎(유선염)・心悸(심계)・嘔吐(구토)・咳嗽(해수)
25	神　藏 (신　장)	胸骨正中線旁二寸(흉골정중선방2치), 第二肋間(제2늑간)	氣管支炎(기관지염)・嘔吐(구토)・肋間神經痛(늑간신경통)
26	或　中 (욱　중)	胸骨正中線旁二寸(흉골정중선방2치), 第一肋間(제1늑간)	胸脇脹滿(흉협창만)・喘息(천식)
27	俞　府 (유　부)	鎖骨下緣(쇄골하연), 胸骨正中線旁二寸(흉골정중선방2치)	多痰(다담)・嘔吐(구토)・腹脹(복창)・胸痛(흉통)・喘息(천

〈穴名歌訣(혈명가결)〉

- 足少陰腎二十七(족소음신이십칠)
- 太鍾, 水泉通照海(태종, 수천통조해)
- 陰谷膝内筋間覓(음곡슬내근간멱)
- 四滿, 中注, 肓俞極(사만,중주,황유극)
- 陰都, 通谷, 幽門辟(음도,통곡,유문벽)
- 神藏, 彧中, 俞府畢(신장,욱중,유부필)

- 湧泉, 然谷, 太谿溢(용천,연곡,태계일)
- 復溜, 交信, 築賓實(복류,교신,축빈실)
- 橫骨, 大赫聯氣穴(횡골,대혁연기혈)
- 上行商曲過石關(상행상곡과석관)
- 步廊, 神封接灵墟(보랑,신봉접영허)

(九) 手厥陰心包經脈(수궐음심포경맥)

㉮ 流注經路(유주경로)～循行路線(순행노선)

수궐음심포〈藏(장) : 心主(심주)라고도 稱(칭)함〉의 경맥은 胸中(흉중)에서 시작하여 우선 心包(심포)①에 統屬(통속)하고, 向下(향하)하면서 橫膈膜(횡격막)②을 통과하여 上(상), 中(중), 下(하)의 三焦(삼초)③와 聯絡(연락)된다.

一條分支(일조분지)는 胸部(흉부)를 따라 淺出(천출)하여 옆구리 즉 脇肋(협늑)④에 분포하고, 腋下(액하)의 3寸(치)⑤ 부위에 이르러 또 上向(상향)하여 腋窩下面(액와하면)⑥에 도달한 후, 上腕(상완) 안쪽을 따라 手太陰肺經(수태음폐경)과 手少陰心經(수소음심경)의 중간에 분포되며, 肘窩(주와)의 중앙⑧으로 進入(진입)된 후, 下向(하향)하여 前腕(전완)에 이른다. 전완의 掌長筋腱(장장근건)과 橈側腕屈筋腱(요측완굴근건)의 중간⑨을 주행하여 손바닥 즉 手掌中(수장중)⑩으로 진입한 다음, 中指内側(중지내측)을 따라 中指(중지)의 끝 中衝(중충)⑪에서 끝난다.

또 다른 一條分支(일조분지)는 손바닥 속의 勞宮(노궁)에서 갈라져 無名指(무명지) 尺側(척측)을 따라 無名指(무명지) 즉 네째

手厥陰心包經脈(수궐음심포경맥)

－流注經路圖(유주경로도)－

손가락 끝⑫까지 연장된다.

㉯ 關聯臟腑(관련장부)

屬(속) 心包(심포)하고, 絡(락) 三焦(삼초)한다.

㉰ 所屬經穴(소속경혈)

穴名(혈명)~9 : 穴位(혈위)~18

順番 (순번)	經穴名 (경혈명)	穴　位 (혈　위)	主　治 (주　치)
1	天　池 (천　지)	乳頭外側一寸(유두외측1치), 第四肋間(제4늑간)	胸悶(흉민)·胸脇痛(흉협통)·腋 下腫痛(액하종통)
2	天　泉 (천　천)	前腋橫紋頭下二寸(전액횡문 두하2치), 上腕二頭筋(상완2두 근)의 二頭之間(이두지간)	胸痛(흉통)·肩臂痛(견비통)
3	曲　澤 (곡　택)	肘橫紋中(주횡문중), 上腕二頭 筋腱近尺側緣(상완이두근건 근척측연)	心悸(심계)·心絞痛(심교통)·手 顫(수전)·急性胃腸炎時嘔吐泄瀉 (급성위장염시구토설사)·中暑 (중서)
4	隙　門 (극　문)	腕橫紋正中太陵上五寸(완횡 문정중태릉상5치)	心絞痛(심교통)·心動過速(심동 과속)·胸膜炎(흉막염)·乳腺炎 (유선염)·惡心嘔吐(오심구토)
5	間　使 (간　사)	腕橫紋正中太陵上三寸(완횡 문정중태릉상3치), 兩筋間(양 근간)	風濕性心臟病(풍습성심장병)·胃 痛(위통)·瘧疾(학질)·癒病(억 병)·癲癇(전간)·精神分裂症(정 신분열증)·胸痛(흉통)
6	內　關 (내　관)	腕橫紋正中太陵上二寸(완횡 문정중태릉상2치), 兩筋間(양 근간)	胸脇痛(흉협통)·胃痛(위통)·休 克(휴극)·胸痛(흉통)·惡心嘔吐 (오심구토)·咽喉腫痛(인후종 통)·癒病(억병)·不整脈(부정 맥)
7	太　陵	腕橫紋正中(완횡문정중), 手掌 側(수장측)	心悸(심계)·胸痛(흉통)·癲狂 (전광)·肋間神經痛(늑간신경

－139－

手厥陰心包經脈(수궐음심포경맥)

〈穴名(혈명)~9 : 穴位(혈위)~18〉

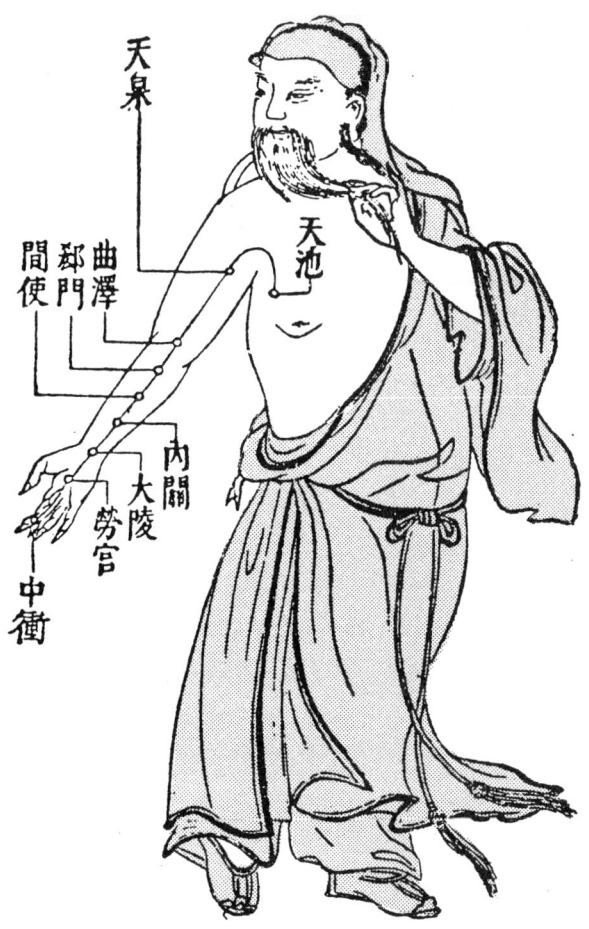

1. 天池(천지)
2. 天泉(천천)
3. 曲澤(곡택)
4. 隙門(극문)
5. 間使(간사)
6. 內關(내관)
7. 太陵(태능)
8. 勞宮(노궁)
9. 中衝(중충)

	(태 릉)		통)·手腕部腱鞘炎(수완부건초염)
8	勞 宮 (노 궁)	握拳時(악권시)에 中指尖(중지첨)이 닿는곳, 手掌側第二~三掌骨間(수장측제2~3장골간)	精神病(정신병)·癲癇(전간)·中暑(중서)·嘔吐(구토)·胸痛(흉통)·口腔炎(구강염)
9	中 衝 (중 충)	中指橈側指甲角后一分(중지요측지갑각후1푼) 혹 中指尖端正中(중지첨단정중)	發熱(발열)·昏迷(혼미)·煩躁(번조)·舌强(설강)·中暑(중서)·心絞痛(심교통)·頭痛如破(두통여파)

〈穴名歌訣(혈명가결)〉

• 九穴心包手厥陰(구혈심포수궐음) • 天池, 天泉, 曲澤深(천지,수천,곡택심)

• 隙門, 間使, 內關對(극문,간사,내관대) • 太陵, 勞宮, 中衝侵(태능,노궁,중충침)

(十) 手少陽三焦經脈(수소양삼초경맥)

㉮ 流注經路(유주경로)－循行路線(순행노선)

수소양삼초의 경맥은 無名指(무명지)①의 尺側末端(척측말단)에 있는 關衝(관충)에서 시작하여, 上向(상향)해서 第4~5中手骨(제4~제5중수골)②의 중간을 따라 手關節(수관절)이 背側(배측)③ 중앙에 이르고, 前腕(전완)의 橈骨(요골)과 尺骨(척골)사이④를 지나 위로 팔꿈치의 尖端(첨단)⑤을 통과, 上腕外側(상완외측)을 따라 견부에 분포된다. 足少陽膽經(족소양담경)의 후면을 따라 가다가 족소양담경의 肩井(견정)⑧을 交會(교회)하고 鎖骨上窩(쇄골상와)⑨로 진입하여 兩乳(양유)의 중앙 膻中部位(단중부위)⑩에 분포한다. 그리고 脈氣(맥기)는 分散(분산)하여 心包(심포)와 聯絡(연락)되며, 向下(향하) 橫膈膜(횡격막)을 통과해서 上(상), 中(중), 下(하)의 三焦(삼초)⑪에 統屬(통속)한다.

−流注經路圖(유주경로도)−

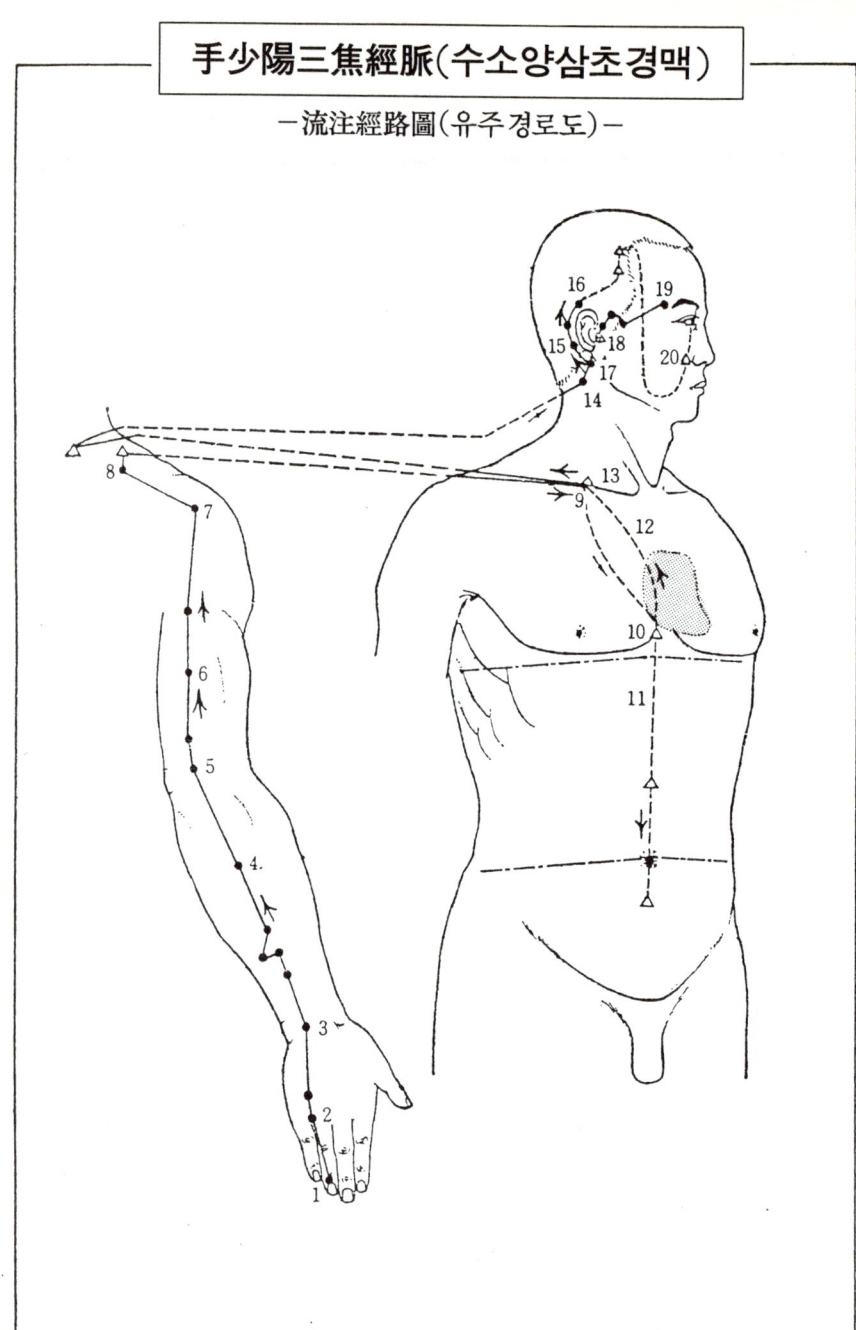

一條分支(일조분지)는 膻中(단중)에서 分出(분출)하여, 向上(향상) 鎖骨上窩(쇄골상와)⑬로 淺出(천출) 위로 項部(항부)에 達(달)하며, 등뒤로 돌아가 督脈(독맥)의 大椎(대추)를 交會(교회)하고 다시 向上(향상) 귀 뒤⑮로 분포된다. 直上(직상)하여 耳(귀)의 上角(상각)⑯으로 나와서 足少陽膽經(족소양담경)의 懸釐(현리), 頷厭(함염)을 교회한 후 다시 구부러져 下行(하행)하여 顔面頰部(안면협부)에 이르르며, 眼睛(안정)의 下面(하면)으로 가서 手太陽小腸經(수태양소장경)의 顴髎(권료)⑳와 교회한다.

또 다른 一條分枝(일조분지)는 귀 뒤쪽에서 귀속 즉 耳中(이중)으로 進入(진입)하여, 다시 귀의 전면으로 나와서 手太陽小腸經(수태양소장경)의 聽宮(청궁)을 교회한다. 그리고 足少陽膽經(족소양담경)의 上關(상관) 앞을 지나, 面頰部(면협부)에 交接(교접)되고 外眼角(외안각)⑲에 도달한다.

㉯ 關聯臟腑(관련장부)

屬(속) 三焦(삼초)하고, 絡(락) 心包(심포)한다.

㉰ 所屬經穴(소속경혈)

穴名(혈명)~23 : 穴位(혈위)~46

順番 (순번)	經穴名 (경혈명)	穴 位 (혈 위)	主 治 (주 치)
1	關 衝 (관 충)	無名指尺側指甲角后1分(무명지척측지갑각후1푼)	喉痛(후통)·言語不利(언어불리)·結膜炎(결막염)·發熱(발열)·頭痛(두통)·心煩(심번)
2	液 門 (액 문)	手背側(수배측), 第4~5指縫間(제4~5지봉간)	頭痛(두통)·耳聾(이농)·瘧疾(학질)·耳鳴(이명)·手臂痛(수비통)·手指腫痛(수지종통)
	中 渚	手背側(수배측), 第4~5掌骨間前3分之1處(제4~5장골간전3	耳聾(이농)·耳鳴(이명)·咽喉腫痛(인후종통)·頭, 項, 肩, 背部疾

3	(중 저)	분지1처)	患(두, 항, 견, 배부질환)·手指不能屈伸(수지불능굴신)
4	陽 池 (양 지)	腕背橫紋(완배횡문), 第3~4掌骨間直上陷凹處(제3~4장골간직상함요처)	耳聾(이농)·瘧疾(학질)·腕關節部疾患(완관절부질환)·肩臂痛(견비통)
5	外 關 (외 관)	腕背橫紋正中上2寸(완배횡문정중상2치), 尺骨, 橈骨之間(척골, 요골지간)	感冒(감모)·肺炎(폐염)·耳聾(이농)·偏頭痛(편두통)·脇肋痛(협늑통)·手指麻木(수지마목)·項痛(항통)
6	支 溝 (지 구)	外關直上1寸(외관직상1치)	肩臂痛(견비통)·脇肋痛(협늑통)·便秘(변비)·胸膜炎(흉막염)·偏癱(편탄)·耳下腺炎(이하선염)·耳聾(이농)·耳鳴(이명)
7	會 宗 (회 종)	支溝尺側1橫指(지구척측1횡지), 尺骨橈側緣(척골요측연)	耳鳴(이명)·耳聾(이농)·上肢痛(상지통)·癲癎(전간)
8	三 陽 絡 (삼양락)	手背側腕橫紋正中上4寸(수배측완횡문정중상4치) 즉 陽池上4寸(양지상4치)	耳聾(이농)·牙痛(아통)·失語(실어)·前臂部病症(전비부병증)
9	四 瀆 (사 독)	肘尖直下5寸(주첨직하5치)	頭痛(두통)·耳鳴(이명)·牙痛(아통)·前臂痛(전비통)·上肢癱瘓(상지탄탄)·神經衰弱(신경쇠약)
10	天 井 (천 정)	屈肘時(굴주시)·肘尖后陷凹中(주첨후함요중)	肘, 肩, 項痛(주, 견, 항통)·脇肋痛(협늑통)·上肢部病症(상지부병증)·頸淋巴腺炎(경임파선염)·갑상선종대(甲狀腺腫大)
11	清 冷 淵 (청냉연)	天井上1寸(천정상1치)	肩臂痛不能擧(견비통불능거)·頭痛(두통)
12	消 濼 (소 낙)	清冷淵(청냉연)과 臑會(노회)의 中點(중점)	頭痛(두통)·頸項强急(경항강급)·臂痛(비통)·癲癎(전간)
13	臑 會	肩髎(견료)와 肘尖連線上(주	肩臂痛不能擧(견비통불능거)·甲

			첨연선상),三角筋后緣(삼각근 후연)	狀腺疾患(갑상선질환)
14	肩 (견)	髎 (료)	肩峰後下方(견봉후하방), 擧臂 時呈陷凹處(거비시정함요처)	肩痛(견통)·臂痛(비통)·中風偏 癱(중풍편탄)·高血壓(고혈압)· 多汗(다한)
15	天 (천)	髎 (료)	肩胛骨上角處(견갑골상각처), 肩井(견정)과 曲垣之間(곡원 지간)	肩臂痛(견비통)·頸項强急(경항 강급)
16	天 (천)	牖 (유)	乳突后下方(유돌후하방)·胸 鎖乳突筋后緣(흉쇄유돌근후 연)	耳鳴(이명)·耳聾(이농)·項强 (항강)·喉痛(후통)
17	翳 (예)	風 (풍)	耳垂下緣后方(이수하연후 방)·下顎骨(하악골)과 乳 樣突起之間陷凹處(유양돌기 지간함요처)	耳鳴(이명)·耳聾(이농)·聾啞 (농아)·顔面神經麻痺(안면신경 마비)·耳下腺炎(이하선염)·牙 痛(아통)·眼病(안병)
18	瘈 (계)	脈 (맥)	翳風后上一寸(예풍후상1치), 耳根(이근)과 髮際之間(발제 지간)	頭痛(두통)·耳鳴(이명)·耳聾 (이농)·嘔吐(구토)
19	顱 (노)	息 (식)	耳根后(이근후)·瘈脈(계맥) 과 角孫之間(각손지간)	頭痛(두통)·耳鳴(이명)·耳痛 (이통)·嘔吐(구토)
20	角 (각)	孫 (손)	耳尖上方(이첨상방)의 髮際內 (발제내)	耳介紅腫(이개홍종)·牙痛(아 통)·頭痛(두통)·角膜白斑(각막 백반)
21	耳 (이)	門 (문)	耳屛上切迹(이병상절적)의 前 方(전방), 張口時呈陷凹處(장 구시정함요처)	耳鳴(이명), 耳聾(이농) 등 諸耳 疾患(제이질환)·牙痛(아통)
22	和 (화)	髎 (료)	耳門前上方(이문전상방), 鬢毛 后緣(빈모후연) 耳門(이문)과 絲竹空(사죽공)의 連線上(연 선상)	顔面神經麻痺(안면신경마비)·耳 鳴(이명)·頭痛(두통)·目眩(목 현)
23	絲 竹 空		眉毛外側端(미모외측단)	頭痛(두통)·顔面神經麻痺(안면

手少陽三焦經脈(수소양삼초경맥)

〈穴名(혈명)~23:　　　　　　穴位(혈위)~46〉

1. 關衝(관충)
2. 液門(액문)
3. 中渚(중저)
4. 陽池(양지)
5. 外關(외관)
6. 支溝(지구)
7. 會宗(회종)
8. 三陽絡(삼양락)
9. 四瀆(사독)
10. 天井(천정)
11. 清冷淵(청냉연)
12. 消濼(소락)
13. 臑會(노회)
14. 肩膠(견료)
15. 天膠(천료)
16. 天牖(천유)
17. 翳風(예풍)
18. 瘈脈(계맥)
19. 顱息(노식)
20. 角孫(각손)
21. 耳門(이문)
22. 和膠(화료)
23. 絲竹空(사죽공)

| | (사죽공) | | 신경마비)·斜視(사시)등 諸眼疾患(제안질환) |

〈穴名歌訣(혈명가결)〉

- 少陽三焦始關衝(소양삼초시관충)
- 外關, 支溝接會宗(외관,지구접회종)
- 天井, 清冷淵, 消濼(천정,청냉연,소낙)
- 天牖耳后迎翳風(천유이후영예풍)
- 和髎, 耳門, 絲竹空(화료,이문,사죽공)

- 液門, 中渚, 陽池容(액문,중저,양지용)
- 三陽絡上四瀆從(삼양낙상사독종)
- 臑會,肩髎,天髎廣(노회,견료,천료광)
- 瘈脈, 顱息, 角孫隆(계맥,노식,각손융)
- 二十三穴眉稍終(이십삼혈미초종)

(十一) 足少陽膽經脈(족소양담경맥)

㉮ 流注經路(유주경로)~循行路線(순행노선)

족소양담의 경맥은 外眼角(외안각) 瞳子髎(동자료)①에서 시작하여, 下向(하향) 수소양삼초경(手少陽三焦經)의 和髎(화료)을 지나고 다시 上向(상향) 頭角部位(두각부위)②에 이르러 足陽明胃經(족양명위경)의 頭維(두유)을 교회한후, 다시 하향(下向)하여 귀뒤에 이르러 手少陽三焦經(수소양삼초경)의 角孫(각손)을 교회하고, 頭頸部(두경부)를 따라 手少陽三焦經(수소양삼초경)의 앞을 지나 手太陽小腸經(수태양소장경)의 天容(천용)④을 교회한다. 더 밑으로 내려가 어깨위⑤에 到達(도달)한 后(후)에 되돌아와서, 수소양삼초경의 후면에서 交出(교출)하여 背部(배부)를 향하여 가서 督脈(독맥)의 大椎(대추)를 교회하고, 수태양소장경의 秉風(병풍)을 경과하여 鎖骨上窩陷中(쇄골상와함중)으로 進入(진입)한다.

一條分支(일조분지)는 귀뒤에서 수소양삼초경의 翳風(예풍)⑥을 지나 귓속 즉 耳中(이중)으로 진입하고, 또 귀앞으로 淺出(천출)하여 수태양소장경의 聽宮(청궁), 足陽明胃經(족양명위경)의 下關(하관)⑧을 지나서 外眼角(외안각)의 뒤쪽에 이른다.

또 다른 一條分支(일조분지)는 외안각에서 갈라져 下向(하향)하여 족양명위경의 大迎(대영)혈 부위에 도달하여, 수소양삼초경과 會合(회합)한 후 眼睛(안정) 즉 눈동자의 하면에까지 온다. 다시 하향하여 頰車(협차)⑫를 지나 頸部(경부)에 이르러 上述(상술)한 脈(맥)과 쇄골상와에서 회합한 후, 다시 胸中(흉중)⑬으로 하향하여 深部(심부)에서 手厥陰心包經(수궐음심포경)의 天池(천지)를 지나 횡격막을 통과해서 肝(간)⑮과 聯絡(연락)되며, 膽(담)⑩에 統屬(통속)한다. 그리고 난후 다시 脇肋(협늑)의 裏面(이면)을 따라 鼠蹊部(서혜부)⑲로 나와서 陰毛(음모)의 주위를 環繞(환요)하고 橫向(횡향)하여 髖關節(관관절)⑳속으로 진입한다.

또 다른 直行(직행)하는 一條分支(일조분지)는 鎖骨上窩(쇄골상와)에서 下向(하향)하여 腋部(액부)에 이르러 胸側(흉측)을 따라 季肋部(계늑부)를 지나서 足厥陰肝經(족궐음간경)의 章門(장문)㉓을 交會(교회)한후, 또 足太陽膀胱經(족태양방광경)의 上髎(상료), 次髎(차료)와 相交(상교)하고 下向(하향)하여 髖關節(관관절)㉖ 부위에서 회합한다. 여기서 하향하여 大腿(대퇴) 바깥쪽을 따라 膝關節(슬관절)의 外側(외측)㉗으로 나와서 아래로 腓骨(비골)의 전면에 분포되며, 다시 直下(직하)하여 腓骨下端(비골하단)의 絕骨(절골)㉚ 부위에 도달한다. 다시 外踝(외과)의 앞으로 내려가 足背(족배)의 上面(상면)을 따라서 네번째발가락 즉 第四趾(제4지)㉗ 外側末端(외측말단)의 竅陰(규음)에서 끝난다.

또 다른 하나의 分支(분지)는 足背上(족배상)㉜에서 分出(분출)하여 第1~2中足骨(제1~2중족골) 사이를 따라 엄지발가락 즉 拇趾上(무지상)의 叢毛部(총모부) 즉 털 난 부위에 分布(분포)한다.

④ 聯系臟腑(연계장부)

屬(속), 膽(담)하고, 絡(락) 肝(간)한다. 아울러 心(심)과도 直

－流注經路圖(유주경로도)－

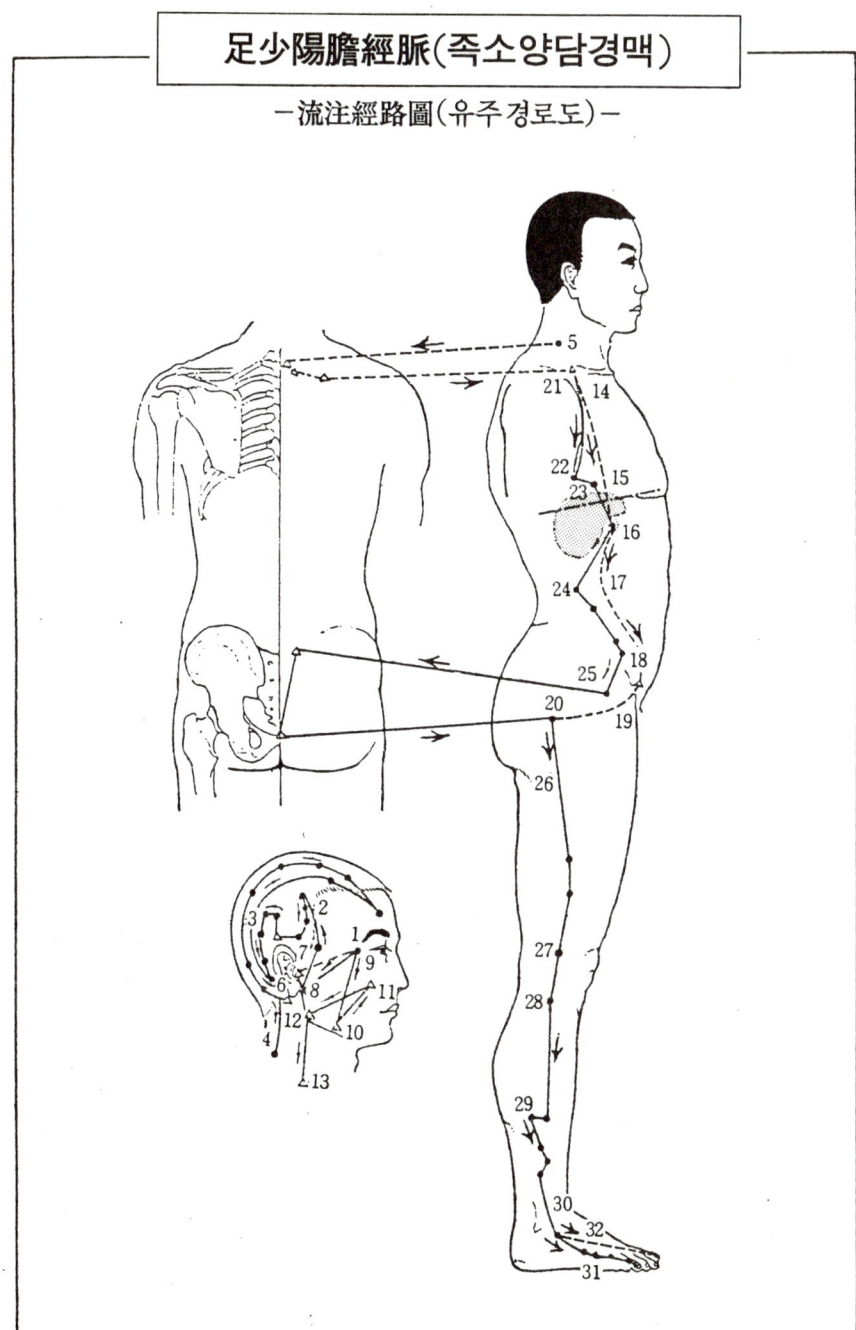

接聯係(직접연계)된다.

㉰ 所屬經穴(소속경혈)

穴名(혈명)~44 : 穴位(혈위)~88

順番 (순번)	經穴名 (경혈명)	穴位 (혈위)	主治 (주치)
1	瞳子髎 (동자료)	外眼角后5分(외안각후5푼)	頭痛(두통)·諸眼疾患(제안질환)·顏面神經痲痺(안면신경마비)
2	聽會 (청회)	開口取穴(개구취혈), 耳屛下切迹前方陷凹處(이병하절적전방함요처)	耳鳴(이명)·耳聾(이농)·顏面神經痲痺(안면신경마비)·齒痛(치통)·牙關緊閉(아관긴폐)
3	上關 (상관)	下關直上方(하관직상방), 顴骨弓上聯陷凹處(권골궁상연함요처)	耳鳴(이명)·耳聾(이농)·中耳炎(중이염)·齒痛(치통)·牙關緊閉(아관긴폐)·顏面神經痲痺(안면신경마비)
4	頷厭 (함염)	頭維(두유)와 曲鬢連線上(곡빈연선상)의 上3分之 1点(상3분의 1점)	偏頭痛(편두통)·眩暈(현운)·耳鳴(이명)·鼻炎(비염)·癲癇(전간)
5	懸顱 (현로)	頭維(두유)와 曲鬢連線中点(곡빈연선중점)	偏頭痛(편두통)·外眥痛(외자통)·齒痛(치통)·面腫(면종)·神經衰弱(신경쇠약)
6	懸釐 (현리)	懸顱(현로)와 曲鬢連線之中点(곡빈연선지중점)	偏頭痛(편두통)·外眥痛(외자통)·齒痛(치통)·面腫(면종)·神經衰弱(신경쇠약)
7	曲鬢 (곡빈)	耳根上緣前方(이근상연전방), 鬢毛彎曲部(빈모만곡부), 髮際內(발제내)	偏頭痛(편두통)·三叉神經痛(삼차신경통)·顏面筋痙攣(안면근경련)
8	率谷 (솔곡)	耳尖直對(이첨직대), 髮際上1.5寸(발제상1.5치)	偏頭痛(편두통)·眩暈(현운)·嘔吐(구토)·耳鳴(이명)·眼病(안병)

－150－

9	天 衝 (천 충)	率谷后5分(솔곡후5푼)	齒痛(치통)·齒齦腫痛(치은종통)·癲癇(전간)·甲狀腺腫(갑상선종)·偏頭痛(편두통)	
10	浮 白 (부 백)	乳樣突起后上方(유양돌기후상방), 天衝(천충)과 頭竅陰之間(두규음지간)	頭痛(두통)·耳鳴(이명)·耳聾(이농)·齒痛(치통)·氣管支炎(기관지염)	
11	頭 竅 陰 (두 규 음)	乳樣突起后方(유양돌기후방), 浮白(부백)과 完骨之間(완골지간)	頭項痛(두항통)·耳痛(이통)·耳聾(이농)·耳鳴(이명)·氣管支炎(기관지염)·喉炎(후염)·胸痛(흉통)·甲狀腺腫(갑상선종)	
12	完 骨 (완 골)	乳樣突起后緣中央陷凹處(유양돌기후연중앙함요처), 風府相平(풍부상평)	頭痛(두통)·失眠(실면)·耳聾(이농)·耳鳴(이명)·頭項强(경항강)·顔面神經癱瘓(안면신경마비)	
13	本 神 (본 신)	前額外側髮際上5分(전액외측발제상5푼), 神庭(신정)과 頭維(두유)의 連線外側3分之1(연선외측3분의1)	頭痛(두통)·眩暈(현운)·癲癇(전간)·脇肋痛(협늑통)·偏癱(편탄)·頸項强痛(경항강통)	
14	陽 白 (양 백)	眉中上1寸(미중상1치) 즉 魚腰直上1寸(어요직상1치)	面癱(면탄)·頭痛(두통)·三叉神經痛(삼차신경통)·眼病(안병)·顔面筋痙攣(안면근경련)	
15	頭 臨 泣 (두 임 읍)	前髮際上5分(전발제상5푼), 神庭(신정)과 頭維(두유)의 中間(중간)	目眩(목현)·鼻塞(비색)·目翳(목예)·中風(중풍)·昏迷(혼미)·瘧疾(학질)·癲癇(전간)·急慢性結膜炎(급만성결막염)	
16	目 窓 (목 창)	陽白直上髮際后1.5寸(양백직상발제후1.5치), 頭臨泣后1.5寸(두임읍후1.5치)	頭痛(두통)·目眩(목현)·頭面浮腫(두면부종)·眼結膜炎(안결막염)·齒痛(치통)·中風(중풍)	
17	正 營 (정 영)	目窓后1.5寸(목창후1.5치)	頭項强痛(두항강통)·眩暈(현운)·齒痛(치통)·嘔吐(구토)	
18	承 靈 (승 령)	正營后1.5寸(정영후1.5치)	頭痛(두통)·感冒(감모)·氣管支炎(기관지염)·眩暈(현운)·鼻塞(비색)·鼻出血(비출혈)	

19	腦 空 (뇌 공)	枕骨外粗隆外側(침골외조융외측), 下對風池(하대풍지)	頭痛(두통)・感冒(감모)・哮喘(효천)・癲癇(전간)・精神病(정신병)・心悸(심계)・耳鳴(이명)・鼻塞(비색)・項强(항강)
20	風 池 (풍 지)	相平風府穴(상평풍부혈), 斜方筋(사방근)과 胸鎖乳突筋間(흉쇄유돌근간)의 陷凹處(함요처)	感冒(감모)・頭痛(두통)・頭暈(두운)・項强痛(항강통)・眼病(안병)・鼻炎(비염)・耳鳴(이명)・耳聾(이농)・高血壓(고혈압)・偏癱(편탄)・腦部疾患(뇌부질환)
21	肩 井 (견 정)	大椎(대추)와 肩峰連線(견봉연선)의 中点(중점), 肩部最高處(견부최고처)	頭項强(두항강)・脊背痛(척배통)・上肢不擧(상지불거)・乳腺炎(유선염)
22	淵 液 (연 액)	腋中線上第4肋間(액중선상제4늑간)	胸膜炎(흉막염)・肋間神經痛(늑간신경통)・腋窩淋巴腺炎(액와임파선염)・肩臂痛(견비통)・脇痛(협통)
23	輒 筋 (첩 근)	淵液前方一寸(연액전방1치)	胃痛(위통)・肝炎(간염)・膽囊炎(담낭염)・肩部疾患(견부질환)・呃逆(애역)・脇肋痛(협늑통)
24	日 月 (일 월)	乳頭直下第七肋間隙(유두직하제7늑간극)	諸肝膽疾患(제간담질환)・脇肋痛(협늑통)
25	京 門 (경 문)	第12肋骨端下緣(제12늑골단하연)	諸腎臟疾患(제신장질환)・腰痛(요통)・腹痛(복통)
26	帶 脈 (대 맥)	第11肋骨前端直下(제11늑골전단직하), 臍中相平處(제중상평처)	月經不調(월경부조)・白帶多(백대다)・疝氣(산기)・子宮內膜炎(자궁내막염)・膀胱炎(방광염)
27	五 樞 (오 추)	髂前上棘前方(가전상극전방), 關元相平處(관원상평처)	帶下(대하)・疝氣(산기)・腹痛(복통)・便秘(변비)・子宮內膜炎(자궁내막염)・腰痛(요통)
28	維 道	髂前上棘前下方(가전상극전하방), 五樞前下5分(오추전하5	子宮內膜炎(자궁내막염)・子宮脫垂(자궁탈수)・腸疝痛(장산통)・

		穴位	位置	主治
	(유 도)	푼)		習慣性便秘(습관성변비)·小腹痛(소복통)
29	居 髎 (거 료)	髂前上棘(가전상극)과 大轉子連線之中点(대전자연선지중점)	腰腿痛(요퇴통)·髖關節及周圍軟組織疾病(관관절급주위연조직질병)·膀胱炎(방광염)·睾丸炎(고환염)
30	環 跳 (환 도)	股骨大轉子最高点(고골대전자최고점)과 骶骨裂孔連線(저골열공연선)의 外3分之1處(외3분의1처)	坐骨神經痛(좌골신경통)·腰腿痛(요퇴통)·下肢癱瘓(하지마비)
31	風 市 (풍 시)	大腿外側正中(대퇴외측정중), 膝上7寸(슬상7치)	下肢癱瘓(하지마비)·下肢癱瘓(하지탄탄)·股外側麻木(고외측마목)·腰腿痛(요퇴통)
32	中 瀆 (중 독)	大腿外側正中(대퇴외측정중), 膝上5寸(슬상5치), 風市下2寸(풍시하2치)	脚氣(각기)·下肢癱瘓及癱瘓(하지마비급탄탄)·坐骨神經痛(좌골신경통)
33	膝 陽 關 (슬양관)	股骨外上顆上方陷凹中(고골외상과상방함요중), 陽陵泉(양릉천)의 直上3寸(직상3치)	膝關節痛(슬관절통)·下肢癱瘓及癱瘓(하지마비급탄탄)·小腿病症(소퇴병증)
34	陽 陵 泉 (양릉천)	腓骨小頭前下方陷凹處(비골소두전하방함요처), 屈膝取穴(굴슬취혈)	膝關節痛(슬관절통)·坐骨神經痛(좌골신경통)·偏癱(편탄)·脇肋痛(협늑통)·膽囊炎(담낭염)·下肢麻木(하지마목)
35	陽 交 (양 교)	外踝尖上7寸(외과첨상7치), 腓骨后緣(비골후연)	胸脇脹痛(흉협창통)·膝痛(슬통)··足萎無力(족위무력)
36	外 丘 (외 구)	外踝尖上7寸(외과첨상7치), 腓骨前緣(비골전연)	頭痛(두통)·肝炎(간염)·下肢癱瘓(하지탄탄)·頸項强痛(경항강통)·胸脇脹滿(흉협창만)
37	光 明 (광 명)	外踝尖上5寸(외과첨상5치), 腓骨前緣(비골전연)	夜盲(야맹)·視神經萎縮(시신경위축)등 諸眼病(제안병)·偏頭痛(편두통)·小腿外側痛(소퇴외측

			통)
38	陽　輔 (양　보)	外踝尖上4寸(외과첨상4치), 腓骨前緣(비골전연)	偏頭痛(편두통)·頸淋巴腺炎(경임파선염)·偏癱(편탄)·下肢癱瘓(하지마비)·脇肋痛(협늑통)
39	懸　鍾 (현　종)	外踝尖上3寸(외과첨상3치), 腓骨后緣(비골후연)	膝, 踝關節痛(슬, 과관절통)·脇痛(협통)·落枕(낙침)·半身不隨(반신불수)·坐骨神經痛(좌골신경통)·小腿痛(소퇴통)
40	丘　墟 (구　허)	外踝前下方陷凹中(외과전하방함요중)	胸脇痛(흉협통)·膽囊炎(담낭염)·腋窩淋巴腺炎(액와임파선염)·坐骨神經痛(좌골신경통)·踝關節及周圍軟組織疾病(과관절급주위연조직질병)
41	足臨泣 (족임읍)	第4~5蹠骨結合部(제4~5척골결합부)의 前方陷凹中(전방함요중)	偏頭痛(편두통)·乳腺炎(유선염)·脇肋痛(협늑통)·眼病(안명)·耳病(이병)·項痛(항통)
42	地五會 (지오회)	第4~5蹠骨之間(제4~5척골지간), 足臨泣前方5分(족임읍전방5푼)	目赤痛(목적통)·足背紅腫(족배홍종)·耳鳴(이명)·乳腺炎(유선염)·腰痛(요통)
43	俠　谿 (협　계)	第4~5趾縫間(제4~5지봉간)	偏頭痛(편두통)·高血壓(고혈압)·耳鳴(이명)·肋間神經痛(늑간신경통)·眩暈(현운)·發熱(발열)
44	足竅陰 (족규음)	第4趾外側端(제4지외측단), 趾甲角后1分(지갑각후1푼)	頭痛(두통)·高血壓(고혈압)·結膜炎(결막염)·耳聾(이농)·脇痛(협통)

〈穴名歌訣(혈명가결)〉

- 四十四穴足少陽(사십사혈족소양)
- 聽會, 上關, 頷厭集(청회, 상관, 함염집)
- 率谷, 天衝, 浮白次(솔곡, 천충, 부백차)
- 陽白, 臨泣, 目窓上(양백, 임읍, 목창상)
- 瞳子髎 起外眦旁(동자료 기외자방)
- 懸顱, 懸釐, 曲鬢廊(현로, 현리, 곡빈랑)
- 竅陰, 完骨, 本神昻(규음, 완골, 본신앙)
- 正營, 承灵, 腦空量(정영, 승령, 뇌공양)

足少陽膽經脈(족소양담경맥)

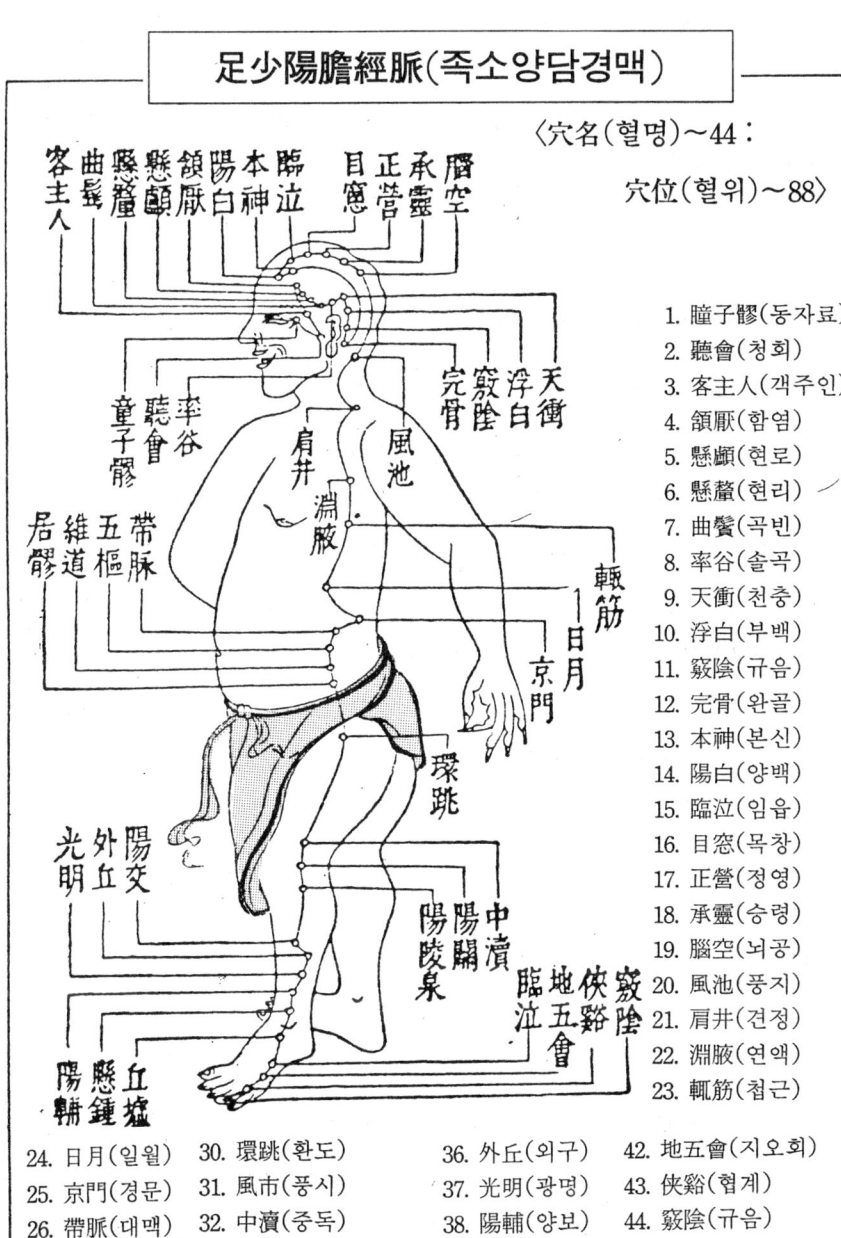

〈穴名(혈명)~44 :

穴位(혈위)~88〉

객主人(객주인)
曲鬢(곡빈)
懸釐(현리)
懸顱(현로)
頷厭(함염)
陽白(양백)
本神(본신)
臨泣(임읍)
目窓(목창)
正營(정영)
承靈(승령)
腦空(뇌공)

童子髎
聽會
率谷
完骨(완골)
竅陰(규음)
浮白(부백)
天衝(천충)
肩井
淵腋
風池

居髎
維道
五樞
帶脈

輒筋
日月
京門

光明
外丘
陽交
陽陵泉
陽關
中瀆
環跳

陽輔
懸鍾
丘墟
臨泣
地五會
俠谿
竅陰

1. 瞳子髎(동자료)
2. 聽會(청회)
3. 客主人(객주인)
4. 頷厭(함염)
5. 懸顱(현로)
6. 懸釐(현리)
7. 曲鬢(곡빈)
8. 率谷(솔곡)
9. 天衝(천충)
10. 浮白(부백)
11. 竅陰(규음)
12. 完骨(완골)
13. 本神(본신)
14. 陽白(양백)
15. 臨泣(임읍)
16. 目窓(목창)
17. 正營(정영)
18. 承靈(승령)
19. 腦空(뇌공)
20. 風池(풍지)
21. 肩井(견정)
22. 淵腋(연액)
23. 輒筋(첩근)

24. 日月(일월)	30. 環跳(환도)	36. 外丘(외구)	42. 地五會(지오회)
25. 京門(경문)	31. 風市(풍시)	37. 光明(광명)	43. 俠谿(협계)
26. 帶脈(대맥)	32. 中瀆(중독)	38. 陽輔(양보)	44. 竅陰(규음)
27. 五樞(오추)	33. 陽關(양관)	39. 懸鍾(현종)	
28. 維道(유도)	34. 陽陵泉(양릉천)	40. 丘墟(구허)	
29. 居髎(거료)	35. 陽交(양교)	41. 臨泣(임읍)	

- 項后 風池 筋凹藏(항후 풍지 근요장)
- 日月, 京門, 帶脈橫(일월, 경문, 대맥횡)
- 環跳, 風市, 中瀆長(환도, 풍시, 중독장)
- 陽交, 外丘, 光明行(양교, 외구, 광명행)
- 足臨泣 近地五會(족임읍 근지오회)

- 肩井, 淵液, 輒筋下(견정,연액,첩근하)
- 五樞, 維道, 居髎接(오추, 유도, 거료접)
- 膝陽關 下 陽陵泉(슬양관 하 양릉천)
- 陽輔, 懸鍾, 丘墟陷(양보, 현종, 구허함)
- 俠谿, 竅陰膽經詳(협계, 규음담경상)

(十二) 足厥陰肝經脈(족궐음간경맥)

㉮ 流注經路(유주경로)-循行路線(순행노선)

족궐음간의 경맥은 足蹈趾外側趾甲角(족무지외측지갑각)① 뒤쪽에서 시작하여 上向(상향)해서 발등을 따라 内踝前(내과전) 1寸(1치)②되는 部位(부위)에 이른다. 다시 상향 足太陰脾經(족태음비경)의 三陰交(삼음교)③를 交會(교회)하고, 内踝上方8寸部位(내과상방8치부위)에서 다시 족태음비경과 交叉(교차)하며 脾經(비경)④의 후면으로 행한다. 그리고 膝内緣(슬내연)에 이르고 大腿内側(대퇴내측)⑤을 따라 腹部(복부)⑥로 진입 足太陰脾經(족태음비경)의 衝門(충문), 府舍(부사)를 교회하고 하행 陰毛部位(음모부위)⑦에 분포한다. 生殖器(생식기)를 環繞(환요)하고 上向(상향) 小腹(소복)으로와 任脈(임맥)의 曲骨(곡골), 中極(중극), 關元(관원)⑨ 등을 교회하고 胃(위)를 끼고 올라와 肝(간)⑩에 統屬(통속)하고 膽(담)에 聯絡(연락)된다. 다시 상향하여 橫膈膜(횡격막)을 通過(통과)하여서 脈氣(맥기)가 脇肋部位(협늑부위)⑪에 분포된다. 그후 氣管(기관), 喉頭(후두)의 후면을 따라 더 위로 咽頭部(인두부)⑬로 진입하고 上顎(상악)을 지나 眼(눈)까지 올라와 眼(눈)의 周圍組織(주위조직)에 連接(연접)된다. 다시 상향하여 前額部(전액부-이마)에 분포되고 또 督脈(독맥)과 頭頂部(두정부)에서 会合(회합)⑰한다.

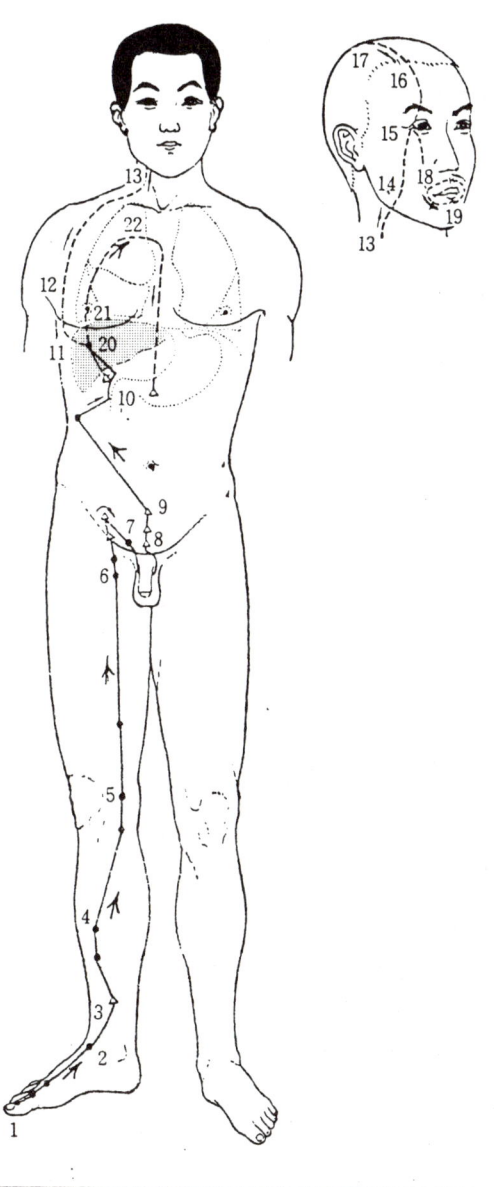

一條分支(일조분지)는 눈에서 하향하여 面頰(면협)⑱을 거쳐 입술에 도달, 입술을 環繞(환요)한다.

또다른 一條分支(일조분지)는 肝(간)⑳에서 分出(분출)하여 橫膈膜(횡격막)을 ㉑통과해서 肺(폐)㉒에 분포한다.

㉯ 關聯臟腑(관련장부)

屬(속) 肝(간)하고, 絡(락) 膽(담)한다. 아울러 肺(폐), 胃(위), 腎(신) 급 腦(뇌) 등과도 直接聯係(직접연계)된다.

㉰ 所屬經穴(소속경혈)

穴名(혈명)~14 : 穴位(혈위)~28

順番 (순번)	經穴名 (경혈명)	穴　位 (혈　위)	主　治 (주　치)
1	太　敦 (태　돈)	蹞趾外側(무지외측)·趾甲角後約1分(지갑각후약1푼)	子宮脫垂(자궁탈수)·疝痛(산통)·崩漏(붕루)·遺尿(유뇨)·昏厥(혼궐)
2	行　間 (행　간)	第1~2趾縫間(제1~2지봉간)	月經不調(월경부조)·閉經(폐경)·頭痛(두통)·失眠(실면)·精神病(정신병)·癲癇(전간)·小兒驚風(소아경풍)·小便不利(소변불리)
3	太　衝 (태　충)	第1~2跖骨間(제1~2척골간), 趾縫上約2橫指處(지봉상약2횡지처)	頭痛(두통)·眩暈(현운)·高血壓(고혈압)·月經不調(월경부조)·崩漏(붕루)·乳腺炎(유선염)·疝氣(산기)·腹脹(복창)
4	中　封 (중　봉)	內踝前面1寸(내과전면1치), 脛骨前筋腱(경골전근건)과 蹞長伸筋腱間(무장신근건간)의 陷凹處(함요처)	遺精(유정)·小便困難(소변곤란)·疝氣(산기)·腰痛(요통)·肝病(간병)·踝痛(과통)
5	蠡　溝	內踝上5寸(내과상5치), 脛骨後緣(경골후연)	月經不調(월경부조)·小便不利(소변불리)·小腿酸痛(소퇴산

－158－

	(여 구)		통)·痛經(통경)·帶下(대하)
6	中 都 (중 도)	內踝上7寸(내과상7치), 胫骨後緣(경골후연)	月經不調(월경부조)·崩漏(붕루)·疝痛(산통)·小腹痛(소복통)·下肢關節痛(하지관절통)·肝病(간병)
7	膝 關 (슬 관)	胫骨内踝後下方(경골내과후하방), 陰陵泉後1寸(음릉천후1치)	膝内側痛(슬내측통), 咽喉痛(인후통)
8	曲 泉 (곡 천)	屈膝時(굴슬시), 膝關節内側橫紋端陷凹處(슬관절내측횡문단함요처)	子宮脫垂(자궁탈수)·陰部瘙痒痛(음부소양통)·遺精(유정)·膝及大腿内側痛(슬급대퇴내측통)
9	陰 包 (음 포)	股骨内顆上4寸(고골내과상4치), 股薄筋(고박근)과 縫匠筋之間(봉장근지간)	月經不調(월경부조)·小便不利(소변불리)·遺尿(유뇨)
10	足 五 里 (족오리)	氣冲下3寸(기충하3치), 長收筋外側(장수근외측)	小便不利(소변불리)·腹脹(복창)·嗜睡(기수)·遺尿(유뇨)·陰囊濕疹(음낭습진)·股内側痛(고내측통)
11	陰 廉 (음 렴)	氣冲下2寸(기충하2치)	月經不調(월경부조)·下肢疼痛(하지동통)·疝痛(산통)
12	急 脈 (급 맥)	氣冲外下方腹股溝處(기충외하방복고구처)	子宮脫垂(자궁탈수)·疝痛(산통)·陰莖痛(음경통)
13	章 門 (장 문)	第11肋骨端下緣(제11늑골단하연)	腹脹腸鳴(복창장명)·嘔吐(구토)·泄瀉(설사)·黃疸(황달)·胸背脇肋疼痛(흉배협늑동통)·肝脾腫大(간비종대)
14	期 門 (기 문)	乳頭下(유두하), 第6肋間隙(제6늑간극)	肋間神經痛(늑간신경통)·肝炎(간염)·肝腫大(간종대)·膽囊炎(담낭염)·胸膜炎(흉막염)·脇肋痛(협늑통)·胃神經官能症(위신경관능증)

足厥陰肝經脈(족궐음간경맥)

〈穴名(혈명)~14 : 　　　　　　穴位(혈위)~28〉

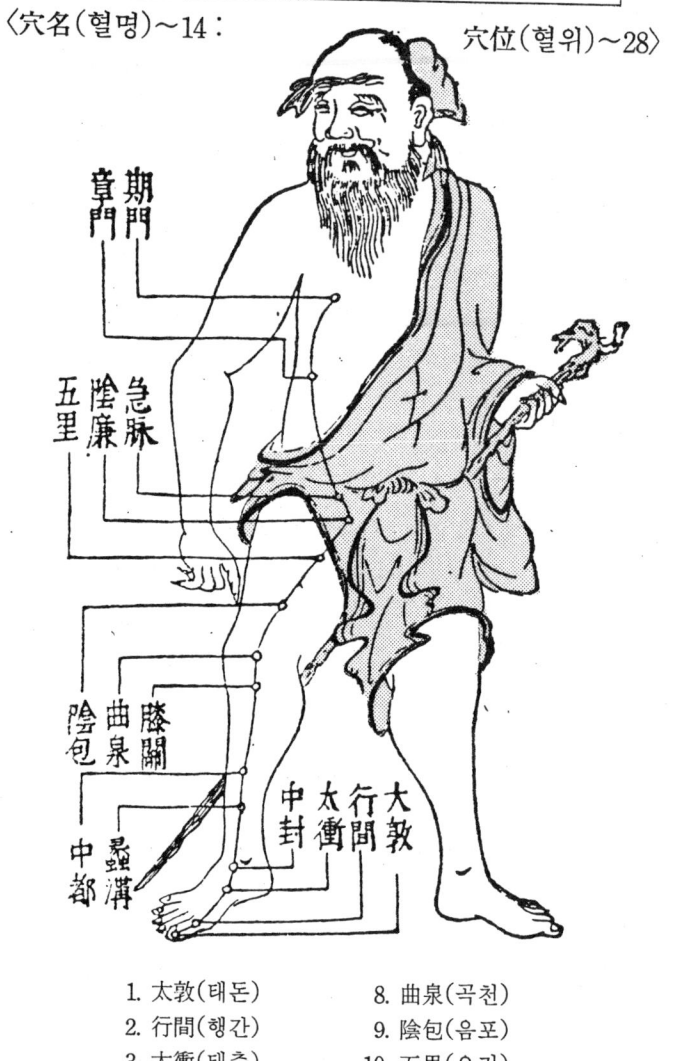

期門
章門

急脈
陰廉
五里

膝關
曲泉
陰包

中封
太衝
行間
大敦

中都
蠡溝

1. 太敦(태돈)	8. 曲泉(곡천)
2. 行間(행간)	9. 陰包(음포)
3. 太衝(태충)	10. 五里(오리)
4. 中封(중봉)	11. 陰廉(음렴)
5. 蠡溝(여구)	12. 急脈(급맥)
6. 中都(중도)	13. 章門(장문)
7. 膝關(슬관)	14. 期門(기문)

〈穴名歌訣(혈명가결)〉

- 十四 經穴 厥陰肝(십사 경혈 궐음간)
- 太衝, 中封, 蠡溝接(태충, 중봉, 여구접)
- 曲泉, 陰包, 足五里(곡천, 음포, 족오리)
- 章門, 期門 兩脇安(장문, 기문 양협안)

- 太敦 蹈趾上行間(태돈 무지상행간)
- 中都 之后 過膝關(중도 지후 과슬관)
- 陰廉, 急脈股上緣(음렴, 급맥고상연)

　　이상에 列擧(열거)한 十二經脈(십이경맥)의 流注經路(유주경로)는 이들 經脈(경맥)이 體表(체표)의 上下(상하)・左右(좌우) 각 부위의 사이에 밀접히 연관되었고, 肢體(지체) 즉 팔과 다리와 體內臟腑(체내장부) 사이에 內外(내외)로 通連(통련)하는 관계가 있음을 說明(설명)한 것이다.

　　그리고 十二經脈(십이경맥)의 各經脈(각경맥)은 流注順行(유주순행)의 途中(도중)에 他經脈(타경맥)의 經穴(경혈)을 交叉(교차)하기도 하는데 이런 경우 交叉(교차)되는 經穴(경혈)을 交叉(교차)하는 經脈(경맥)의 交會穴(교회혈)이라고 한다.

　　十二經脈(십이경맥)의 各經脈(각경맥)에 속한 交會穴(교회혈)은 다음과 같다.

● 十二經脈(십이경맥)의 交會穴表(교회혈표) ●

順番 (순번)	經　脈 (경　맥)	交　會　穴 (교　회　혈)
1	手太陰肺經脈(수태음폐경맥)	없음
2	手陽明大腸經脈(수양명대장경맥)	● 秉風(병풍)~小腸經脈(소장경맥) ● 大椎(대추)~督脈(독맥) ● 人中(인중)~督脈(독맥) ● 地倉(지창)~胃經脈(위경맥)
3	足陽明胃經脈(족양명위경맥)	● 迎香(영향)~大腸經脈(대장경맥) ● 睛明(정명)~膀胱經脈(방광경맥) ● 上關(상관)・懸釐(현리)・頷厭(함염)~膽經脈(담경맥)

		• 人中(인중)·神庭(신정)·大椎(대추)~督脈(독맥) • 承漿(승장)·上脘(상완)·中脘(중완)~任脈(임맥)
4	足太陰脾經脈(족태음비경맥)	• 中極(중극)·關元(관원)·下脘(하완)~任脈(임맥) • 日月(일월)~膽經脈(담경맥) • 期門(기문)~肝經脈(간경맥) • 中府(중부)~肺經脈(폐경맥)
5	手少陰心經脈(수소음심경맥)	없음
6	手太陽小腸經脈(수태양소장경맥)	• 大椎(대추)~督脈(독맥) • 上脘(상완)·中脘(중완)~任脈(임맥) • 睛明(정명)·大杼(대저)·附分(부분)~膀胱經脈(방광경맥) • 和髎(화료)~三焦經脈(삼초경맥) • 瞳子髎(동자료)~膽經脈(담경맥)
7	足太陽膀胱經脈(족태양방광경맥)	• 曲鬢(곡빈)·率谷(솔곡)·浮白(부백)·頭竅陰(두규음)·完骨(완골)·頭臨泣(두임읍)~膽經脈(담경맥) • 神庭(신정)·百會(백회)·腦戶(뇌호)·大椎(대추)·陶道(도도)~督脈(독맥)
8	足少陰腎經脈(족소음신경맥)	• 三陰交(삼음교)~脾經脈(비경맥) • 長強(장강)~督脈(독맥) • 關元(관원)·中極(중극)~任脈(임맥)
9	手厥陰心包經脈(수궐음심포경맥)	없음
10	手少陽三焦經脈(수소양삼초경맥)	• 秉風(병풍)·顴髎(권료)·聽宮(청궁)~小腸經脈(소장경맥) • 瞳子髎(동자료)·上關(상관)·頷厭(함염)·懸釐(현리)·肩井(견정)~膽

		經脈(담경맥)
		• 大椎(대추)~督脈(독맥)
11	足少陽膽經脈(족소양담경맥)	• 頭維(두유)・下關(하관)~胃經脈(위경맥)
		• 翳風(예풍)・角孫(각손)・和髎(화료)~三焦經脈(삼초경맥)
		• 聽宮(청궁)・秉風(병풍)~小腸經脈(소장경맥)
		• 大椎(대추)~督脈(독맥)
		• 章門(장문)~肝經脈(간경맥)
		• 上髎(상료)・次髎(차료)~膀胱經脈(방광경맥)
		• 天池(천지)~心包經脈(심포경맥)
		• 天容(천용)~小腸經脈(소장경맥)
12	足厥陰肝經脈(족궐음간경맥)	• 三陰交(삼음교)・衝門(충문)・府舍(부사)~脾經脈(비경맥)
		• 曲骨(곡골)・中極(중극)・關元(관원)~任脈(임맥)

交會穴(교회혈)은 臨床上(임상상) 많이 쓰고 있는데 한번의 刺戟(자극)으로 두 經脈(경맥) 이상의 경맥에 자극을 傳導(전도)할 수 있는 利點(이점)이 있기 때문이다.

제 3 절   十二經脈(십이경맥)의 病候(병후)

十二經脈(십이경맥)은 肢體(지체)・臟腑(장부)에 있어서의 流注順行(유주순행)이 정상적인 상황에서는 氣血(기혈)을 運行(운행)하고, 人體(인체)의 全身(전신) 즉 組織(조직)과 器官(기관)등을 滋養(자양)하는 作用(작용)을 하는데 만약 어떤 發病因子(발병인자)의 侵襲(침습)을 받거나 攝生(섭생) 또는 感情(감정)의 극심한 變化(변화)에 따라 모든 조직과 기관의 生理機能(생리기능)에 異常變化(이상변화)가 생겼을 때에는 經脈(경맥)과 絡脈(낙맥) 즉 經絡(경락)이 그 聯關部位(연관부위)를 통해서 각종의 症狀(증상)이나 徵候(징후)를 反映(반영)하게 된다. 이것이 바로 十二經脈(십이경맥)의 病候(병후)인 것이다.

十二經脈(십이경맥)의 病候(병후)는 한의학의 診察(진찰)과 診斷(진단) 및 治療(치료)에 있어서 重要(중요)한 역활을 하고 있을 뿐 아니라 특히 辨證施治(변증시치)에 있어서 指導的(지도적)인 역할을 하고 있다.

十二經脈(십이경맥)의 病候(병후)는 다음과 같이 두개 方面(방면)으로 나눈다.

十二經脈病候(십이경맥병후)ㅡ ┌ 外經病候(외경병후)
　　　　　　　　　　　　　　　 └ 內臟病候(내장병후)

이것은 肢體(지체) 혹은 臟腑(장부)에서 出現(출현)하는 서로 다른 症狀(증상)에 따라 分類(분류)한 것이다. 經絡(경락) 즉 경맥과 낙맥은 '內屬臟腑(내속장부), 外絡肢節(외락지절)'이라는 原理(원리)에 의거하면 內外(내외) 즉 속과 겉 사이에는 밀접한 연관이 있다. 고로 外經病候(외경병후)가 深入(심입~깊이 들어가)하여 臟腑(장부)의 病候(병후)로 轉化(전화)될 수 있고 장부의 병후도 체표에 反映(반영)되어 외경병후를 나타낼 수 있다.

이상 두 종류의 병후는 單獨(단독)으로 出現(출현)할 뿐 아니라 內外(내외)로 轉化(전화)할 수 있어서 임상상 왕왕 同時(동시)에 나타나기도 한다. 이 밖에도 發病(발병)한 經脈(경맥)과 有關(유관)한 臟腑(장부) 및 經絡(경락)에도 주의해야 한다.

그러므로 病候(병후)를 診察(진찰)함에 있어서 반드시 人體(인체)는 統合體(통합체)라는 관점에 의거하여 外經(외경)과 內臟(내장)의 병후에 대하여 종합적으로 분석하며 審察(심찰)하여야 한다.

十二經脈(십이경맥)의 病候(병후)는 經脈別(경맥별)로 살펴보면 다음과 같다.

(一) 手太陰肺經脈(수태음폐경맥)의 病候(병후)

㉮ 外經病候(외경병후)

惡寒發熱(오한발열)·無汗(무한) 혹은 汗出(한출)·鼻塞(비색~코가 막힘)·頭痛(두통)·鎖骨窩(쇄골와)의 疼痛(동통)~缺盆穴(결분혈)의 부위가 아픔·胸痛(흉통)·肩背痛(견배통)·手臂冷痛(수비냉통~손과 팔이 차면서 아픔) 등

㉯ 內臟病候(내장병후)

咳嗽(해수~기침)·哮喘(효천~숨을 헐떡임)·氣急(기급~숨을 몰아 쉼)·胸部滿悶(흉부만민~가슴이 그득하고 답답함)·吐痰涎(토담연~가래와 걸다란 침을 토함)·咽喉乾燥(인후건조)·尿色變(요색변)·心煩(심번~속이 후끈후끈 다름)·唾血(타혈~침에 피가 섞임)·手掌發熱(수장발열~손바닥에 열이 남)·때로는 腹部脹滿(복부창만~배가 더부룩함)과 大便溏泄(대변당설~설사 같은 묽은 똥)을 수반한다.

(二) 手陽明大腸經脈(수양명대장경맥)의 病候(병후)

㉮ 外經病候(외경병후)

發熱(발열)·口渴(구갈~입이 마름)·咽喉疼痛(인후동통)·鼻

出血(비출혈)·齒痛(치통)·目赤痛(목적통)·頸部腫脹(경부종 창~목이 붓고 뿌듯함)·肩胛(견갑) 및 上臂疼痛(상비동통)과 熱感 (열감)을 수반하는 發赤腫脹(발적종창) 혹은 寒冷感(한냉감)·示 指(시지)의 活動不便(활동불편) 등

㉯ 內臟病候(내장병후)

臍腹部疼痛(제복부동통) 혹은 移動性(이동성)의 腹痛(복통)· 腸鳴(장명~배에서 소리가 남)·水樣便(수양변~물같은 설사) 혹 은 黃色粘液便(황색점액변~누렇고 끈적끈적한 똥) 때로는 氣急 喘逆(기급천역~숨을 몰아 급히 쉬고 헐떡임)을 병발할 때도 있다.

(三) 足陽明胃經脈(족양명위경맥)의 病候(병후)

㉮ 外經病候(외경병후)

高熱(고열) 혹은 瘧疾(학질)·顔面紅潮(안면홍조)·發汗(발 한)·神昏譫語(신혼섬어~정신이 흐려 헛소리를 함)·狂躁(광조~ 미쳐 날뜀)·때로는 惡寒(오한) 혹은 目痛(목통~눈이 아픔)·鼻 乾燥(비건조) 및 鼻出血(비출혈~코피가 남)·口脣生瘡(구순생 창~입술이 헐음)·咽喉痛(인후통)·頸部腫脹(경부종창)·口眼喎 斜(구안괘사)·胸部疼痛(흉부동통)·下肢(하지)의 發赤腫脹(발적 종창~벌겋게 붓고), 疼痛(동통) 혹은 下肢(하지)의 冷感(냉감) 등.

㉯ 內臟病候(내장병후)

腹部膨大(복부팽대)·脹滿(창만)·腹水(복수)·不眠(불면) 혹 은 癲狂(전광~미쳐 지랄병을 함)·消穀善饑(소곡선기~소화가 잘되어 배가 자주 고픔)·黃色尿(황색뇨) 등.

(四) 足太陰脾經脈(족태음비경맥)의 病候(병후)

㉮ **外經病候**(외경병후)

頭重(두중~머리가 무직함)·體重(체중~몸이 천근 같음)·身熱(신열)·手足脫出感(수족탈출감~손발에 힘이 쏙 빠짐)·顎頰部疼痛(악협부 동통~턱과 뺨이 아픔)·舌屈伸不利(설굴신불리~혀가 잘 돌아가지 않음)·四肢肌肉(사지기육)의 痿削(위삭~팔다리의 살이 파리해짐) 또는 大腿(대퇴)와 膝部冷感(슬부냉감) 혹은 下肢浮腫(하지부종~다리가 부음) 등.

㉯ **內臟病候**(내장병후)

胃脘痛(위완통~위 속이 아픔)·水樣便(수양변~물같은 설사) 혹은 未消化便(미소화변)·腸鳴(장명)·惡心嘔吐(오심구토~메스껍고 토함)·腹部痞塊(복부비괴~뱃속이 결리고 뭉쳐있음)·飲食量減少(음식량 감소) 혹은 黃疸(황달)·腹滿腫脹(복만종창~배가 더부룩하고 부어오름)·小便不利(소변불리) 등.

(五) **手少陰心經脈**(족소음신경맥)의 **病候**(병후)

㉮ **外經病候**(외경병후)

身熱(신열)·頭痛(두통)·目痛(목통)·胸背疼痛(흉배동통~가슴과 등이 아픔)·咽乾(인건~목이 건조함)·口渴多飲(구갈다음)·手掌熱感(수장열감~손바닥이 뜨거움) 혹은 疼痛(동통~아픔) 또는 水足逆冷(수족역냉~손발이 차가움)·肩胛(견갑) 및 前臂內側疼痛(전비내측동통~팔꿈치 밑의 팔 안쪽이 아픔) 등.

㉯ **內臟病候**(내장병후)

心痛(심통~왼쪽 젖가슴 밑이 아픔)·胸脇支滿疼痛(흉협지만동통~가슴과 옆구리가 그득하며 아픔)·脇下痛(협하통~옆구리 밑이 아픔)·心煩(심번~가슴이 두근거리며 얼굴이 확확 달아 오

-167-

름)·氣急(기급~숨을 몰아 쉼)·不眠(불면)·眩暈(현운~어지럽고 쓰러질 것 같음)·昏倒(혼도~정신을 잃고 쓰러짐) 혹은 精神障碍(정신장애) 등.

(六) 手太陽小腸經脈(수태양소장경맥)의 病候(병후)

㉮ 外經病候(외경병후)

口舌糜爛(구설미란~입속과 혀가 헤어져 덧나고)·下顎(하악~아랫턱)과 頰部疼痛(협부동통~뺨이 아픔)·咽喉痛(인후통)·流淚(유루~눈물이 흐름)·頸項强直(경항강직~목이 뻗뻗하고 꼿꼿함)·肩臂外側疼痛(견비외측동통~어깨와 팔 바깥쪽이 아픔)등.

㉯ 內臟病候(내장병후)

下腹部脹滿(하복부창만~아랫배가 그득하고 부어오름) 및 疼痛(동통)· 腰部(요부)로 이어지는 放散痛(방산통~퍼지면서 아픔)·下腹部痛(하복부통) 및 睾丸牽引感(고환견인감~불알이 땡김)·大便泄瀉(대변설사) 혹은 腹痛(복통)·燥屎(조시~굳은 똥)과 便秘(변비) 등.

(七) 足太陽膀胱經脈(족태양방광경맥)의 病候(병후)

㉮ 外經病候(외경병후)

寒熱(한열)·頭痛(두통)·項强(항강~목이 뻣뻣함)·腰脊疼痛(요척동통)·鼻塞(비색~코가 막힘)·眼痛流淚(안통유루~눈이 아프며 눈물이 남)·大腿(대퇴), 膝窩(슬와), 下腿(하퇴), 足部(족부)의 疼痛(동통) 등.

㉯ 內臟病候(내장병후)

下腹部(하복부)의 脹滿(창만) 및 疼痛(동통)·小便不利(소변불리) 혹은 尿閉(요폐~오줌이 나오지 않음) 또는 遺尿(유뇨~오줌을 쌈), 意識障碍(의식장애)·角弓反張(각궁반장~좌반뒤집기) 등.

(八) 足少陰腎經脈(족소음신경맥)의 病候(병후)

㉮ 外經病候(외경병후)

背脊疼痛(배척동통~등과 등뼈가 아픔)·腰痛(요통)·兩足逆冷(양족역냉~발이 끝에서부터 몹시 냉함)·足萎無力(족위무력~다리에 힘이 없음)·口乾(구건)·咽痛(인통) 혹은 髀部(비부~넓적다리부위)와 下肢部後面(하지부후면)의 疼痛(동통)·足底痛(족저통~발바닥이 아픔) 등.

㉯ 內臟病候(내장병후)

眩暈(현운)·顔面浮腫(안면부종~얼굴이 부음)·顔面灰暗(안면회암~얼굴이 잿빛같이 검음)·目視模糊(목시모호~눈이 흐리고 침침함)·氣短(기단~숨을 짧게 몰아 쉼)·呼吸逼迫(호흡핍박~쉼쉬기가 괴로움)·嗜眠(기면~잠을 너무 잠) 혹은 心煩(심번)·水樣便(수양변)·久泄(구설~계속 설사를 함)·排尿困難(배뇨곤란)·腹部脹滿(복부창만)·惡心嘔吐(오심구토)·陽萎(양위~양기부족) 등.

(九) 手厥陰心包經脈(수궐음심포경맥)의 病候(병후)

㉮ 外經病候(외경병후)

頭項强直(두항강직~머리와 목이 뻣뻣하고 꼿꼿함)·手足痙攣(수족경련)·顔色紅潮(안색홍조) 혹은 眼痛(안통)·腋窩部腫脹

(액와부종창~겨드랑이 밑이 부어 오름)·肘臂部(주비부~팔꿈치와 팔)의 拘攣不能屈伸(구련불능굴신~땡기고 경련이나 구부리고 펴기가 어려움) 혹은 手掌熱感(수장열감~손바닥에 열이 남) 등.

㉯ 內臟病候(내장병후)

譫語(섬어~헛소리를 함)·意識障碍(의식장애)·心煩(심번)·胸脇部脹滿(흉협부창만~가슴과 옆구리가 뿌듯하고 그득함) 및 苦悶感(고민감~괴롭고 답답함)·舌不能言(설불능어~혀가 굳어 말이 잘 안나오고)·心悸不寧(심계불영~가슴이 두근거려 마음이 편치 못함)·心痛(심통)·喜笑不止(희소부지~히죽히죽 웃고) 등의 精神異常(정신이상) 등.

(十) 手少陽三焦經脈(수소양삼초경맥)의 病候(병후)

㉮ 外經病候(외경병후)

咽喉部腫痛(인후부종통)·頬部疼痛(협부동통~뺨이 아픔)·目赤痛(목적통)·耳聾(이농)·耳後(이후) 및 肩臂外側疼痛(견비외측동통) 등.

㉯ 內臟病候(내장병후)

腹部脹滿(복부창만)·小腹硬滿(소복경만~아랫배가 딴딴하고 그득함)·小便不通(소변불통)·頻尿(빈뇨~오줌이 자주 나옴)·尿意逼迫(요의핍박~오줌 마려운 기가 자주 생김)·皮膚虛浮(피부허부~피부가 약하며 들뜨고)·水腫(수종~온몸이 붓고)·遺尿(유뇨~오줌을 쌈) 등.

(十一)足少陽膽經脈(족소양담경맥)의 病候(병후)

㉮ 外經病候(외경병후)

寒熱往來(한열왕래~춥고 또 열이 왔다갔다 함)·頭痛(두통)·
瘧疾(학질)·面色灰暗(면색회암~얼굴색이 잿빛 같이 검음)·眼痛
(안통)·下顎痛(하악통~아래 턱이 아픔)·腋窩部腫脹(액와부종
창~겨드랑이 밑이 부어오름)·連珠瘡(연주창)·耳聾(이농)·難
聽(난청)·髀大腿部(비대퇴부~넓적다리), 膝(슬) 및 腓骨部(비골
부~정강이뼈 부위)의 疼痛(동통) 등.

㉯ 內臟病候(내장병후)

脇肋部(협늑부~옆구리)의 疼痛(동통)·嘔吐(구토)·口苦(구
고~입이 씀)·胸痛(흉통) 등.

(十二)足厥陰肝經脈(족궐음간경맥)의 病候(병후)

㉮ 外經病候(외경병후)

頭痛(두통)·眩暈(현운)·視物模糊(시물모호~눈이 아물거려
잘 안보임)·耳鳴(이명)·發熱(발열)·심하면 手足痙攣(수족경
련) 등.

㉯ 內臟病候(내장병후)

脇肋脹滿(협늑창만~갈빗대가 뿌듯함) 및 疼痛(동통~아픔)·
腹部痞塊(복부비괴~뱃속이 결리며 덩어리가 있음)·胸脘部滿悶
(흉완부만민~가슴과 위 부위가 답답하고 그득함)·腹痛(복통)·
嘔吐(구토)·黃疸(황달) 혹은 梅核氣(매핵기~목에 매실씨가 걸린
것 같은 느낌)·未消化便(미소화변~먹은 음식이 그대로 나오는
설사)·小腹痛(소복통)·疝氣(산기~생식기가 땡기고 아픔)·遺
尿(유뇨)·尿閉(요폐~오줌을 못눔)·黃色尿(황색뇨) 등.

- 是動病(시동병)과 所生病(소생병) -

黃帝內經(황제내경)·靈樞(영추)·經脈篇 第十(경맥편 제10)의 十二經脈候(십이경맥후)에는 是動病(시동병)과 所生病(소생병)이 라는 두 종류의 症候群(증후군)이 있다.

역대에 醫書(의서)에는 是動病(시동병)과 所生病(소생병)이 갖 는 意義(의의)를 여러 가지로 해석하여 왔다. 그러나 이것들을 종 합하여 보면 다음과 같다.

① 是動病(시동병)

邪氣(사기)가 經脈(경맥)에 흐르는 經氣(경기)에 中(중~들어 가)하여 正氣(정기)의 運行(운행)을 阻止(조지)하고 氣(기)에 이 상한 변동을 일으켜서 생기는 病(병)을 是動病(시동병)이라 한 다.

② 所生病(소생병)

邪氣(사기)가 經脈(경맥)을 따라 經氣(경기)와 같이 흐르는 血 (혈)에 中(중~들어가)하여 血液(혈액)의 흐름이 閉塞(폐색)되고 經脈(경맥)의 濡養(유양)이 불가능해진다. 이렇게 血(혈)에 의해 생기는 病(병)을 所生病(소생병)이라 한다.

제 4 절　經絡病候(경락병후)의 發展(발전)과 辨證方 法(변증방법)

제3절에 적은 十二經脈(십이경맥)의 病候(병후)는 外經病候(외경병후)와 內臟病候(내장병후)가 包括(포괄)된 것으로 한의학의 辨證分類(변증분류) 즉 證候論(증후론)의 기초가 되고 있다. 이것이 歷代醫家(역대의가)들의 임상실천을 통하여 充實(충실)하게 되고 발전되어 왔다. 辨證方法(변증방법) 즉 辨證施治(변증시치)는 한의학의 診斷(진단)과 治療(치료)에 있어서 모든 중요한 작용을 해 왔으며 현재에 이르기까지 임상상 일정한 指導的價値(지도적가치)를 갖고 있다.

漢醫學(한의학)은 證(증)의 의학이라고 할만큼 證(증)이 중요시되고 있다. 한의학의 기초이론은 證(증)을 究明(구명)하기 위한 理論(이론)이고 診斷(진단) 역시 證(증)을 파악하기 위한 手段(수단)인 것이다. 治療(치료) 또한 證(증)을 대상으로 하였으며 이로 인해 辨證施治(변증시치)라 하는 것이다.

證(증)이란 무엇인가 하면 人體(인체)가 정상적인 생리기능을 상실하였을 경우 系統的(계통적)으로 나타나는 여러가지 자질구레한 症狀(증상) 즉 병의 상태를 統合(통합)하여 말하는 것이다. 즉 證候(증후)는 症狀群(증상군)을 말하는 것이다. 그러므로 症候(증후)의 변화를 정확히 파악하여 이를 分類(분류)하는 것은 결국 임상적으로 疾病(질병)을 인식하는 기본이 되는 것이다.

證(증)을 分類(분류)하는 方法(방법)을 대체로 다음과 같은 것들이다.

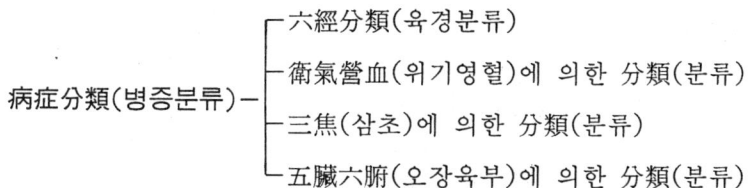

病症分類(병증분류) ─┬─ 六經分類(육경분류)
　　　　　　　　　　├─ 衛氣營血(위기영혈)에 의한 分類(분류)
　　　　　　　　　　├─ 三焦(삼초)에 의한 分類(분류)
　　　　　　　　　　└─ 五臟六腑(오장육부)에 의한 分類(분류)

(一) 六經分類(육경분류)~六經病證(육경병증)

六經病(육경병)이란 傷寒論(상한론)에 의한 분류방법으로 太陽病(태양병)·陽明病(양명병)·少陽病(소양병)·太陰病(태음병)·少陰病(소음병)·厥陰病(궐음병)을 말한다. 이것은 外感性疾病(외감성질병)의 진행하는 과정에 따라 질병의 형태를 6종으로 구분한 것이다. 질병이 처음 발생될 때는 인체의 正氣(정기)가 쇠약하지 않기 때문에 病證(병증)은 陽性反應(양성반응)을 나타내게 되는데 이 시기를 太陽(태양)·陽明(양명)·少陽(소양)의 三陽期(삼양기)로 구분한다.

따라서 三陽病(삼양병)은 熱證(열증)·實證(실증)을 나타내게 된다. 그러나 질병이 어느 정도 진행하면, 인체의 正氣(정기)도 점차 쇠약해져서 病狀(병상)의 반영도 沈衰(침쇠)해지는데, 이때가 즉 三陰證(삼음증)의 시기다. 따라서 三陰證(삼음증)은 대부분 寒證(한증)·虛證(허증)에 속한다. 外感病(외감병)의 邪(사)는 表(표)에서 裏(리)로 점차 옮겨가기 때문에 太陽病(태양병)은 外感病(외감병)의 初期症候(초기증후)이며 表證(표증)이다. 邪(사)가 表(표)에서 裏(리)로 들어가면 陽明病(양명병)이 되고, 邪(사)가 半表半裏(반표반리)에 머무르면 少陽病(소양병)이 된다. 이 三陽病期(삼양병기)에 질병이 치유되지 않으면 正氣(정기)도 그간 상당히 쇠약해졌으므로 그 虛(허)를 틈타 邪(사)는 陰經(음경)으로 이행하게 된다. 따라서 三陰證(삼음증)은 正氣(정기)의 虛(허)로 인한 病證(병증)이다.

(1) 六經病(육경병)의 證候(증후)

㉮ 太陽病(태양병)의 證候(증후)

太陽病(태양병)은 일반적으로 外感病(외감병)의 초기에 나타난
다. 風寒(풍한)의 病邪(병사)가 表(표)에 있는 것이므로 그 증상도
表(표)에 나타나서 表證(표증)이라 한다. 太陽病(태양병)에는 表虛
(표허)와 表實(표실)의 구별이 있다. 表虛(표허)를 中風(중풍)이라
하고, 表實(표실)을 傷寒(상한)이라 한다. 이들 외에 溫病(온병)도
太陽病(태양병)의 증상을 가지고 있다. 온병의 원인은 鬱熱(울열)
이므로 風寒(풍한)에 의한 傷寒中風(상한중풍)증과는 구별된다.
이들이 太陽病(태양병)의 주요한 三類型(삼유형)이다.

• 太陽病(태양병)의 證候表(증후표) •
—中風(중풍)·傷寒(상한)·溫病(온병)의 比較表(비교표)—

病名 (병명)	主 要 症 狀 (주 요 증 상)	脈象 (맥상)	舌苔 (설태)	鑑 別 (감 별)
中風 (중풍)	發熱(발열)·惡風(오풍)·頭痛(두통)·項 强(항강)·汗出(한출)	浮緩 (부완)	薄白 (박백)	惡風(오풍)·有汗 (유한)·脈緩(맥완)
傷寒 (상한)	發熱(발열) 혹은 不發熱(불발열)·惡 寒(오한)·無汗(무한)·頭痛(두통)·身痛 (신통)·腰疝(요산)·骨節痛(골절통)·嘔 逆或喘(구역혹천)	浮緊 (부긴)	薄白 (박백)	惡寒(오한)·無汗 (무한)·脈緊(맥긴)
溫病 (온병)	發熱(발열)·不惡寒(불오한)·頭痛(두 통)·口渴(구갈)	浮數 (부삭)	舌紅·白 淡黃(설 홍·백담 황)	不惡寒(불오한)·口 渴(구갈)·脈數(맥 삭)

㉯ 陽明病(양명병)의 證候(증후)

太陽病(태양병)이 해제되지 않으면 필연적으로 病邪(병사)는
안으로 들어가 陽明病(양명병)이 된다. 양명병은 裏熱(이열)이 성
하므로 裏熱實證(이열실증)이라 약칭한다.

양명병에는 다시 經證(경증)과 腑證(부증)의 구분이 있다. 腑證

(부증)이란 邪熱(사열)이 胃腸(위장)으로 전입된 것이다.

• 陽明病(양명병)의 證候表(증후표) •

陽明病 (양명병)	主要症狀 (주요증상)	脈象 (맥상)	舌苔 (설태)	鑑別 (감별)
經證 (경증)	高熱(고열)계속·不惡寒(불오한)·惡熱 (오열)·口渴慾飮水(구갈욕음수)·心煩 (심번)·汗出(한출)	洪大 (홍대) 浮滑 (부활)	舌赤 (설적) 舌黃 (설황)	便秘腹痛(변비복 통)·燥尿內結(조뇨 내결) 등의 증상이 없다.
腑證 (부증)	潮熱有汗(조열유한)·口渴煩躁(구갈번 조)·譫語(섬어)·腹滿硬堅(복만경견)· 氣短喘急(기단천급)·大便秘結(대변비 결)·神志昏亂(신지혼란)	沈實 (침실) 有力 (유력)	黃燥厚 膩(황조 후니)· 灰黑乾 燥(회흑 건조)	便秘腹痛(변비복 통)·腸尿內結(장뇨 내결) 등의 증상이 있다.

㉰ 少陽病(소양병)

少陽病(소양병)은 表證(표증)에도 속하지 않고 裏證(이증)에도 속하지 않으며, 表裏(표리)의 중간에서 발생된다고 하여, 半表半裏證(반표반리증)이라 한다.

• 少陽病(소양병)의 證候表(증후표) •

病名 (병명)	主要症狀 (주요증상)	脈象 (맥상)	鑑別 (감별)
半表半裏證 (반표반리증)	口苦(구고)·咽乾(인건)·目眩(목현)· 寒熱往來(한열왕래)·胸脇苦滿(흉협고 만)·心煩(심번)·慾吐(욕토)	脈弦 (맥현)	往來寒熱 (왕래한열)

㉱ 太陰病(태음병)의 證候(증후)

발열증상은 비교적 적으며 三陰病(삼음병)은 일반적으로 虛證(허증)의 주가 된다. 太陰病(태음병)과 陽明病(양명병)은 中土(중토)의 질병이지만, 太陰病(태음병)은 濕寒(습한)의 虛證(허증)이고, 陽明病(양명병)은 燥熱(조열)의 實證(실증)이다.

• 太陰病(태음병)의 證候表(증후표) •

病名 (병명)	主要症狀 (주요증상)	脈象 (맥상)	舌苔 (설태)	鑑別 (감별)
太陰病 (태음병)	腹滿(복만)·嘔吐(구토)·食不下(식불하)·自利(자리)·不渴(불갈)·腹痛(복통)	緩弱 (완약)	白色 (백색)	口不渴(구불갈)·脈緩(맥완)·無熱(무열)·自利(자리)

㉤ 少陰病(소음병)의 證候(증후)

少陰病(소음병)은 心腎(심신)의 陽氣(양기)가 부족하기 때문에 전신에 虛寒證(허한증)이 나타난다. 한편 陰虛(음허)로 內熱(내열)이 생기는 수가 있는데, 이것은 虛熱(허열)이다.

• 少陰病(소음병)－虛寒(허한)·虛熱(허열)의 證候表(증후표) •

病名 (병명)	主要症狀 (주요증상)	脈象 (맥상)	舌苔 (설태)	鑑別 (감별)
虛寒證 (허한증)	欲寐(욕매)·惡寒(오한)·身倦(신권)·自利(자리)·嘔吐(구토)·四肢厥冷(사지궐냉)	微細 (미세)		脈微細(맥미세)·欲寐(욕매)·肢厥冷(지궐냉)
虛熱證 (허열증)	心中煩(심중번)·橫臥不能(횡와불능)·泄瀉(설사)·咽痛(인통)·胸滿(흉만)·口咽乾燥(구인건조)	細數 (세삭)	舌紅 (설홍)	心煩(심번)·橫臥不能(횡와불능)·泄瀉(설사)·咽痛(인통)·胸滿(흉만)

㉥ 厥陰病(궐음병)의 證候(증후)

厥陰(궐음)은 三陰經(삼음경)의 最末端(최말단)이기 때문에 正

邪(정사)가 抗爭(항쟁)하는 최종선이다. 그래서 陰陽(음양)이 서로 얽혀 寒證(한증)과 熱症(열증)이 혼동해서 나타난다.

• 厥陰病(궐음병)의 證候表(증후표) •

病名 (병명)	主要症狀 (주요증상)	脈象 (맥상)	鑑別 (감별)
經病 (경병)	舌卷(설권)·囊縮(낭축)·四肢厥逆(사지궐역)·小腹痛(소복통)·乾嘔(건구)·吐沫(토말)	極微 (극미)	舌卷(설권)·囊縮(낭축)·吐沫(토말)

(2) 六經病(육경병)의 轉變(전변)

病(병)의 轉變(전변)은 邪氣(사기)와 正氣(정기)의 强弱(강약)에 달려 있다. 正氣(정기)가 强(강)하면 病邪(병사)가 침범하여도 전변할 수가 없고, 설혹 전변한다 하여도 대부분 三陽證(삼양증)에서 치유가 된다. 그러나 正氣(정기)가 虛弱(허약)하고, 邪氣(사기)가 왕성하면 병은 三陽經(삼양경)에서 치유되지 않고, 三陰經(삼음경)으로 옮기게 된다. 그외에는 誤治(오치)로 인하여 전변되는 경우가 있고, 外邪(외사)가 三陰經(삼음경)에 直中(직중)하는 경우도 있다. 또 陽經(양경)이 동시에 감염되는 경우도 있다.

㉮ 傳經(전경)

傳經(전경)이란 一經(일경)의 證候(증후)가 轉變(전변)하여 다른 一經(일경)의 證候(증후)로 변하는 것을 말한다. 外感病(외감병)은 대부분 病邪(병사)가 밖에서 침입하여 서서히 裏(리)로 발전 이행하기 때문에 병증도 표증에서 리증으로 移行(이행)한다. 그래서 外感病(외감병)의 일반적인 傳經(전경)은 太陽表證(태양표증)에서 陽明裏證(양명이증)으로 轉變(전변)되거나 혹은 少陽(소양)의 半表半裏(반표반리)증으로 전변된다. 그리고 正氣(정기)가 虛(허)하면 太陰(태음)·少陰(소음)·厥陰(궐음)의 순으로 轉變(전변)하는 과정을 거친다. 그러나 예외로 隔經(격경)·兩感(양감)·直中(직중)의 경우도 없지않다. 表裏相傳(표리상전)의 경우에는 太陽(태양)에서 少陰(소음)으로, 陽明(양명)에서 太陰(태음)으로, 少陽(소양)에서 厥陰(궐음)으로 各各(각각) 轉變(전변)한다.

㉯ 直中(직중)

직중이란 外邪(외사)가 三陽經(삼양경)을 경과하여 순차로 三陰經(삼음경)으로 이행하는 것이 아니고, 직접 三陰經(삼음경)에 침범하여 병변을 일으키는 것을 말한다. 直中(직중)은 대개 원기가 허약한 체질에 많다. 그 증후는 太陰(태음)·少陰證(소음증)을 나타내는 것이 대부분이다.

㉰ 裏證轉表(이증전표)

이것은 陰證(음증)이 陽證(양증)으로 轉變(전변)하는 것을 말하는데 환자의 正氣(정기)가 회복되어 병이 호전되는 현상이다.

㉱ 合病(합병)

합병이란 二經(이경) 또는 三經(삼경)에 病邪(병사)가 동시에 침범한 것으로, 太陽表證(태양표증)과 陽明裏證(양명리증)이 병발한 것을 二經合病(이경합병)이라 하고, 여기에 다시 少陽證(소양증)의 半表半裏證(반표반리증)이 나타나는 것을 三經合病(삼경합병)이라고 한다.

㉲ 倂病(병병)

이것은 병이 傳經(전경)하는 과정에서 一經(일경)의 證候(증후)가 완전히 소실되지 않았을 때 다른 經(경)의 증후가 동시에 병발하는 것을 말한다. 그러므로 완전히 傳經(전경)이 이루어지면 먼저의 經證(경증)은 소실될 것이다. 그러므로 合病(합병)과는 서로 다르다.

(二) 衛·氣·營·血(위·기·영·혈)에 의한 分類(분류)~
衛·氣·營·血病證(위·기·영·혈병증)

衛·氣·營·血(위·기·영·혈)에 의한 病證(병증)의 분류는
溫病(온병)의 辯證綱領(변증강령)이다. 衛·氣·營·血(위·기·
영·혈)에 의한 證候分類(증후분류)는 병변의 深淺(심천)을 4단
계로 구분한 것이다. 즉 病邪(병사)가 가장 얕은 곳에 있는 것이
衛分(위분)이고, 다음이 氣分(기분), 세번째가 營分(영분), 가장
깊은 곳이 血分(혈분)이다.

그래서 병증도 최초에 衛分證候(위분증후)가 나타나고 차례로
氣分證候(기분증후)·營分證候(영분증후)·血分證候(혈분증후)
의 순으로 轉變(전변)한다.

⑦ **衛分病證(위분병증)**

衛分病證(위분병증)은 表邪(표사)가 湊理(주리)를 外束(외속)
하여 나타나는 증상으로 外感病(외감병)의 초기증상이니 表證(표
증)에 속한다. 그래서 太陽病證(태양병증)과 상통한다.

⑭ **氣分病證(기분병증)**

邪(사)가 氣分(기분)에 들어가면 表證(표증)은 없어지고, 裏證
(이증)이 나타난다. 이것은 陽明病證(양명병증)과 상통한다.

⑭ **營分病證(영분병증)**

邪(사)가 營分(영분)에 침범한 것은 陽明病胃氣實證(양명병위
기실증)과 공통된다.

⑭ **血分病證(혈분병증)**

邪(사)가 血分(혈분)에 들어가면 裏熱(이열)이 極盛(극성)하고
血(혈)을 妄行(망행)하게 한다.

• **衛氣營血病證(위기영혈병증)의 比較表(비교표)** •

順序 (순서)	主要症狀 (주요증상)	舌苔 (설태)	脈 (맥)
衛 (위)	發熱微惡寒(발열미오한)·咳嗽微渴(해수미갈)	薄白(박백)	浮(부)
氣 (기)	不惡寒(불오한)·惡熱(오열)·口渴(구갈)·小便色黃(소변색황)·汗出(한출)·澳濃嘔吐(오농구토)·腹滿(복만)·腹痛(복통)·大便秘結或白痢(대변비결혹백리)·灼肛(작항)·潮熱(조열)·譫語(섬어)	白(백)에서 黃(황)으로 變(변)함.	洪大滑數(홍대활삭)
營 (영)	意識不明(의식불명)·煩躁(번조)·不眠(불면)·譫語(섬어)	舌紅(설홍)	脈數(맥삭)
血 (혈)	意識不明(의식불명)·譫語(섬어)·發狂(발광)·痙攣(경련)·發斑(발반)·吐血(토혈)·衄血(뉵혈)·血便(혈변)	深紅(심홍)	細數(세삭) 혹은 弦數(현삭)

(三) 三焦(삼초)에 의한 分類(분류)～三焦病證(삼초병증)

㉮ 上焦(상초)

手太陰肺經(수태음폐경)과 手厥陰心包經(수궐음심포경)에 病邪(병사)가 侵犯(침범)하여 발병한 병증을 말한다.

㉯ 中焦(중초)

주로 足陽明胃經(족양명위경)과 足太陰脾經(족태음비경)의 病證(병증)을 말한다.

㉰ 下焦(하초)

주로 足少陰腎經(족소음신경)과 足厥陰肝經(족궐음간경)에 病邪(병사)가 침범하여 나타나는 병증을 말한다.

• 上·中·下焦(상·중·하초)의 病證比較(병증비교) •

部位 (부위)	經　屬 (경　속)	主　要　症　狀 (주　요　증　상)
上焦 (상초)	手太陰-肺(수태음-폐)	發熱惡寒(발열오한)·自汗(자한)·頭痛(두통)·咳(해)
	手厥陰-心包(수궐음-심포)	舌赤(설적)·煩躁不眠(번조불면)·意識不明(의식불명)·譫語(섬어)·舌卷(설권)·四肢厥冷(사지궐냉)
中焦 (중초)	足陽明-胃(족양명-위)	發熱(발열)·不惡寒(불오한)·惡熱(오열)·汗出(한출)·口渴(구갈)·脈大(맥대)
	足太陰-脾(족태음-비)	身熱不渴(신열불갈)·身痛(신통)·胸苦(흉고)·嘔逆(구역)·苔膩(태니)·脈緩(맥완)
下焦 (하초)	足厥陰-肝(족궐음-간)	熱深厥深(열심궐심)·心中澳濃(심중오농)·手足蠕動及攣縮(수족연동급련축)
	足少陰-腎(족소음-신)	身熱(신열)·面赤(면적)·手足心熱(수족심열)·心煩不眠(심번불면)·脣裂(순열)·舌乾燥(설건조)

(四) 五臟六腑(오장육부)에 의한 分類(분류)～五臟六腑病證 (오장육부병증)

五臟六腑(오장육부)에 의한 병증의 분류는 臟腑(장부)의 病理變化(병리변화)를 기초로 하여 歸納(귀납)한 것이다. 이것은 일반적으로 內傷病(내상병)의 辨證(변증)에 많이 응용되는 것으로서 六經(육경) 및 衛氣營血(위기영혈)·三焦(삼초)에 의한 분류와 마찬가지로 病變(병변)의 소재와 證(증)의 성질 등 임상적으로 질병을 파악하는데 필요하다.

한편 五臟(오장)과 六腑(육부)는 밀접하게 관련된 하나의 종합체로서 五臟間(오장간)에는 生克制化(생극제화)의 관계가 존재하고, 臟腑間(장부간)에는 表裏(표리)의 관계가 있다. 그러므로 질병도 이들의 상호작용에 영향을 받아 복잡하게 변화하기 때문에 이것을 모두 固定的(고정적)으로 분류할 수는 없으나 그 大綱(대강)은 인식할 수 있는 것이다.

(1) 心病(심병)의 證候(증후)

心(심)은 內臟(내장)의 主宰者(주재자)로서 전신의 혈액순환의 中樞(중추)이며 神(신)을 藏(장)한다. 따라서 病證(병증)도 그 기능면에서 나타난다. 小腸(소장)은 心(심)의 腑(부)이므로 그 영향도 병증에 반영된다.

心病(심병)은 대체로 心熱證(심열증)과 心虛證(심허증)으로 분류된다.

• 心病(심병)의 證候簡略表(증후간략표) •

性質(성질)	熱(열)	虛(허)
神 志(신 지)	笑不止(소부지)·狂氣(광기)·譫語(섬어)	心悸(심계)·憂愁(우수)·健忘(건망)
睡 眠(수 면)	心煩(심번)으로 安眠(안면)치 못함.	不眠(불면)·驚恐(경공)·多夢(다몽)·轉倒(전도)
全 身 症 狀(전 신 증 상)	顔色赤(안색적)·口渴飲水(구갈음수)·小便黃赤(소변황적)·吐血(토혈)·衄血(뉵혈)·心胸部刺痛(심흉부자통)	遺精(유정)·心中騷然饑餓(심중소연기아)·心下暴痛(심하폭통)·脇下牽引痛(협하견인통)·背痛(배통)·自汗(자한)〔陽虛(양허)〕·盜汗(도한)〔陰虛(음허)〕
脈 象(맥 상)	數(삭)	細弱(세약)
舌 苔(설 태)	舌尖赤(설첨적)	舌淡紅(설담홍)
其 他 症 狀(기 타 증 상)	重舌(중설)·木舌(목설)	

(2) 小腸病(소장병)의 證候(증후)

小腸(소장)은 음식물을 소화시켜서 清濁(청탁)을 분리하여 적소에 수송한다.

心(심)과는 表裏關係(표리관계)에 있다. 이런 기능면에서 그 증상이 나타난다. 小腸病(소장병)은 대체로 虛寒證(허한증)과 實熱證(실열증)으로 분류한다.

• 小腸病(소장병)의 證候表(증후표) •

性質(성질)	虛寒證(허한증)	實熱證(실열증)
腹 部 症 狀 (복 부 증 상)	小腹下垂痛(소복하수통)·喜按押(희안압)	小腸氣痛(소장기통)·腰脊(요척)과 睾丸(고환)에 牽引痛(견인통)함. 下腹脹(하복창)·放尿後氣分(방뇨후기분)이 좋음.
二便(이변)의 狀態(상태)	小便清長(소변청장)·尿意頻數(뇨의빈삭)하며 不利(불리)·大便赤白色混合(대변적백색혼합)	小便赤澁(소변적삽)·莖中痛(경중통)
脈(맥)	細弱(세약)	滑數(활삭)
舌(설)	薄白(박백)	苔黄膩(태황니)·舌邊(설변)은 赤色(적색)
其 他 症 狀 (기 타 증 상)		小腸癰(소장옹)

(3) 肺病(폐병)의 證候(증후)

肺(폐)는 呼吸機能(호흡기능)이 있고 전신의 氣(기)를 主宰(주재)한다.

大腸(대장)과는 表裏關係(표리관계)에 있고, 脾胃(비위)·腎臟(신장)과도 상호관계가 있다. 肺(폐)의 병변은 肺虛(폐허)·肺實(폐실)·肺寒(폐한)·肺熱(폐열)로 구분된다.

• 肺病證候(폐병증후)의 比較表(비교표) •

病名 (병명)	主 要 症 狀 (주 요 증 상)	脈象 (맥상)	舌苔 (설태)	其他症狀 (기타증상)
寒 (한)	口不渴(구불갈)·咳嗽(해수)·氣喘(기천)·痰量少色白(담량소색백)함.	浮 弦 (부 현) 或(혹) 은 滑(활)	白滑(백활)	胸脇脹痛(흉협창통)하며 平臥不能(평와불능)
熱 (열)	身熱煩躁(신열번조)·口渴(구갈)·小便不利(소변불리)·咳嗽膿痰(해수농담)·咽痛(인통)·鼻血(비혈)	洪 數 (홍 삭)	苔黃(태황) 舌尖赤(설첨적)	咽喉閉塞腫痛(인후폐색종통)·喉白點(후백점)·鼻端微紅(비단미홍)
虛 (허)	皮膚乾燥(피부건조)·言語低弱(언어저약)·呼吸細數(호흡세삭)·身冷(신냉)·自汗(자한)·潮熱盜汗(조열도한)·兩頰潮紅(양협조홍)	虛 細 (허 세) 或(혹) 은 細數(세삭)	舌淡無苔(설담무태)·眞紅色(진홍색)	喉乾燥(후건조)·顔面蒼白(안면창백)·瘦瘠(수척)·嚘聲(애성)
實 (실)	喘急(천급)·胸滿仰息(흉만앙식)·乾嘔短氣(건구단기)·胸脇脹痛(흉협창통)	滑 實 (활 실) 或(혹) 은 浮大(부대)	厚粘(후점)	咳嗽(해수)에 膿痰(농담)·肩背痛(견배통)·汗出(한출)·痰腥(담성)

(4) 大腸病(대장병)의 證候(증후)

大腸(대장)은 傳導(전도)의 官(관)이니 糟粕(조박)을 수송하는 기능이 있고, 肺(폐)와 表裏(표리)관계에 있다.

大腸病(대장병)은 주로 寒(한)·熱(열)·虛(허)·實(실)로 분류한다.

• 大腸病(대장병)의 證候比較表(증후비교표) •

性質 (성질)	全身症狀 (전신증상)	腹 部 (복부)	二 便 (이변)	脈象 (맥상)	舌苔 (설태)	其 他 (기타)
寒 (한)	手足寒冷(수족한랭)	腹痛(복통)·腸鳴(장명)	大便溏泄(대변당설)·小便清長(소변청장)	沈遲 (침지)	白滑 (백활)	

性質				數	黃燥	臟毒
熱 (열)	口脣乾燥(구순건조)	腹滿(복만)·臍腹痛(제복통)	大便硬結(대변경결)·肛門腫痛(항문종통)·水樣泄腐臭(수양설부취)·小便短赤(소변단적)	數 (삭)	黃燥 (황조)	臟毒(장독)·痔漏(치루)·便血(변혈)
虛 (허)	脫肛(탈항)·四肢厥冷(사지궐냉)	腹滿柔軟(복만유연)	慢性泄瀉(만성설사)·滑脫(활탈)	細微 (세미)	苔少 (태소)	
實 (실)	寒熱自汗(한열자한)	腹痛拒按(복통거안)·裏急後重(이급후중)·小腹疼痛(소복동통)	大便不通(대변불통)·膿血便(농혈변)이 나옴.	沈實 (침실) 滑數 (활삭)	舌乾 (설건) 黃滑 (황활)	

(5) 脾病(비병)의 證候(증후)

脾(비)와 胃(위)의 병은 합병하여 나타난다. 胃機能(위기능)은 納穀作用(납곡작용)이고 脾機能(비기능)은 運化作用(운화작용)이다.

脾病(비병)은 寒證(한증)·熱證(열증)·虛證(허증)·實證(실증)으로 분류한다. 脾病(비병)의 중요한 要因中(요인중) 하나는 思慮過多(사려과다)이다.

• 脾病證候(비병증후)의 簡略表(간략표) •

性質 (성질)	寒(한)	熱(열)	虛(허)	實(실)
全身證狀 (전신증상)	脣炎(순염)·四肢逆冷(사지역냉)·皮膚暗黃色(피부암황색)·浮腫(부종)	脣赤(순적)·皮膚黃(피부황)	面黃(면황)·脣乾燥(순건조)·消瘦(소수) 或(혹)은 浮腫(부종)·四肢寒冷(사지한냉)	身重(신중)·胸苦氣塞(흉고기색)·身痛(신통)

腹部 (복부)	腹痛不止(복통부지)	間歇的腹痛(간헐적복통)	腹部(복부)를 押按(압안)하면 氣分(기분)이 좋다.	大腹滿痛(대복만통)
飮食 (음식)	消化不良(소화불량)	少食(소식)	食事可能(식사가능)·消化不良(소화불량)	大小便不能(대소변불능)
二便 (이변)	泄瀉(설사)·淸冷(청냉)	小便黃赤(소변황적)	水樣便(수양변)	大小便不能(대소변불능)
脈(맥)	沈遲(침지)	數(삭)	虛緩(허완)	沈滑(침활)
舌(설)	舌苔(설태)	薄黃(박황)	淡滑(담활)	乾黃(건황)
其他症狀 (기타증상)		口(구)는 粘濁(점탁)	倦怠(권태)는 눕고 싶다.	

(6) 胃病(위병)의 症候(증후)

胃(위)는 水穀(수곡)의 海(해)다. 飮食不節制(음식부절제)는 胃病(위병)의 주요원인이 된다. 胃病(위병)은 寒證(한증)·熱證(열증)·虛證(허증)·實證(실증)으로 분류할 수 있다.

• 胃病證候(위병증후)의 簡略表(간략표) •

性質 (성질)	主要症狀 (주요증상)	脈象 (맥상)	舌苔 (설태)
寒 (한)	胃陽不足(위양부족)으로 寒氣(한기)가 偏勝(편승)하면 胃(위)가 脹滿(창만)하고 疼痛(동통)하며 淸涎(청연)을 吐(토)하고 四肢厥冷(사지궐냉)하다. 激痛(격통)에도 熱(열)을 좋아하고 喜按(희안)함.	右關沈遲 (우관침지)	白滑 (백활)
熱 (열)	口渴飮多(구갈음다)·飢餓感(기아감)·胸痞(흉비)·口臭(구취)·齒齦腫痛(치은종통) 或(혹)은 齒出血(치출혈)	滑數 (활삭)	舌赤津少 (설적진소)
虛 (허)	消化不良(소화불량)·胸胃痞滿(흉위비만)·噯氣(애기)·不慾食(불욕식)·脣舌淡白(순설담백)·大便泄瀉(대변설사)	右關軟弱 (우관연약)	舌色淡 (설색담) 苔小(태소)

| 實 (실) | 胃脹滿疼痛(위창만동통)·噯腐吐酸(애부토산)·大便不通(대변불통) | 實大(실대) | 黃厚(황후) |

(7) 肝病(간병)의 證候(증후)

肝(간)은 血(혈)을 藏(장)한다. 過度(과도)한 憤怒抑鬱(분노억울)등은 肝病(간병)의 원인이 된다. 腎水不足(신수부족)도 肝病(간병)을 유발한다. 肝病(간병)은 寒證(한증)·熱證(열증)·虛證(허증)·實證(실증)으로 분류할 수 있다.

• 肝病(간병)의 證候表(증후표) •

性質 (성질)	主要症狀 (주요증상)	脈象 (맥상)	舌苔 (설태)	其他 (기타)
寒 (한)	筋脈收縮(근맥수축)·陰囊攣痛(음낭연통)·疝氣(산기)·小腹脹痛(소복창통)·淸涎嘔吐(청연구토)	沈弦遲 (침현지)	苔(태)가 暗靑(암청)하며 滑(활)하고 或(혹) 白苔(백태)가 씌워져 있음.	
熱 (열)	目赤腫痛(목적종통)·淚多(누다)·口苦(구고)·口渴(구갈)·心中煩熱(심중번열)·不眠(불면)·陰內痛(음내통)·淋濁尿血(임탁뇨혈)	弦數 (현삭)	舌色赤(설색적)	肺結核性潮熱咳嗽(폐결핵성조열해수)
虛 (허)	耳鳴(이명)·夜盲羞明(야맹수명)·筋攣拘急(근련구급)·身體麻痺(신체마비)·爪枯靑(조고청)·頭眩暈(두현운)·目不明(목불명)	弦細弱 (현세약)	舌潤無苔(설윤무태)	
實 (실)	易怒(이노)·胸脇脹滿痛(흉협창만통)·小腹引痛(소복인통)·胸腹痛(흉복통)·吐酸(토산)·喘咳(천해)·手足强直(수족강직)·角弓反張(각궁반장)·頭眩(두현)·耳聾(이농)	弦强 (현강)	舌色紫(설색자)·苔黃(태황)	

(8) 膽病(담병)의 證候(증후)

膽(담)은 肝(간)과 표리관계에 있으므로 흔히 肝(간)의 病(병)과 膽病(담병)은 서로 상대방에 파급된다. 담병은 寒熱虛實(한열허실)로 證(증)을 분류한다.

• 膽病(담병)의 證候表(증후표) •

性質 (성질)	主 要 症 狀 (주 요 증 상)	脈象 (맥상)	舌苔 (설태)	兼症(겸증) 肝病(간병) 과의 共有症(공유증)
寒 (한)	夜間不眠(야간불면)·頭暈(두운)·嘔吐(구토)	遲(지)	苔白滑 (태백활)	胸胃煩悶(흉위번민)
熱 (열)	胸胃煩悶(흉위번민)·口苦(구고)·苦水(고수)를 吐(토)함. 夜間不眠(야간불면)	弦數 (현삭)	黃色 (황색)	目眩(목현)·脇痛(협통)·耳聾(이농)·易怒(이노)·黃疸(황달)·寒熱往來(한열왕래)
虛 (허)	頭眩(두현)·虛煩不眠(허번불면)·或(혹) 長嘆息(장탄식)·怔忡(정충)	弦細 (현세)	淡紅(담홍) 苔少(태소)	頭暈(두운)·易驚(이경)·物體(물체)가 흐리게 보인다.
實 (실)	胸胃滿悶(흉위만민)·欲寐(욕매)·頭側(두측) 및 目眥痛(목자통)·易怒(이노)	弦實 (현실)	赤或黃苔 (적혹황태) 있음	易怒(이노)·胸滿脇痛(흉만협통)

(9) 腎病(신병)의 證候(증후)

腎(신)은 精(정)을 藏(장)하고 眞陰(진음)의 根源(근원)이 된다. 腎病(신병)은 虛證(허증)이 많고 耳(이)·骨(골)과도 관련이 있다. 그래서 腎病(신병)은 腎陰虛證(신음허증)과 腎陽虛證(신양허증)으로 분류한다.

• 腎病(신병)의 證候表(증후표) •

性質 (성질)	主 要 症 狀 (주 요 증 상)	脈象 (맥상)	舌苔 (설태)	其 他 (기타)

陰虛 (음허)	遺精(유정)·腰痛(요통)·腰痛無力(요통 무력) 或(혹) 萎弱(위약)·耳鳴(이명)· 耳聾(이농)·眼花閃光(안화섬광)	虛細 (허세) 數 (삭)	舌赤 (설적) 苔少 (태소)	咳嗽(해수) 咳血(해혈) 夜熱(야열) 盜汗(도한)
陽虛 (양허)	精冷滑泄(정냉활설)·陽萎(양위)·腰腿 冷覺(요퇴냉각)·屢軟浮腫(루연부종) 或(혹)은 五更泄瀉(오경설사)·腹脹滿 (복창만) 或(혹) 兩足厥冷(양족궐냉)· 氣逆喘急(기역천급)	沈遲 (침지) 虛 (허)	舌黑潤 (설흑윤)	腎消(신소) 顏面暗黑色 (안면암흑색)

(10) 膀胱病(방광병)의 證候(증후)

膀胱病(방광병)은 소변에 관련된 것이 많다. 腎(신)과는 表裏關係
(표리관계)이므로 腎機能(신기능)과도 관련이 있다. 膀胱(방광)의
병변은 虛寒證(허한증)과 實熱證(실열증)으로 분류할 수 있다.

• 膀胱病證(방광병)의 簡略表(간략표) •

性質 (성질)	主 要 症 狀 (주 요 증 상)	小 便 (소변)	其 他 (기타)
虛寒 (허한)	小便(소변)이 頻數(빈삭)하며 不利(불 리)하거나 或(혹)은 小便淋漓不禁(소 변임리불금)하거나 或(혹)은 遺尿(유 뇨)한다.	色(색)이 清澄(청 징)	浮腫(부종)
實熱 (실열)	小便短澁(소변단삽)하며 不利(불리) 或(혹)은 尿不通(요불통) 或(혹)은 熱 感(열감)·疼痛(동통)	色(색)은 赤(적) 混濁(혼탁)·尿膿 血砂石形成(요농 혈사석형성)	小腹脹滿(소복창 만)하며 硬痛(경 통)함.

(11) 三焦病(삼초병)의 證候(증후)

三焦(삼초)는 內臟(내장)의 外府(외부)로서 津液(진액)을 소통
하고 水穀(수곡)의 精微(정미)를 輪給(수급)하는 기능이 있다. 三焦

(삼초)는 각각 일정한 장기를 포함하고 있다. 그러므로 上焦(상초)는 心肺(심폐)의 병변과 관련이 있고, 中焦(중초)는 脾胃(비위)의 병변과 관련이 있고, 下焦(하초)는 肝腎(간신)의 병변과 관련이 있다.

上焦(상초)·中焦(중초)·下焦(하초)의 病證(병증)은 각각 虛寒證(허한증)과 實熱證(실열증)으로 구분할 수 있다.

• 三焦(삼초)의 病證分類表(병증분류표) •

三焦 (삼초)	類別 (유별)	主要症狀(주요증상)〔千金方(천금방) 中藏經(중장경)에 依(의)함〕	三焦(삼초) 水氣(수기)의 病變(병변)〈李東垣〉
上焦 (상초)	虛寒 (허한)	精神不安(정신불안)·短氣(단기)·喘急(천급)·音聲不出(음성불출)	喘滿(천만)〈霧(무)가 不散(부산)하는 형상임.〉
	實熱 (실열)	胸悶(흉민)·額汗(액한)·舌乾(설건)·喘滿(천만)·喉腫(후종)	
中焦 (중초)	虛寒 (허한)	腹痛(복통)·腸鳴(장명)·水樣性泄瀉(수양성설사)·腹滿(복만)·喜按(희안)	水飮(수음)이 留滯(유체)하여 中滿(중만)하여짐〈時間(시간)이 오래되어도 小便(소변)이 不出(불출)함〉
	實熱 (실열)	腹滿膨脹(복만팽창)·不吐(불토)·不泄(불설)·喘急(천급)	
下焦 (하초)	虛寒 (허한)	水樣泄不止(수양설부지)·小便淸利多量(소변청리다량)·或遺尿(혹유뇨)·腹滿體腫(복만체종)	腫滿(종만)〈小便(소변)이 不利(불리)함〉
	實熱 (실열)	大小便不通(대소변불통) 或(혹) 泄瀉膿血(설사농혈)	

제 5 절 十二經病候(십이경병후)와 臟腑辨證(장부변증) 및 八綱辨證(팔강변증)

十二經病候(십이경병후)는 漢方診斷學中(한방진단학중)의 臟腑

辨證(장부변증)과 긴밀한 관계가 있다. 十二經病候中(십이경병후중)의 內臟病候(내장병후)는 이미 臟腑辨證(장부변증)의 기초가 되였으며 장부변증의 가장 기본적인 辨證法則(변증법칙)은 八綱辨證(팔강변증)이다.

八綱辨證(팔강변증)을……

○ 治要八證(치요팔증)

○ 治要八綱(치요팔강)

○ 治病八要(치병팔요)라고도 한다.

이 말의 뜻은…

○ 病證候(병증후)를 가려내는데 여덟 가지 근본이 되는 것

○ 病(병)을 치료하는데 필요로 하는 여덟 가지의 病候(병후)이다.

八綱(팔강)은 여덟 가지 根本(근본)이 되는 것으로…

○ 陰證(음증), 陽證(양증)

○ 虛證(허증), 實證(실증)

○ 寒證(한증), 熱證(열증)

○ 裏證(이증), 表證(표증)이다.

이것은 각종 辨證方法(변증방법)을 綜合(종합)하고 概括(개괄)한 것이며 八綱(팔강)은 본래 경락학설의 구체적인 內容(내용)이 綜合(종합) 분석되어 형성된 槪念(개념)이다.

(一) 陰證(음증), 陽證(양증)

모든 질병은 陰(음)과 陽(양)으로 구별된다. 陰陽(음양)은 질병을 類型別(유형별)로 분류하는 總綱(총강)이 된다. 그래서 八證(팔증)의 要目(요목)을 총괄하여 보면 결국 熱(열)·表(표)·實(실)은

陽證(양증)이고, 寒(한)·裏(리)·虛(허)는 陰證(음증)이 된다. 陰(음)과 陽(양)의 구분은 脈象(맥상)에도 나타나기 때문에 逆(역)으로 切診(절진)을 통하여 陰陽(음양)을 判別(판별)할 수 있게 된다. 예컨대 陽證(양증)·熱證(열증)·實證(실증) 등에는 脈(맥)이 浮(부)·大(대)·數(삭)하고, 陰證(음증)·寒證(한증)·虛證(허증)에는 沈(침)·遲(지)·弱(약)한 脈象(맥상)이 나타난다.

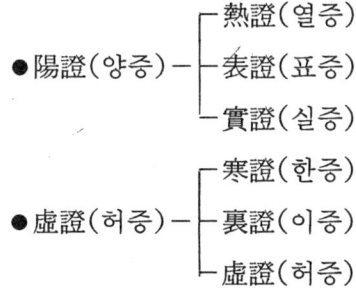

●陽證(양증) ─┬─ 熱證(열증)
　　　　　　├─ 表證(표증)
　　　　　　└─ 實證(실증)

●虛證(허증) ─┬─ 寒證(한증)
　　　　　　├─ 裏證(이증)
　　　　　　└─ 虛證(허증)

(二) 表證(표증)·裏證(이증)

表(표)와 裏(리)는 病變(병변)의 부위를 파악하는 기준이 된다. 모든 病證(병증)은 表(표)와 裏(리)로 분류되지 않으면 치료할 수 없다. 예컨대 虛證(허증)에도 表虛(표허)~有汗(유한)과 裏虛(이허)~裏冷(이냉)이 있고, 實證(실증)에도 表實(표실)~裏熱(이열)이 있다.

表證(표증)은 대개 三陽經病(삼양경병)의 대표적인 증후로서 發熱(발열)·頭痛(두통)·腰背痛(요배통) 등을 수반하고, 裏證(이증)은 대개 三陰經病(삼음경병)의 대표적인 證候(증후)로서 腹痛(복통)·泄瀉(설사)·嘔吐(구토) 등을 수반한다.

脈象(맥상)이 浮數(부삭)하면 表證(표증)이고, 沈遲(침지)하면 裏證(이증)이다. 같은 裏證(이증)이라도 裏熱證(이열증)에는 沈實

有力(침실유력)한 脈(맥)이 나타나고, 裏寒證(이한증)에는 沈遲無力(침지무력)한 脈(맥)이 나타난다. 이런 것으로 表裏(표리)의 감별을 할 수 있게 된다. 쉽게 설명하면 表(표)는 급성병이고 裏(리)는 만성병이 된다.

(三) 寒證(한증)·熱證(열증)

寒熱(한열)은 病狀(병상)의 징후를 나타내는 것으로, 모든 病變(병변)은 크게 寒證(한증)과 熱證(열증)으로 분류된다. 寒證(한증)은 惡寒(오한)·喜溫(희온)하며 沈遲(침지)한 맥상을 나타내고 熱證(열증)은 惡熱(오열)·口渴(구갈)·身痛(신통)·煩熱(번열)등의 증상이 있고, 맥은 浮數(부삭)하다. 또 裏寒(이한)은 옷을 입으려 하고, 裏熱(이열)은 慾飮(욕음)하고 옷을 벗으려 한다. 이와 같은 현상 등을 종합적으로 관찰함으로써 寒熱(한열)을 감별할 수 있다.

(四) 虛證(허증)과 實證(실증)

虛(허)와 實(실)은 正氣(정기)와 邪氣(사기)의 消長狀態(소장상태)를 가리키는 기준이다.

본래 虛(허)는 正氣(정기)의 虛(허)를 말하며, 實(실)은 邪氣(사기)의 實(실)을 말한다. 그래서 臨床(임상)에서 氣血(기혈)의 虛實(허실)을 감별하고 病邪(병사)의 虛實(허실)을 重視(중시)하지 않으면 안된다.

이상과 같은 八種(팔종)의 病證分類(병증분류)를 종합하여 치료에 대처할 수 있는 病證(병증)이 파악된다. 이것은 임상적으로 질병을 인식하는 법칙이다.

제 6 절 經絡病候(경락병후)와 經穴主治(경혈주치)와의 關係(관계)

漢醫學(한의학)의 施治方法(시치방법)은 어떤 治療法(치료법)이든 모두 經絡臟腑(경락장부)의 氣(기)를 調整(조정)함으로써 질병을 治癒(치유)하는 목적에 도달하게 되는 것이다. 針灸治療(침구치료) 역시 체표의 일정한 부위에 針(침)을 찌르거나 灸(구~뜸)를 함으로써 機械的(기계적)인 刺戟(자극)과 溫熱的(온열적)인 자극을 주어 經氣(경기)를 疏通(소통)시켜서 治療效果(치료효과)를 얻게 되는데 이는 經絡病候(경락병후)와 經穴主治(경혈주치)와의 사이에 밀접한 관계가 있음을 뜻하는 것이다.

針灸(침구)로 刺戟(자극)되는 體表(체표)의 일정한 부위를 輸穴(수혈) 또는 穴位(혈위)라고 부른다. 腧穴(수혈)은 人體(인체)의 經絡臟腑(경락장부)의 氣(기)가 輸注(수주)되는 중 體表(체표)에 聚集(취집~모여듦)되는 곳이다. 先人(선인)들은 또한 臨床實踐(임상실천)을 통하여 어떤 穴位(혈위)가 어떤 疾病(질병)을 치료함에 있어서 특별히 有效(유효)한 것인가를 알게 되었다. 인체에 분포된 穴位(혈위)는 그 數(수)가 매우 많다. 穴位(혈위)는 일반적으로 經穴(경혈)·奇穴(기혈)·新穴(신혈) 등의 세가지 종류로 크게 나누어진다. 물론 수 많은 穴位(혈위)는 그들이 主治(주치)하는 病症(병증)·適應範圍(적응범위)가 서로 다르다. 여기서는 十二經病候(십이경병후)가 발생하는 部位(부위)와 臟器(장기)를 종합적으로 分析(분석)하여 經脈(경맥)의 分布經路(분포경로)와의 관계를 밝히고 穴位主治(혈위주치)의 共通作用(공통작용)을 소개한다.

(一) 手三陰經脈(수삼음경맥)

手三陰經脈(수삼음경맥)은 經脈(경맥)의 分布(분포)가 手(수~
손)로 이어져 있는 세 陰經脈(음경맥)으로 手太陰肺經脈(수태음
폐경맥)·手厥陰心包經脈(수궐음심포경맥)·手少陰心經脈(수소
음심경맥)인데 이 手三陰經脈(수삼음경맥)에 소속된 經穴(경혈)의
主治範圍(주치범위)와 作用部位(작용부위)는 다음과 같다.

◀ 手三陰經脈經穴(수삼음경맥경혈)의 主治範圍(주치범위)와 作用部位(작용부위) ▶

經脈名(경맥명)	主治範圍(주치범위)와 作用部位(작용부위)
手太陰肺經脈(수태음폐경맥)의 經穴(경혈)	● 胸部(흉부)·咽喉(인후)·氣管(기관)·鼻部(비부)와 肺系疾患(폐계질환)
手厥陰心包經脈(수궐음심포경맥)의 經穴(경혈)	● 胸部(흉부)·胃(위)·心臟(심장)과 精神方面疾患(정신방면질환)
手少陰心經脈(수소음심경맥)의 經穴(경혈)	● 胸部(흉부)·舌(설)·心臟(심장)과 精神方面疾患(정신방면질환)

(二) 手三陽經脈(수삼양경맥)

手三陽經脈(수삼양경맥)은 經脈(경맥)의 分布(분포)가 手(수~
손)로 이어져 있는 세 陽經脈(양경맥)으로 手陽明大腸經脈(수양
명대장경맥)·手少陽三焦經脈(수소양삼초경맥)·手太陽小腸經脈
(수태양소장경맥)인데 이 手三陽經脈(수삼양경맥)에 소속된 經穴
(경혈)의 主治範圍(주치범위)와 作用部位(작용부위) 다음과 같다.

◀ 手三陽經脈經穴(수삼양경맥경혈)의 主治範圍(주치범위)와 作用部位(작용부위) ▶

經脈名(경맥명)	主治範圍(주치범위)와 作用部位(작용부위)

經脈名(경맥명)	主治範圍(주치범위)와 作用部位(작용부위)
手陽明大腸經脈(수양명대장경맥)의 經穴(경혈)	● 頭部(두부)·顔面(안면)·眼(안)·耳(이)·鼻(비)·口齒(구치)·咽喉(인후)·腸(장) 및 熱性方面疾患(열성방면질환)
手少陽三焦經脈(수소양삼초경맥)의 經穴(경혈)	● 側頭(측두)·眼(안)·耳(이)·咽喉(인후)·胸脇(흉협)과 熱性病疾患(열성병질환)
手太陽小腸經脈(수태양소장경맥)의 經穴(경혈)	● 頭項(두항)·眼(안)·耳(이)·咽喉(인후)와 熱性病(열성병) 및 精神方面疾患(정신방면질환)

(三) 足三陽經脈(족삼양경맥)

足三陽經脈(족삼양경맥)은 經脈(경맥)의 分布(분포)가 足(족~발)으로 이어져 있는 세 陽經脈(양경맥)으로 足陽明胃經脈(족양명위경맥)·足少陽經膽經脈(족소양담경맥)·足太陽膀胱經脈(족태양방광경맥)인데 이 足三陽經脈(족삼양경맥)에 소속된 經穴(경혈)의 主治範圍(주치범위)와 作用部位(작용부위)는 다음과 같다.

◀足三陽經脈經穴(족삼양경맥경혈)의 主治範圍(주치범위)와 作用部位(작용부위)▶

經脈名(경맥명)	主治範圍(주치범위)와 作用部位(작용부위)
足陽明胃經脈(족양명위경맥)의 經穴(경혈)	● 頭部(두부)·顔面(안면)·鼻(비)·口齒(구치)·咽喉(인후)·胃腸(위장)·熱性病(열성병) 급 精神方面疾患(정신방면질환)
足少陽膽經脈(족소양담경맥)의 經穴(경혈)	● 側頭(측두)·鼻(비)·耳(이)·眼(안)·咽喉(인후)·胸脇(흉협)과 熱性病(열성병)

— 197 —

足太陽膀胱經脈(족태양방광경맥)의 經穴(경혈)	● 頭項(두항)・頭頂(두정)・鼻(비)・眼(안)・腰背(요배)와 熱性病(열성병) 급 精神方面疾患(정신방면질환)

(四) 足三陰經脈(족삼음경맥)

足三陰經脈(족삼음경맥)은 經脈(경맥)의 分布(분포)가 足(족~발)으로 이어져 있는 세 陰經脈(음경맥)은 足太陰脾經脈(족태음비경맥)・足厥陰肝經脈(족궐음간경맥)・足少陰腎經脈(족소음신경맥)인데 이 足三陰經脈(족삼음경맥)에 소속된 경혈의 主治範圍(주치범위) 및 作用部位(작용부위)는 다음과 같다.

◀ 足三陰經脈經穴(족삼음경맥경혈)의 主治範圍(주치범위)와 作用部位(작용부위) ▶

經脈名(경맥명)	主治範圍(주치범위)와 作用部位(작용부위)
足太陰脾經脈(족태음비경맥)의 經穴(경혈)	● 臍腹部(제복부)・胃(위)・腸(장)・泌尿(비뇨)・生殖系疾患(생식계질환)
足厥陰肝經脈(족궐음간경맥)의 經穴(경혈)	● 肠腹部(협복부)・小腹部(소복부)・生殖(생식)・泌尿(비뇨)・頭部疾患(두부질환)
足少陰腎經脈(족소음신경맥)의 經穴(경혈)	● 腰腹部(요복부)・生殖器(생식기)・泌尿器(비뇨기)・咽喉(인후)・精神方面疾患(정신방면질환)

(五) 任脈(임맥)과 督脈(독맥)

任脈(임맥)과 督脈(독맥)은 奇經八脈中(기경팔맥중)에 소속된 經脈(경맥)으로 대체로 任脈(임맥)은 人體(인체)의 前正中(전정중)에 脈氣(맥기)가 分布(분포)되고 있으며 督脈(독맥)은 後正中(후정중)에 脈氣(맥기)가 分布(분포)되어 있다. 이 두 經脈(경맥)에 소속된 經穴(경혈)의 主治作用(주치작용)을 살펴보면 다음과 같다.

(1) 任脈(임맥)·督脈(독맥)의 共通的(공통적)인 主治作用(주치작용)

㉮ 胸背部經穴(흉배부경혈)

  ○ 肺(폐)·心(심)·心包(심포)의 疾患(질환)을 主治(주치)하고

㉯ 腹背部經穴(복배부경혈)

  ○ 肝(간)·膽(담)·脾(비)·胃(위)의 疾患(질환)을 主治(주치)하며

㉰ 少腹(소복)·腰骶部經穴(요저부경혈)

  ○ 腎(신)·膀胱(방광)·大腸(대장)·小腸(소장)의 疾患(질환)을 主治(주치)한다.

(2) 任脈(임맥)과 督脈(독맥)간 主治作用(주치작용)의 差異點(차이점)

㉮ 任脈經穴(임맥경혈)

대체로 咽喉(인후)·胸腹部(흉복부)·臍腹部(제복부)·生殖器(생식기)·泌尿器(비뇨기)·消化器(소화기)·熱性病(열성병) 등의 疾患(질환)을 主治(주치)하고,

㉯ 督脈經穴(독맥경혈)

대체로 頭部(두부)·腦(뇌)·脊背部(척배부)·腰部(요부)·下肢(하지)·熱性病(열성병) 등의 疾患(질환)을 主治(주치)한다.

위에 적은 十二經脈(십이경맥)과 任脈(임맥) 및 督脈(독맥) 즉

十四經脈(십사경맥)의 主治作用(주치작용)을 分析(분석)하여 보면 各經脈(각경맥)의 穴位(혈위)가 主治(주치)하는 疾患(질환)은 各 經脈(각경맥)이 分布循行(분포순행)하는 部位(부위)나 內臟(내장) 과 밀접한 관련이 있으며 동시에 經穴(경혈)은 그 經脈(경맥)이 循行(순행)과는 肢體部位(지체부위)의 질병에 대하여도 모두 治療作用(치료작용)을 가진다. 이것이 針灸治療(침구치료)의 臨床 (임상)에서 상용되는 '遠隔取穴(원격취혈)' '隣近取穴(인근취혈)' '局所取穴(국소취혈)'이라는 取穴方法(취혈방법)의 理論的根據 (이론적근거)가 되고 있다.

胸腹部經穴
(흉복부경혈)

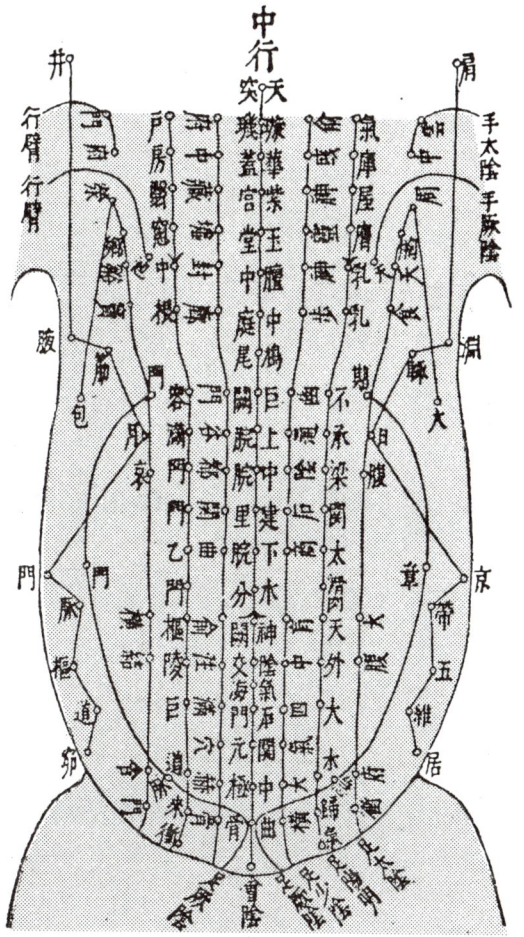

1 手太陰肺經(수태음폐경)　　　11 足少陽膽經(족소양담경)
3 足陽明胃經(족양명위경)　　　12 足厥陰肝經(족궐음간경)
4 足太陰脾經(족태음비경)　　　13 任脈(임맥)
8 足少陰腎經(족소음신경)
9 手厥陰心包經(수궐음심포경)

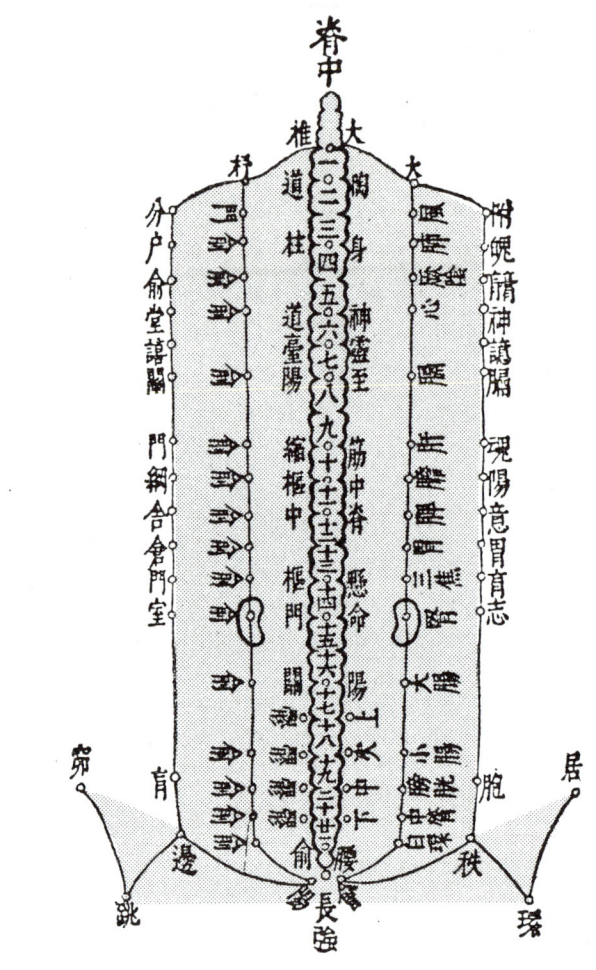

7 足太陽膀胱經(족태양방광경)
11 足少陽膽經(족소양담경)
14 督脈(독맥)

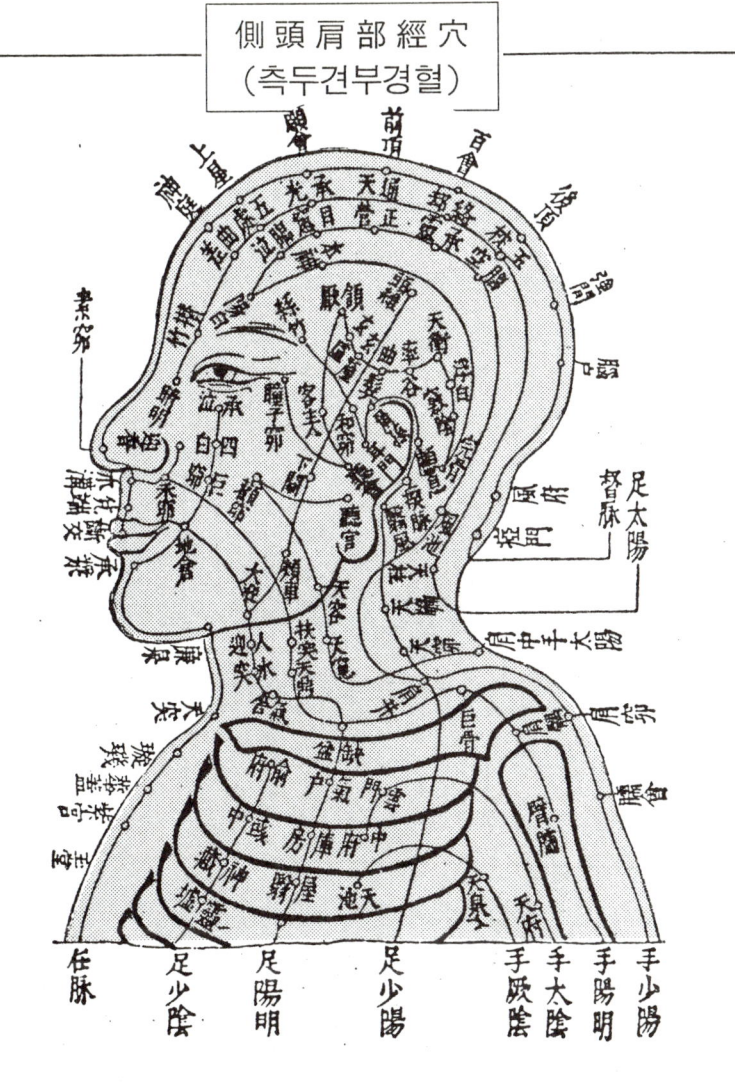

側頭肩部經穴
(측두견부경혈)

1 手太陰肺經(수태음폐경)	9 手厥陰心包經(수궐음심포경)
2 手陽明大腸經(수양명대장경)	10 手少陽三焦經(수소양삼초경)
3 足陽明胃經(족양명위경)	11 足少陽膽經(족소양담경)
6 手太陽小腸經(수태양소장경)	13 任脉(임맥)
7 足太陽膀胱經(족태양방광경)	14 督脉(독맥)
8 足少陰腎經(족소음신경)	

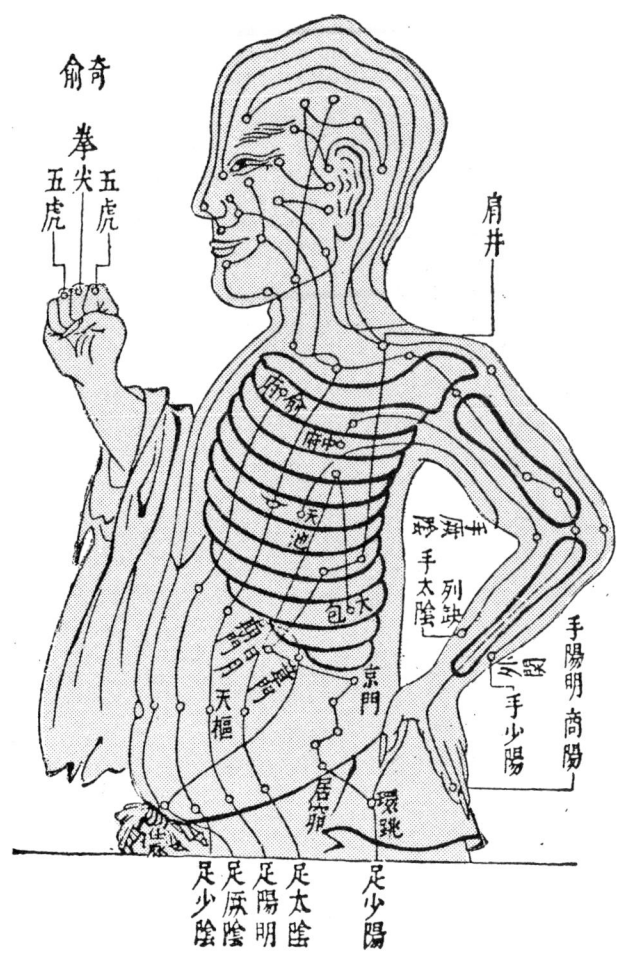

1 手太陰肺經(수태음폐경)
2 手陽明大腸經(수양명대장경)
3 足陽明胃經(족양명위경)
4 足太陰脾經(족태음비경)
8 足少陰腎經(족소음신경)

9 手厥陰心包經(수궐음심포경)
10 手少陽三焦經(수소양삼초경)
11 足少陽膽經(족소양담경)
12 足厥陰肝經(족궐음간경)

前顔頸部經穴
(전안경부경혈)

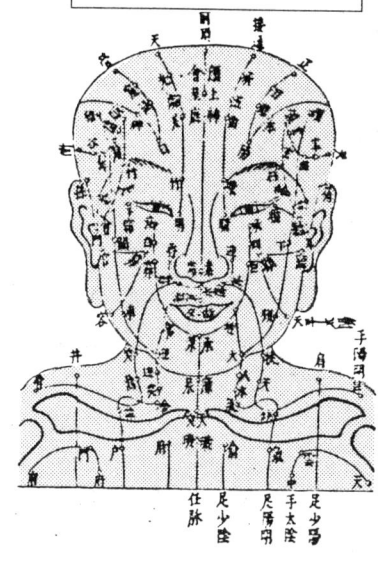

1 手太陰肺經(수태음폐경)
2 手陽明大腸經(수양명대장경)
3 足陽明胃經(족양명위경)
6 手太陽小腸經(수태양소장경)
7 足太陽膀胱經(족태양방광경)
8 足少陰腎經(족소음신경)
10 手少陽三焦經(수소양삼초경)
11 足少陽膽經(족소양담경)
13 任脈(임맥)
14 督脈(독맥)

後頭項部經穴
(후두부경혈)

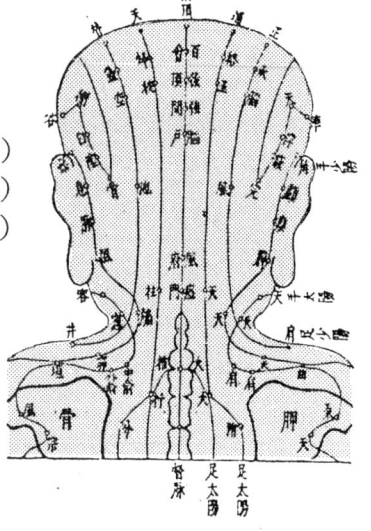

6 手太陽小腸經(수태양소장경)
7 足太陽膀胱經(족태양방광경)
10 手少陽三焦經(수소양삼초경)
11 足少陽膽經(족소양담경)
14 督脈(독맥)

手內側經穴
(수내측경혈)

1 手太陰肺經(수태음폐경)
2 手陽明大腸經(수양명대장경)
5 手少陰心經(수소음심경)
9 手厥陰心包經(수궐음심포경)
11 足少陽膽經(족소양담경)

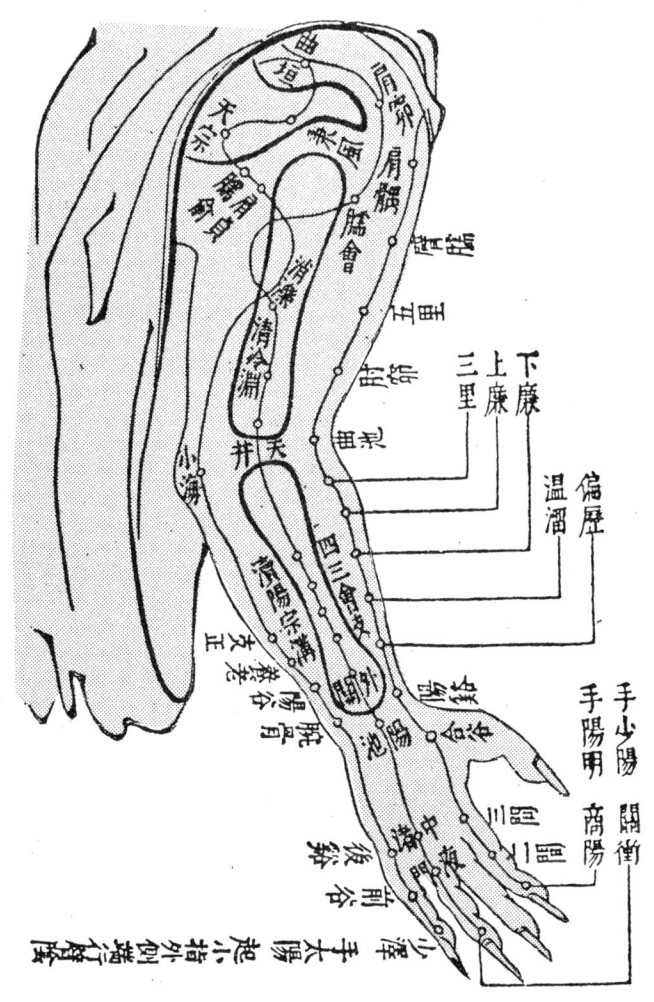

手 外 側 經 穴
(수 외 측 경 혈)

2 手陽明大腸經(수양명대장경)
6 手太陽小腸經(수태양소장경)
10 手少陽三焦經(수소양삼초경)

足 內 側 經 穴
(족 내 측 경 혈)

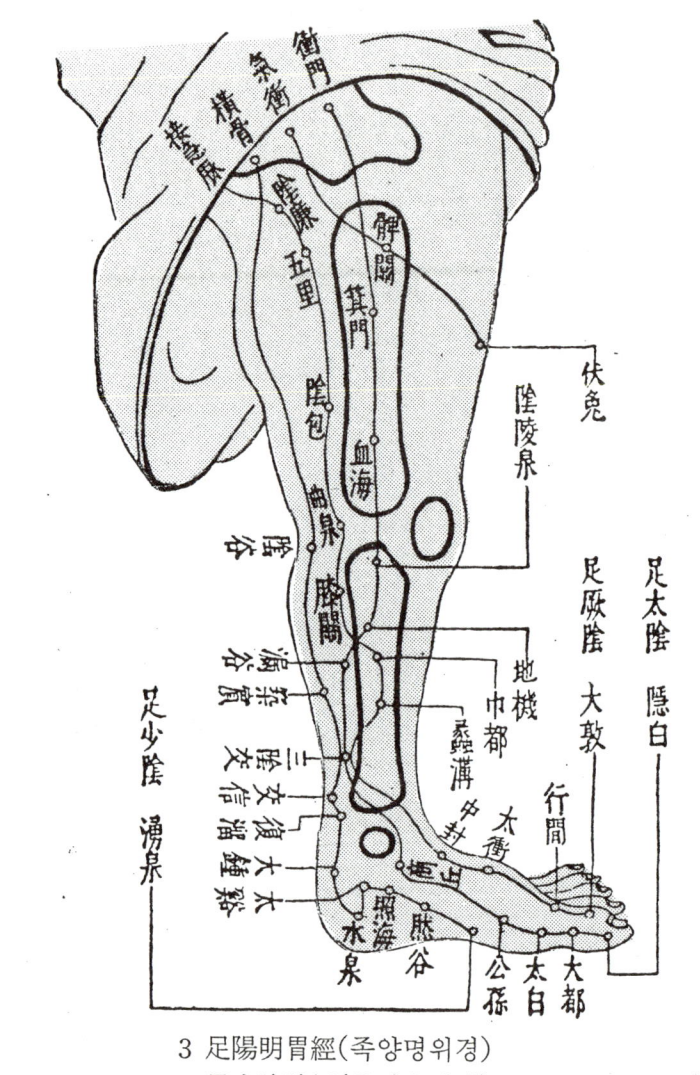

衝門
枉衝
箕門
五里
府舍
脾關
箕門
陰包
血海
陰谷
曲泉
膝關
漏谷
築賓
陰谷
三陰交
中封
太衝
商丘
照海
水泉
大鐘
然谷
公孫
太白
大都
伏兎
陰陵泉
足太陰　隱白
足厥陰　大敦
地機
中都
蠡溝
行間
足少陰　湧泉

3 足陽明胃經(족양명위경)
4 足太陰脾經(족태음비경)
8 足少陰腎經(족소음신경)
12 足厥陰肝經(족궐음간경)

足外側經穴
(족외측경혈)

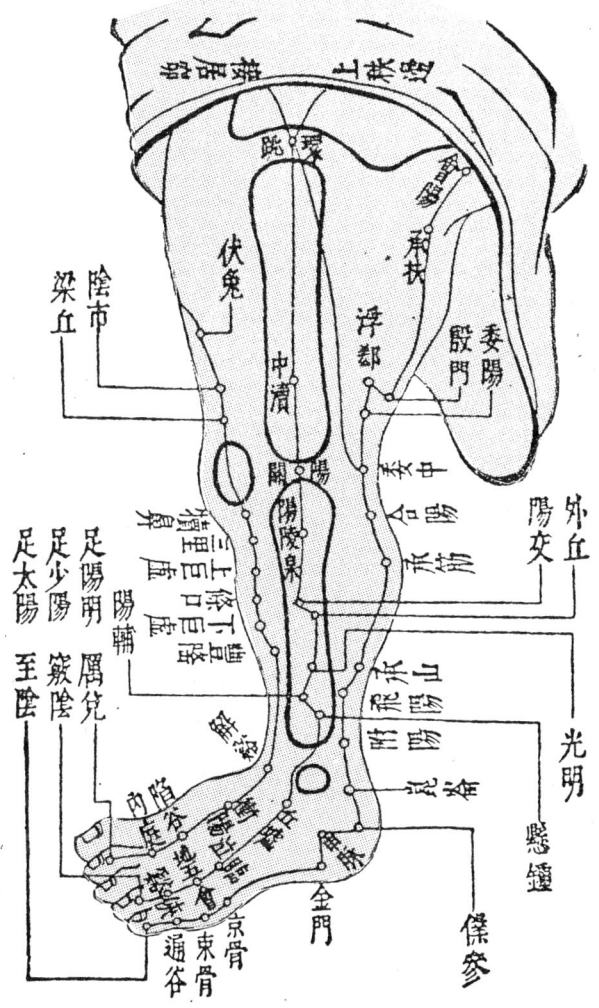

3 足陽明胃經(족양명위경)
7 足太陽膀胱經(족태양방광경)
11 足少陽膽經(족소양담경)

제 7 장   奇經八脈(기경팔맥)

奇經八脈(기경팔맥)은 經絡系統(경락계통)에 있어서 중요한 構成部分(구성부분)이다.

奇經八脈(기경팔맥)은…

- 督脈(독맥)
- 任脈(임맥)
- 衝脈(충맥)
- 帶脈(대맥)
- 陰蹻脈(음교맥)
- 陽蹻脈(양교맥)
- 陰維脈(음유맥)
- 陽維脈(양유맥)의 여덟 經脈(경맥)이다.

奇經(기경)의 대부분은 十二經脈(십이경맥)에서 분출하였으며, 脈氣(맥기)의 循行流注(순행유주)를 통하여 各經脈(각경맥)의 구성에 복잡한 연관을 맺고 있으며 또 일정한 부위에 분포되어 機能面(기능면)에서 十二經脈(십이경맥)과의 연계를 强化(강화)하는 동시에 각기 作用上(작용상)의 특징이 있어서 臨床(임상)에 應用(응용)할 가치가 있다.

奇經(기경)의 特徵(특징), 分布經路(분포경로), 機能作用(기능작용), 病候(병후)와 임상상의 구체적인 응용을 項目別(항목별)로 적어 본다.

제 1 절   奇經八脈(기경팔맥)의 特徵(특징)

奇經八脈(기경팔맥)은 대부분 十二經脈(십이경맥)에서 分出(분

출)된 經脈(경맥)으로 十二經脈(십이경맥)과는 달리

  ◦ 臟腑(장부)와 직접적인 관계가 없으며,

  ◦ 流注循行(유주순행)에 있어 일정한 分布規律(분포규율)이
    없고,

  ◦ 經脈間(경맥간)에 陰陽分類(음양분류), 表裏關係(표리관
    계), 五行性屬(오행성속)도 없으며,

  ◦ 經氣(경기)의 運行順(운행순)도 일정치 않으며,

  ◦ 일정한 流注時間(유주시간)도 없고,

  ◦ 각 경맥에 소속한 腧穴(수혈)도 일정치 않는등 차이점이
많다.

(一) 奇經八脈(기경팔맥)의 分布(분포)

奇經八脈(기경팔맥)은 人體(인체)의 正中(정중) 즉 前正中(전
정중)·後正中(후정중)에 分布(분포)된 것이 있으며, 左右對稱(좌
우대칭)으로 분포된 것도 있고 또 어떤 것은 軀幹部(구간부)를 橫斜
(횡사)로 圍繞(위요) 즉 얽은 것도 있다.

(二) 奇經八脈(기경팔맥)과 臟腑(장부)와의 關係(관계)

몇 개의 奇經(기경)은 體腔(체강)으로 깊이 들어가 內臟(내장)과
聯係(연계)되었는데 十二經脈(십이경맥)과는 달리 臟腑(장부)와의
屬絡關係(속락관계)나 表裏配合關係(표리배합관계)는 없다.

(三) 奇經八脈(기경팔맥)의 腧穴(수혈)

奇經八脈(기경팔맥)의 各經脈(각경맥)에 腧穴(수혈) 즉 經穴
(경혈)이 所屬(소속)되어 있으나, 十二經脈(십이경맥)과는 달리

任脈(임맥)과 督脈(독맥)만이 體表(체표)에 固有(고유)한 穴名
(혈명)과 穴位(혈위)를 갖고 있는데 이 두 經脈(경맥)은 인체의
正中(정중)에 分布(분포)되어 있기 때문에 雙穴(쌍혈)이 아니고
單穴(단혈)이다. 쉽게 설명해서 십이경맥은 혈이름은 하나인데 혈
자리는 둘이 있으나, 임맥·독맥은 혈 이름도 하나이고 혈자리도
하나라는 뜻이다.

그러나 任脈(임맥)·督脈(독맥)을 제외한 他六經脈(타육경맥)은
경혈은 있으나 十二經脈(십이경맥)과 任脈(임맥)과 督脈(독맥)의
特定穴(특정혈)이 소속경혈로 되어 있는데 소속경혈수가 옛 醫書
(의서)의 記錄(기록)을 보면 일정치 않다.

• 任脈(임맥)·督脈(독맥)의 經穴總數(경혈총수) •

經 脈 名 (경 맥 명)	穴 名 數 (혈명수)	穴 位 數 (혈위수)	備 考 (비 고)
任 脈(임맥)	24	24	
督 脈(독맥)	28	28	

제 2 절 奇經八脈(기경팔맥)의 流注經路(유주경로) 와 所屬經穴(소속경혈)

奇經八脈(기경팔맥)의 流注經路(유주경로)와 所屬經穴(소속경
혈)에 관하여 古代資料(고대자료)에는 그 記載(기재)가 비교적
分散(분산)되었으며 계통적인 論述(논술)이 缺如(결여)되었고 差
異點(차이점)이 많다. 여기에는 素問(소문)·靈樞(영추)·難經(난
경) 및 後世醫家(후세의가)들의 記述(기술)에 근거하여 정리해서
종합적으로 적어본다.

(一) 督脈(독맥)

㉮ 流注經路(유주경로)~循行路線(순행노선)

督脈(독맥)의 流注經路(유주경로)는 四條(4조~네가닥)이다. 즉

① 下腹部(하복부) 밑의 會陰部(회음부)에서 시작하여 脊椎(척추)를 循行(순행)하며 위로 올라가 項後(항후~목 뒤)의 風府穴(풍부혈)에 이르러 腦(뇌) 속으로 들어가고 頭頂(두정)으로 上行(상행)하여 頭額部(두액부~이마)를 따라 아래로 鼻柱(비주~콧등)에 도달한다.

② 下腹部(하복부)의 胞中(포중~자궁속)에서 시작하여 아래로 내려가 外生殖器(외생식기)에 이르고 會陰部(회음부)에 도달한다. 그리고 尾骨端(미골단~꼬리뼈 끝)을 거쳐 臀部(둔부~볼기)를 斜繞(사요) 즉 비스듬히 얽고 大腿(대퇴)의 內後側(내후측)에서 올라오는 足少陰腎經脈(족소음신경맥) 및 足太陽膀胱經脈(족태양방광경맥)과 相會(상회~서로 만남)하고, 다 脊椎(척추)를 貫通(관통)하여 깊이 들어가 腎臟(신장)에 屬(속)한다.

③ 足太陽膀胱經脈(족태양방광경맥)과 함께 內眼角(내안각~눈 안쪽 모퉁이)에 시작하여 額部(액부~이마)로 올라가서 頭頂部(두정부~정수리)에서 다시 족태양방광경맥과 교회하고 머리 속으로 들어가 腦(뇌)로 連絡(연락)되고 다시 갈라져 頸項(경항~목)을 거쳐 脊椎(척추)의 兩傍(양방)을 따라내려가서 腰中(요중)에 이르고 腎(신)과 관계한다.

④ 下腹部(하복부)에서 똑바로 위로 올라가 臍(제~배꼽)을 통과해서 더 위로 올라가 心(심)으로 連貫(연관)되고, 喉部(후부~목)을 거쳐서 위로 面頰(면협~뺨)에 이른다. 그리고 口脣(구순~입술)을 돌아 眼(안)의 下方中央部位(하방중앙부위)에 도달한다.

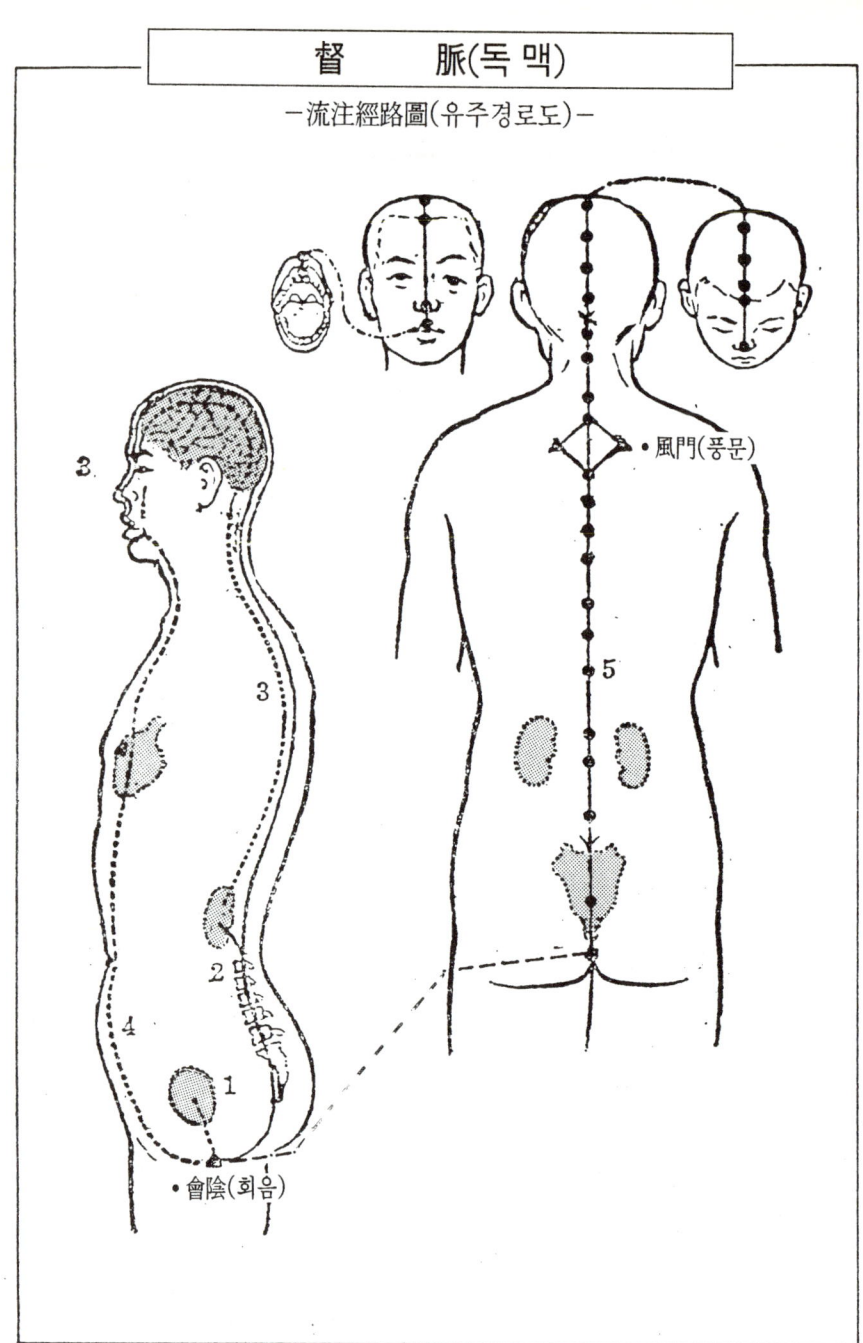

督　　脈(독맥)

－流注經路圖(유주경로도)－

•風門(풍문)

•會陰(회음)

④ 所屬經穴(소속경혈)

• 穴名(혈명)〜28 : 穴位(혈위)〜28 •

順番 (순번)	經穴名 (경혈명)	穴　　位 (혈　위)	主　　　治 (주　치)
1	長　强 (장　강)	尾骨尖端(미골첨단)과 肛門之 間(항문지간)	脫肛(탈항)·便血(변혈)·腰脊疼痛 (요척동통)·痔疾(치질)·慢性腸炎 (만성장염)
2	腰　俞 (요　유)	第四腰椎下(제4요추하)·骶骨 裂孔中(저골열공중)	月經不調(월경부조)·腰骶部痛(요 저부통)·泄瀉(설사)·子宮內膜炎 (자궁내막염)·下血(하혈)·癲癎 (전간)
3	腰陽關 (요양관)	第四〜五腰椎棘突間(제4〜5요 추극돌간)	腰痛(요통)·下肢癱瘓(하지탄탄)· 月經不調(월경부조)·遺精(유정)· 陽萎(양위)
4	命　門 (명　문)	第二〜三腰椎棘突間(제2〜3요 추극돌간)	遺精(유정)·陽萎(양위)·痛經(통 경)·月經不調(월경부조)·帶下(대 하)·慢性泄瀉(만성설사)·腰背痛 (요배통)
5	懸　樞 (현　추)	第一〜二腰椎棘突間(제1〜2요 추극돌간)	痢疾(이질)·腹痛(복통)·泄瀉(설 사)·脫肛(탈항)·腰脊强痛(요척강 통)
6	脊　中 (척　중)	第十一〜十二胸椎棘突間(제 11〜12흉추극돌간)	肝炎(간염)·癲癎(전간)·下肢麻痺 (하지마비)·腰背痛(요배통)·泄瀉 (설사)
7	中　樞 (중　추)	第十〜十一胸椎棘突間(제10〜 11흉추극돌간)	胃痛(위통)·膽囊炎(담낭염)·視力 減退(시력감퇴)·腰背痛(요배통)· 嘔吐(구토)
8	筋　縮 (근　축)	第九〜十胸椎棘突間(제9〜10 흉추극돌간)	肝炎(간염)·膽囊炎(담낭염)·胸膜 炎(흉막염)·肋間神經痛(늑간신경 통)·背痛(배통)·胃痛(위통)

9	至　　陽 (지　　양)	第七~八胸椎棘突間(제7~8흉 추극돌간)	黃疸(황달)·咳嗽(해수)·喘息(천 식)·瘧疾(학질)·胸背痛(흉배통)· 胸脇支滿(흉협지만)
10	靈　　臺 (영　　대)	第六~七胸椎棘突間(제6~7흉 추극돌간)	咳嗽(해수)·喘息(천식)·背痛(배 통)·項强(항강)
11	神　　道 (신　　도)	第五~六胸椎棘突間(제5~6흉 추극돌간)	熱病(열병)·心臟病(심장병)·瘧疾 (학질)·癲癎(전간)·肋間神經痛 (늑간신경통)·心悸(심계)·健忘 (건망)
12	身　　柱 (신　　주)	第三~四胸椎棘突間(제3~4흉 추극돌간)	咳嗽(해수)·喘息(천식)·癲癎(전 간)·腰背强痛(요배강통)
13	陶　　道 (도　　도)	第一~二胸椎棘突間(제1~2흉 추극돌간)	發熱(발열)·瘧疾(학질)·精神病 (정신병)·癲癎(전간)
14	大　　椎 (대　　추)	第七頸椎(제7경추)와　第一胸 椎棘突間(제1흉추극돌간)	發熱(발열)·瘧疾(학질)·感冒(감 모)·咳嗽(해수)·喘息(천식)·蕁麻 疹(담마진)·項强(항강)·癲癎(전 간)
15	啞　　門 (아　　문)	后髮際正中上五分(후발제정 중상5푼), 風府下五分(풍부하5 푼)	精神病(정신병)·癲癎(전간)·中風 后遺症(중풍후유증)·腦震蕩后遺 症(뇌진탕후유증)·聾啞(농아)·頭 痛(두통)·嘔吐(구토)·眩暈(현운)
16	風　　府 (풍　　부)	后髮際正中直上一寸(후발제 정중직상1치)	頭痛(두통)·眩暈(현운)·咽喉痛 (인후통)·瘖啞(음아)·精神病(정 신병)·中風后遺症(중풍후유증)
17	腦　　戶 (뇌　　호)	風府直上1.5寸(풍부직상1.5치), 枕骨外粗隆上緣(침골외조융 상연)	頭痛(두통)·項强(항강)·失眠(실 면)·癲癎(전간)
18	强　　間 (강　　간)	風府(풍부)와　百會之間(백회 지간),　腦戶上1.5寸(뇌호상1.5 치)	頭痛(두통)·眩暈(현운)·癲癎(전 간)
	後　　頂	百會後1.5寸(백회후1.5치)	頭痛(두통)·眩暈(현운)·癲狂(전

督脈 (독맥)

正中28穴 (정중철) 陽脈之海 (양맥지해) 通穴～後谿 (통철후계)

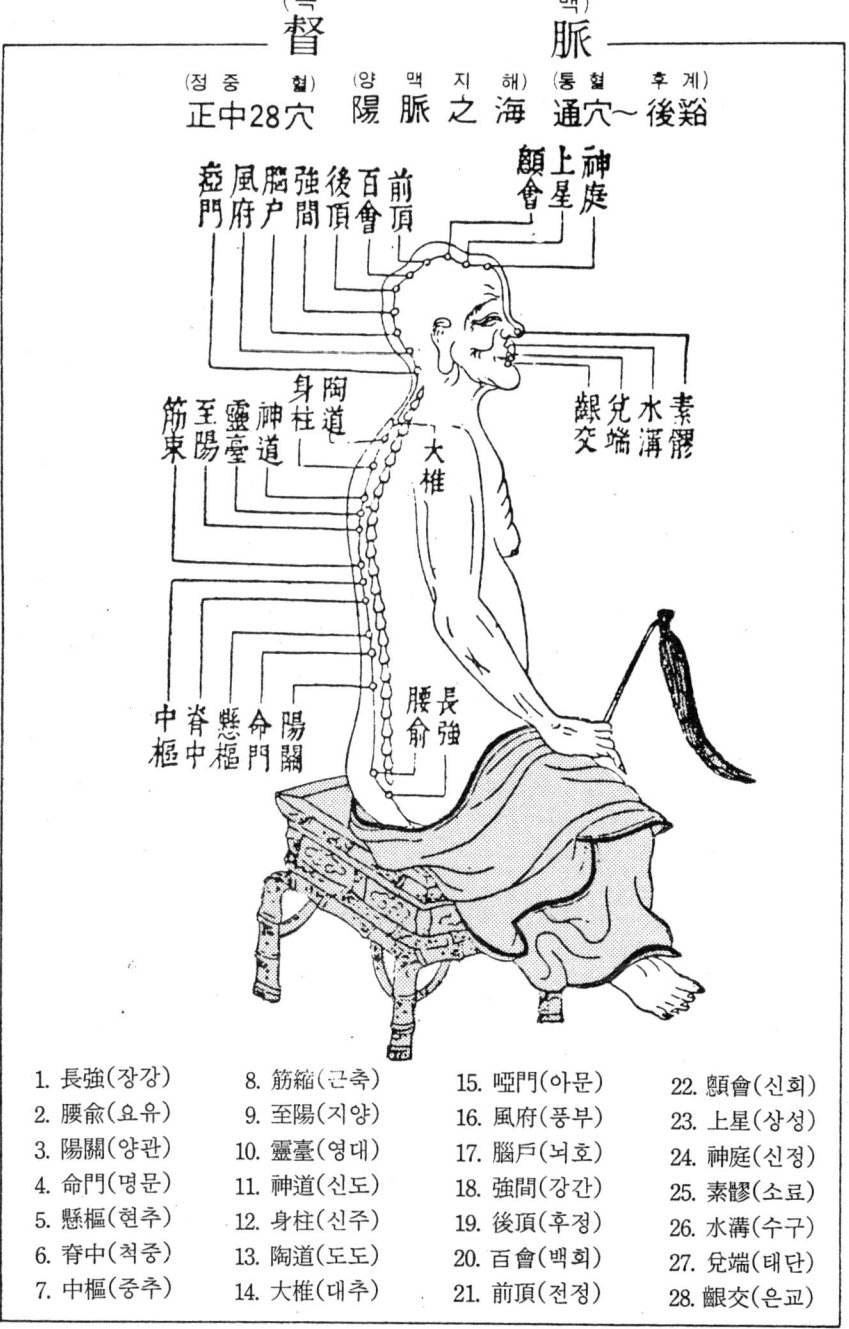

瘂門 風府 腦戶 強間 後頂 百會 前頂 顖會 上星 神庭

齦交 兌端 水溝 素髎

陶道 身柱 神道 靈臺 至陽 筋束 大椎

中樞 脊中 懸樞 命門 陽關 腰俞 長強

1. 長強(장강)	8. 筋縮(근축)	15. 啞門(아문)	22. 顖會(신회)
2. 腰俞(요유)	9. 至陽(지양)	16. 風府(풍부)	23. 上星(상성)
3. 陽關(양관)	10. 靈臺(영대)	17. 腦戶(뇌호)	24. 神庭(신정)
4. 命門(명문)	11. 神道(신도)	18. 強間(강간)	25. 素髎(소료)
5. 懸樞(현추)	12. 身柱(신주)	19. 後頂(후정)	26. 水溝(수구)
6. 脊中(척중)	13. 陶道(도도)	20. 百會(백회)	27. 兌端(태단)
7. 中樞(중추)	14. 大椎(대추)	21. 前頂(전정)	28. 齦交(은교)

19	(후 정)		광)
20	百 會 (백 회)	頭部正中線(두부정중선), 前髮際后五寸(전발제후5치), 兩耳尖直對頭頂正中(양이첨 직대 두정정중)	昏厥(혼궐)·頭痛(두통)·眩暈(현운)·精神病(정신병)·子宮脫垂(자궁탈수)·脫肛(탈항)·癲癇(전간)·休克(휴극)
21	前 頂 (전 정)	百會前方1.5寸(백회전방1.5치), 百會(백회)와 顖會之間(신회지간)	頭痛(두통)·鼻炎(비염)·癲癇(전간)
22	顖 會 (신 회)	百會前方三寸(백회전방3치)	頭痛(두통)·眩暈(현운)·鼻炎(비염)
23	上 星 (상 성)	頭部正中線(두부정중선), 前髮際上一寸(전발제상1치)	頭痛(두통)·眼病(안병)·鼻炎(비염)·精神病(정신병)
24	神 庭 (신 정)	頭部正中線(두부정중선), 前髮際上五分(전발제상5푼)	頭痛(두통)·眩暈(현운)·鼻炎(비염)·精神病(정신병)
25	素 膠 (소 료)	鼻尖端正中(비첨단정중)	休克(휴극)·低血壓(저혈압)·心動過緩(심동과완)·鼻炎(비염)·鼻出血(비출혈)·暈厥(운궐)
26	水 溝 (수 구)	人中溝(인중구)의 上三分之一處(상3분의 1처)	休克(휴극)·昏迷(혼미)·精神病(정신병)·癲癇(전간)·中暑(중서)·窒息(질식)·呼吸衰弱(호흡쇠약)
27	兌 端 (태 단)	上脣中央之尖端(상순중앙지첨단)	嘔吐(구토)·鼻塞(비색)·鼻炎(비염)·口腔炎(구강염)·癲癇(전간)·精神病(정신병)
28	齦 交 (은 교)	上脣系帶(상순계대)와 齒齦連接處(치은연접처)	急性腰扭傷(급성요뉴상)·鼻炎(비염)·齒痛(치통)·痔疾(치질)·精神病(정신병)·黃疸(황달)

〈穴名歌訣(혈명가결)〉

- 督脈經穴二十八長(독맥경혈십이팔장)
- 素膠, 神庭, 上星揚(소료,신정,상성양)
- 齦交, 兌端, 人中鄉(은교,태단,인중향)
- 顖會, 前頂, 百會堂(신회,전정,백회당)

- 后頂,强間,腦戶下(후정,강간,뇌호하)
- 風府,啞門項中央(풍부,아문항중앙)
- 大椎,陶道,三身柱(대추,도도,삼신주)
- 神道,灵台,七至陽(신도,영대,칠지양)
- 筋縮,中樞,脊中位(근축,중추,척중위)
- 懸樞,命門,陽關藏(현추,명문,양관장)
- 腰兪之下是長强(요유지하시장강)

㉔ 交會穴(교회혈)

經　　脈(경맥)	交　會　穴(교회혈)
足太陽膀胱經脈(족태양방광경맥)	風門(풍문)
任　　脈(임맥)	會陰(회음)

（二）任脈(임맥)

㉠ 流注經路(유주경로)～循行路線(순행노선)

任脈(임맥)의 流注經路(유주경로)는 二條(2조～두가닥)이다. 즉,

① 下腹部(하복부)의 中極穴(중극혈)의 밑에서 시작하여 腹(복) 및 胸部(흉부)의 正中線(정중선)을 따라서 똑바로 위로 올라가 咽喉(인후)에 도달하고, 다시 頰部(협부～뺨)로 올라가서 顔面(안면)을 지나 眼目(안목)의 속으로 들어 간다.

② 胞中(포중～자궁)에서 脊椎(척추)를 貫通(관통)하여 위로 背部(배부)를 循行(순행)한다.

㉡ 所屬經穴(소속경혈)

• 穴名(혈명)～24 : 穴位(혈위)～24 •

順番 (순번)	經穴名 (경혈명)	穴　　位 (혈　　위)	主　　治 (주　치)
1	會　陰 (회　음)	會陰部正中央(회음부정중앙), 男子(남자)는　肛門,陰囊之間 (항문,음낭지간),　女子(여자)	陰部瘙痒(음부소양)·肛門腫痛(항문종통)·脫肛(탈항)·癲狂(전광)· 休克(휴극)·遺精(유정)·前立腺炎

－219－

任　脈(임 맥)

－流注經路圖(유주경로도)－

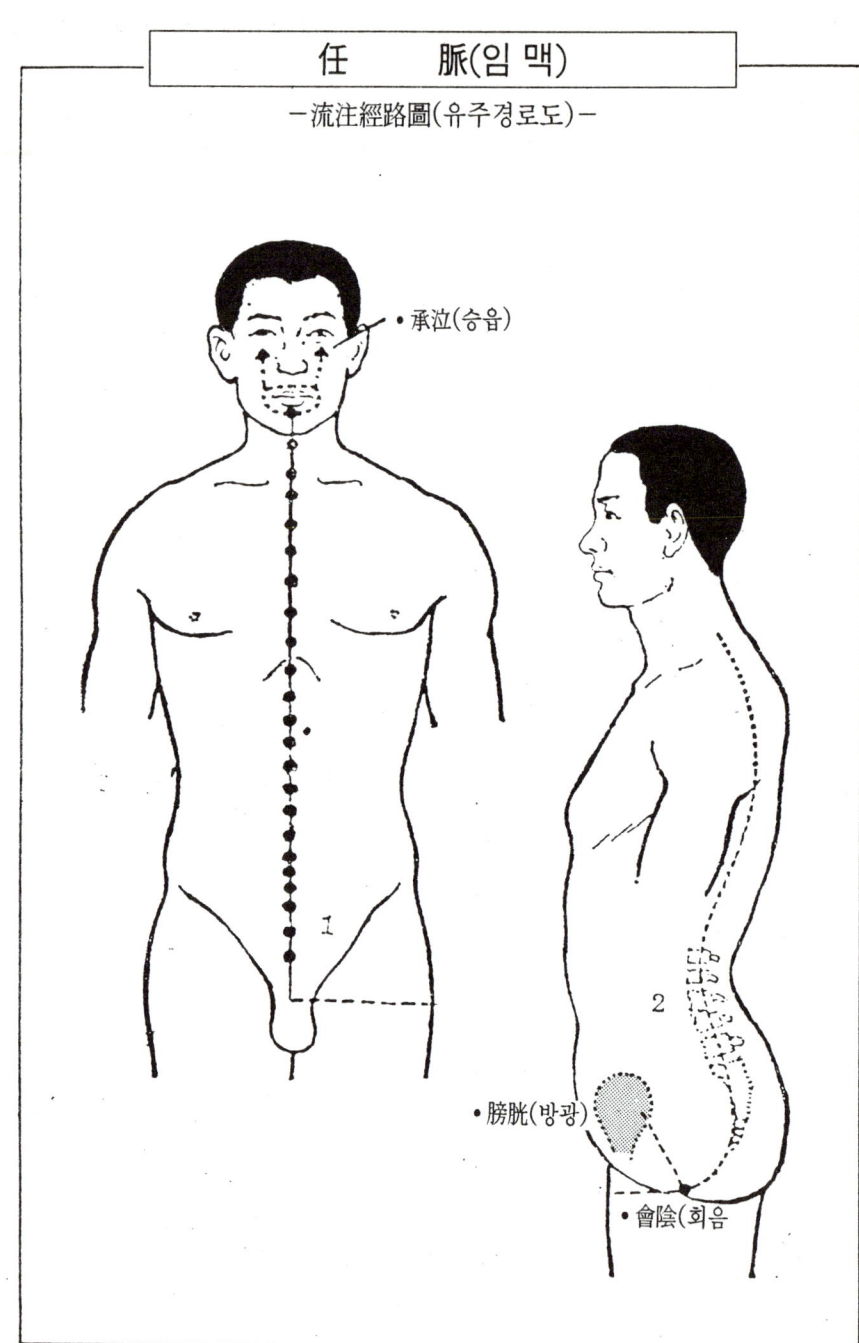

• 承泣(승읍)

1

2

• 膀胱(방광)

• 會陰(회음)

		는 肛門,陰脣后聯合之間(항문, 음순후연합지간)	(전립선염)·窒息(질식)·溺死(익사)
2	曲 骨 (곡 골)	臍中下五寸(제중하5치), 恥骨聯合上緣(치골연합상연)	遺精(유정)·陽萎(양위)·小便不利(소변불리)·諸婦人科疾患(제부인과질환)·生殖器疾患(생식기질환)
3	中 極 (중 극)	臍中下四寸(제중하4치), 曲骨上一寸(곡골상1치)	遺精(유정)·遺尿(유뇨)·小便不通(소변불통)·尿頻數(요빈삭)·小腹痛(소복통)·月經不調(월경부조)·白帶過多(백대과다)
4	關 元 (관 원)	臍中下三寸(제중하3치), 曲骨上二寸(곡골상2치)	月經不調(월경부조)·陽萎(양위)·陰痿(음위)·遺尿(유뇨)·腹痛(복통)·痢疾(이질)·閉經(폐경)·崩漏(붕루)·帶下(대하)·子宮脫垂(자궁탈수)·虛脫(허탈)·泄瀉(설사)
5	石 門 (석 문)	臍中下二寸(제중하2치), 曲骨上三寸(곡골상3치)	月經過多(월경과다)·閉經(폐경)·泄瀉(설사)·水腫(수종)·高血壓(고혈압)·腹痛(복통)
6	氣 海 (기 해)	臍中下1.5寸(제중하1.5치), 曲骨上3.5寸(곡골상3.5치)	體質虛弱(체질허약)·遺尿(유뇨)·月經不調(월경부조)·遺精(유정)·陰痿(음위)·陽萎(양위)·痛經(통경)·腹脹(복창)·泄瀉(설사)·下腹痛(하복통)
7	陰 交 (음 교)	臍中下一寸(제중하1치), 曲骨上四寸(곡골상4치)	崩漏(붕루)·帶下(대하)·月經不調(월경부조)·陰部瘙痒(음부소양)·臍周痛(제주통)·疝氣(산기)·産后出血(산후출혈)
8	神 闕 (신 궐)	臍窩正中(제와정중)	急性腸炎(급성장염)·慢性腸炎(만성장염)·慢性痢疾(만성이질)·腸結核(장결핵)·水腫(수종)·虛脫(허탈)·四肢厥冷(사지궐냉)
		臍中上一寸(제중상1치)	腸鳴(장명)·泄瀉(설사)·腹痛(복

9	水 分 (수 분)		통)·水腫(수종)·小便不逆(소변불 통)·頭面浮腫(두면부종)·腹水(복 수)
10	下 脘 (하 완)	臍中上二寸(제중상2치)	胃痛(위통)·嘔吐(구토)·腹脹(복 창)·痢疾(이질)·消化不良(소화불 량)
11	建 里 (건 리)	臍中上三寸(제중상3치)	胃痛(위통)·嘔吐(구토)·食慾不振 (식욕부진)·腹脹(복창)·水腫(수 종)
12	中 脘 (중 완)	臍中上四寸(제중상4치), 胸肋 角(흉늑각)과 臍中連線中點 (제중연선중점)	胃病(위병)·食慾不振(식욕부진)· 嘔吐(구토)·呃逆(애역)·腹脹(복 창)·泄瀉(설사)·胃潰瘍(위궤양)· 胃下垂(위하수)
13	上 脘 (상 완)	臍中上五寸(제중상5치), 中脘 上一寸(중완상1치)	嘔吐(구토)·胃炎(위염)·胃擴張 (위확장)·胃痙攣(위경련)·噴門痙 攣(분문경련)
14	巨 闕 (거 궐)	臍中上六寸(제중상6치), 中脘 上二寸(중완상2치)	胃痛(위통)·呃逆(애역)·心悸(심 계)·精神病(정신병)·癲癇(전간)
15	鳩 尾 (구 미)	臍中上七寸(제중상7치), 胸骨 劍狀突起下(흉골검상돌기하)	心胸痛(심흉통)·嘔吐(구토)·癲癇 (전간)·精神病(정신병)·胃痛(위 통)
16	中 庭 (중 정)	胸骨正中線上相平第五肋間 (흉골정중선상상평제5늑간)	胸脇脹滿(흉협창만)·噎膈吐逆(열 격토역)·小兒吐乳(소아토유)
17	膻 中 (단 중)	胸骨正中線上相平第四肋間 (흉골정중선상상평제4늑간), 兩乳頭連線之中點(양유두연 선지중점)	胸痛(흉통)·胸悶(흉민)·乳汁過少 (유즙과소)·肋間神經痛(늑간신경 통)·心絞痛(심교통)·哮喘(효천)
18	玉 堂 (옥 당)	胸骨正中線上相平第三肋間 (흉골정중선상상평제3늑간)	氣管支炎(기관지염)·喘息(천식)· 胸痛(흉통)·嘔吐(구토)
19	紫 宮 (자 궁)	胸骨正中線上相平第二肋間 (흉골정중선상상평제2늑간)	氣管支炎(기관지염)·喘息(천식)· 胸痛(흉통)

任 脈
(임) (맥)

(정 중 혈) (음 맥 지 해) (통 혈 열 결)
正中24穴 陰脈之海 通穴~列缺

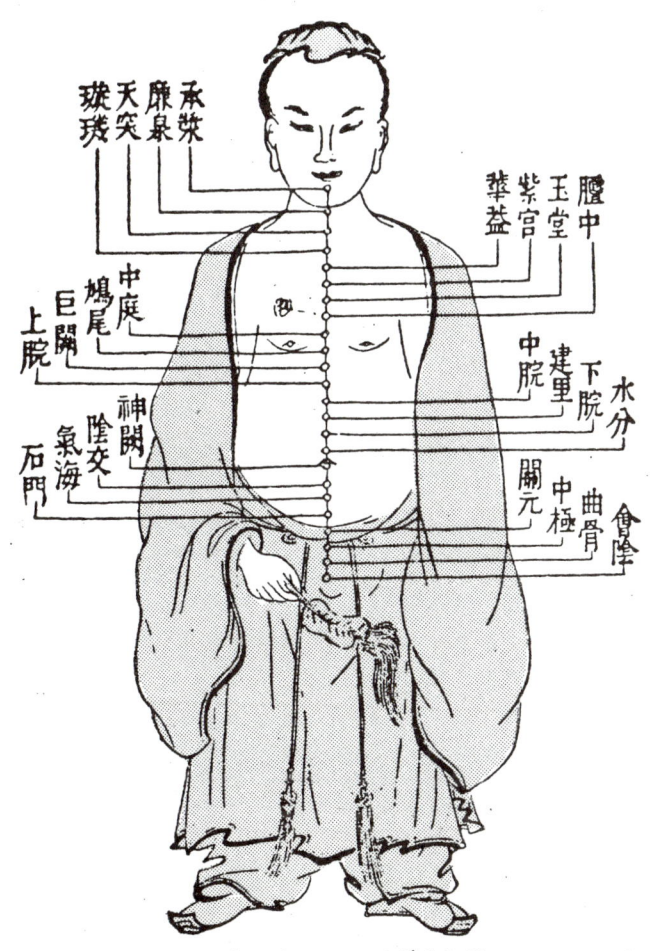

琁 天 廉 承
璣 突 泉 漿

膻 玉 紫 華
中 堂 宮 蓋

中 鳩 巨 上
庭 尾 關 脘

中 建 下 水
脘 里 脘 分

神 陰 氣 石
闕 交 海 門

關 中 曲 會
元 極 骨 陰

1. 會陰 (회음)	7. 陰交 (음교)	13. 上脘 (상완)	19. 紫宮 (자궁)
2. 曲骨 (곡골)	8. 神闕 (신궐)	14. 巨闕 (거궐)	20. 華蓋 (화개)
3. 中極 (중극)	9. 水分 (수분)	15. 鳩尾 (구미)	21. 琁璣 (선기)
4. 關元 (관원)	10. 下脘 (하완)	16. 中庭 (중정)	22. 天突 (천돌)
5. 石門 (석문)	11. 建里 (건리)	17. 膻中 (단중)	23. 廉泉 (염천)
6. 氣海 (기해)	12. 中脘 (중완)	18. 玉堂 (옥당)	24. 承漿 (승장)

20	華 蓋 (화 개)	胸骨正中線上相平第一肋間 (흉골정중선상상평제1늑간)	氣管支炎(기관지염)·喘息(천식)· 胸痛(흉통)·吐血(토혈)
21	璇 璣 (선 기)	胸骨正中線上(흉골정중선상), 天突下一寸(천돌하1치)	胸悶(흉민)·氣管支炎(기관지염)· 喘息(천식)
22	天 突 (천 돌)	胸骨柄上方陷凹中(흉골병상 방함요중)	氣管支炎(기관지염)·喘息(천식)· 咽喉炎(인후염)·甲狀腺腫(갑상선 종)·呃逆(애역)·食道疾患(식도질 환)·神經性嘔吐(신경성구토)
23	廉 泉 (염 천)	喉結上方舌骨上緣陷凹處(후 결상방설골상연함요처)	舌強(설강)·失語(실어)·瘖啞(음 아)·咽炎(인염)·舌炎(설염)·流涎 (유연)
24	承 漿 (승 장)	下脣下庭中陷凹處(하순하정 중함요처)	顔面神經麻痺(안면신경마비)·三 叉神經痛(삼차신경통)·流涎(유 연)·口噤不開(구금불개)

<穴名歌訣(혈명가결)>

- 任脈二十四起會陰(임맥24기회음)
- 石門, 氣海, 陰交停(석문, 기해, 음교정)
- 下脘, 建里, 中·上脘(하완, 건리, 중·상완)
- 膻中, 玉堂, 紫宮位(단중, 옥당, 자궁위)
- 廉泉, 承漿人下脣(염천, 승장인하순)

- 曲骨, 中極, 關元循(곡골, 중극, 관원순)
- 臍中之上連水分(제중지상연수분)
- 巨闕, 鳩尾至中庭(거궐, 구미지중정)
- 華蓋, 璇璣, 天突平(화개, 선기, 천돌평)

㉹ 交會穴(교회혈)

經 脈(경맥)	交 會 穴(교회혈)
足陽明胃經脈(족양명위경맥)	承泣(승읍)
督 脈(독맥)	齦交(은교)

(三) 衝脈(충맥)

㉮ 流注經路(유주경로)~循行路線(순행노선)

衝脈(충맥)의 流注經路(유주경로)는 五條(5조~다섯가닥)가 있

衝　　脈(충 맥)

-流注經路圖(유주경로도)-

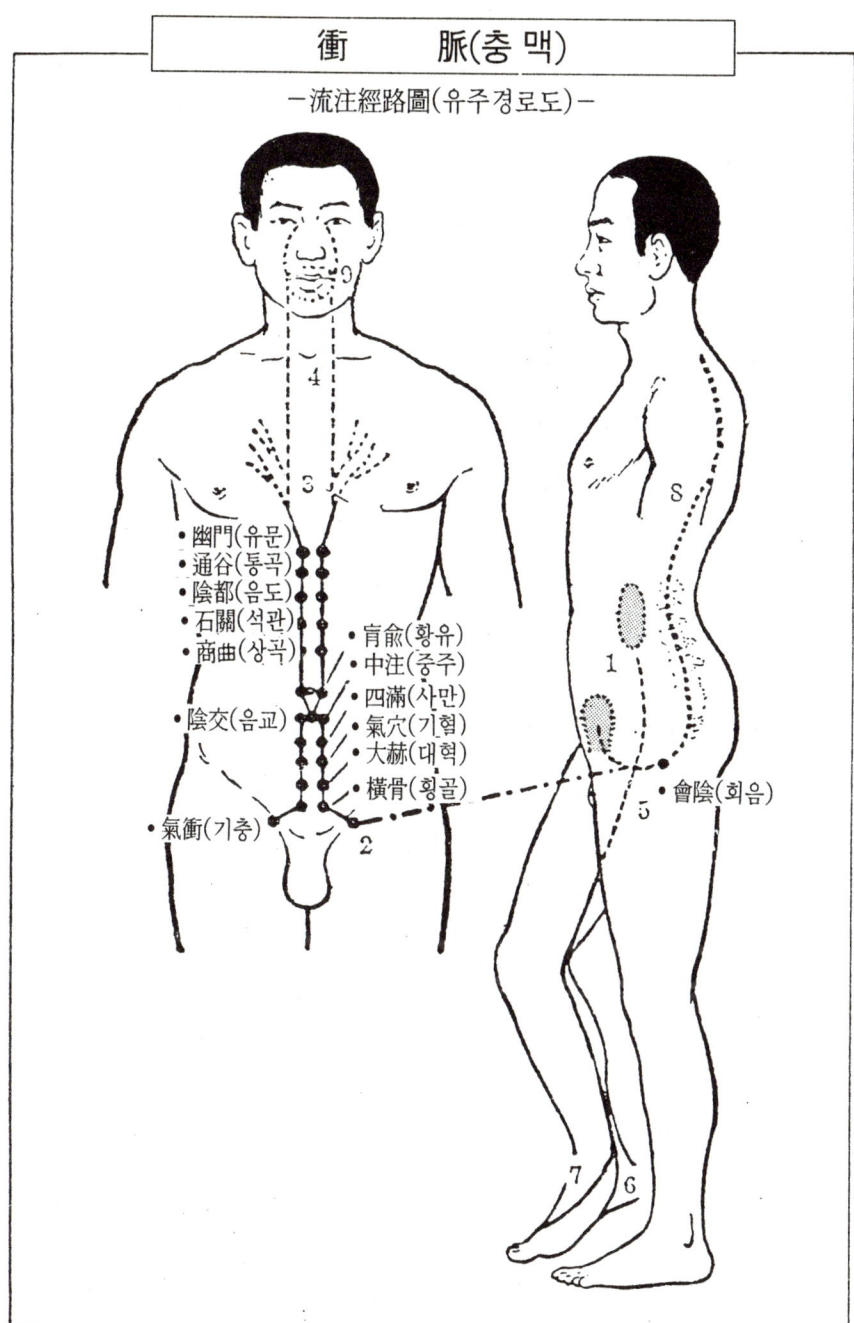

幽門(유문)
通谷(통곡)
陰都(음도)
石關(석관)
商曲(상곡)

肓兪(황유)
中注(중주)
四滿(사만)
氣穴(기혈)
大赫(대혁)
橫骨(횡골)

陰交(음교)

氣衝(기충)

會陰(회음)

-225-

다. 즉,

① 下腹(하복)의 內部(내부)에서 鼠蹊部(서혜부~사타구니)로 淺出(천출) 즉 얕게 빠져나와 足少陰腎經脈(족소음신경맥)과 나란히 위로 올라가 臍傍(제방~배꼽 양쪽가)을 지나 胸中(흉중)에 도달한 후에 四方(사방)으로 퍼져 나간다.

② 衝脈(충맥)은 胸中(흉중)에서 분산된 뒤에 또 위를 향해서 코의 副鼻腔(부비강~속코)인 上顎洞(상악동)에 散布(산포)된다.

③ 下腹(하복)에서 腎(신) 밑으로 流注(유주)되는 脈氣(맥기)는 氣街部位(기가부위~사타구니)로 얕게 빠져나와 大腿內側(대퇴내측)을 따라서 膝窩中(슬와중~오금속)으로 들어가고 脛骨內緣(경골내연~장딴지뼈 안쪽 가장자리)을 지나 內踝(내과)의 後面(후면)에 이르고 足底(족저~발바닥)에 도달한다.

④ 脛骨內緣(경골내연)에서 경골외연을 향하여 가서 足踝部(족과부~복숭아 뼈 부위)로 다시 들어가 足背(족배~발등)에 이르러 足大趾(족대지~엄지발가락)에 分布(분포)된다.

⑤ 下腹(하복)의 胸中(흉중)에서 分出(분출)하여 안으로 脊中(척중~등뼈 가운데)을 관통해서 背部(배부)를 循行(순행)한다.

④ 所屬經穴(소속경혈)

• 交會穴(교회혈)~14 •

經　　脈(경맥)	交　會　穴(교회혈)
任脈(임맥)	會陰(회음)·陰交(음교)
足陽明胃經脈(족양명위경맥)	氣衝(기충)
足少陰腎經脈(족소음신경맥)	橫骨(횡골)·大赫(대혁)·氣穴(기혈)·四滿(사만)·中注(중주)·肓兪(황유)·商曲(상곡)·

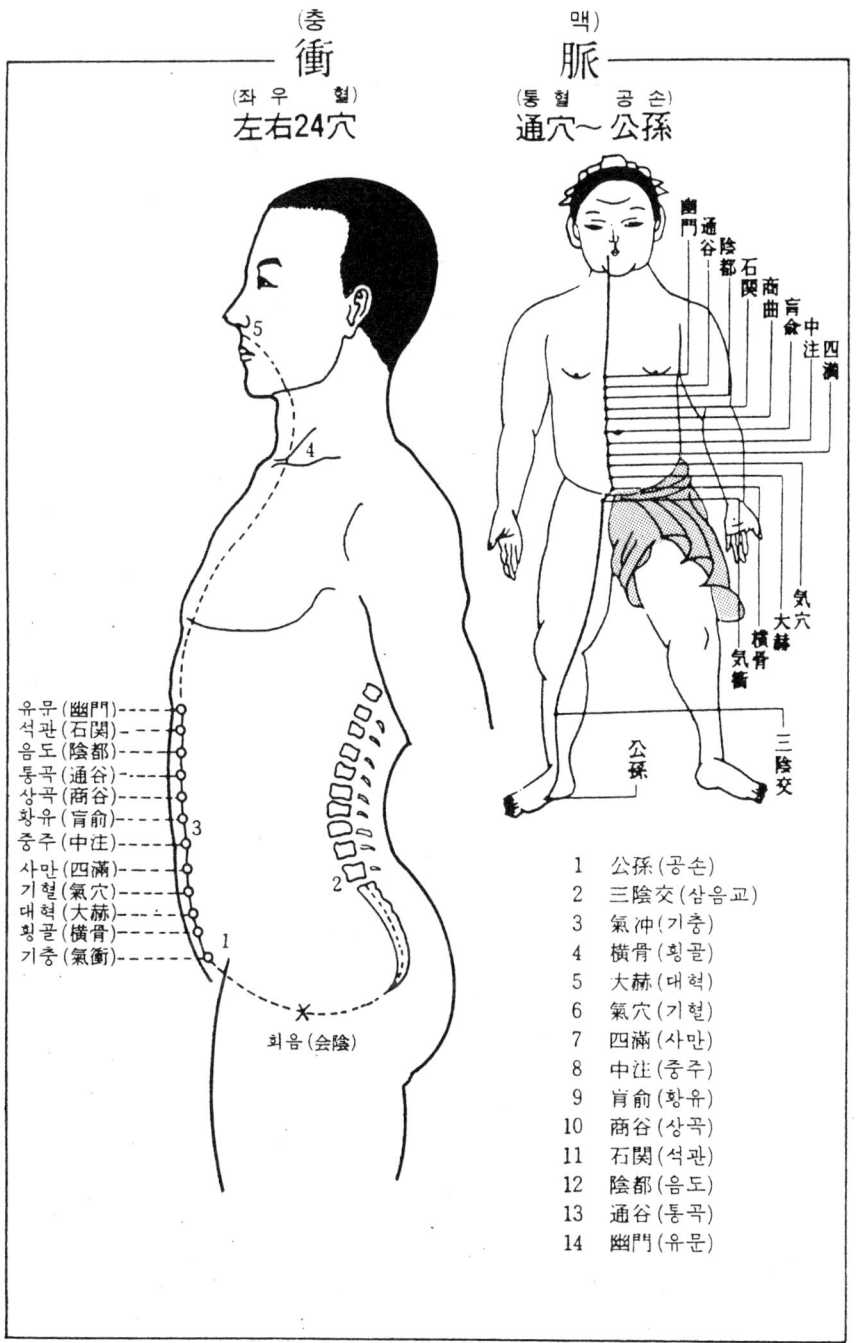

(충)
衝
(맥)
脈

(좌우 혈)
左右24穴

(통 혈 공 손)
通穴～公孫

유문(幽門)----
석관(石関)----
음도(陰都)----
통곡(通谷)----
상곡(商谷)----
황유(肓俞)----
중주(中注)----
사만(四滿)----
기혈(氣穴)----
대혁(大赫)----
횡골(橫骨)----
기충(氣衝)----

회음(会陰)

幽門
通谷
陰都
石関
商曲
肓俞
中注
四滿

气六
大赫
横骨
气衝

公孫

三陰交

1	公孫 (공손)
2	三陰交 (삼음교)
3	氣冲 (기충)
4	橫骨 (횡골)
5	大赫 (대혁)
6	氣穴 (기혈)
7	四滿 (사만)
8	中注 (중주)
9	肓俞 (황유)
10	商谷 (상곡)
11	石関 (석관)
12	陰都 (음도)
13	通谷 (통곡)
14	幽門 (유문)

| | 石關(석관)·陰都(음도)·通谷
(통곡)·幽門(유문) |

(四) 帶脈(대맥)

㉮ 流注經路(유주경로)~循行路線(순행노선)

帶脈(대맥)은 季肋部(계늑부~갈비 끝 마치는 부위)의 下方(하방)인 第二腰椎(제2요추~두번째 허리뼈)에서 시작하며 身體(신체)의 周圍(주위)를 橫繞(횡요) 즉 가로로 얽어매고, 腰腹(요복) 사이를 循環(순환)한다.

㉯ 所屬經穴(소속경혈)

• 交會穴(교회혈)~14 •

經　　脈(경맥)	交　會　穴(교회혈)
足少陽膽經脈(족소양담경맥)	帶脈(대맥)·五樞(오추)·維道 (유도)

(五) 陽蹻脈(양교맥)

㉮ 流注經路(유주경로)~循行路線(순행노선)

陽蹻脈(양교맥)은 足外踝(족외과)의 밑에 있는 足太陽膀胱經脈(족태양방광경맥)의 申脈穴(신맥혈)에서 시작하여 外踝(외과~바깥 복사뼈) 뒤로 해서 위로 올라가 股外側(고외측) 즉 다리 바깥쪽을 지나 脇肋(협늑~옆구리 갈비부위)에 분포되고, 肩臂外側(견비외측~팔과 어깨 바깥쪽)을 循行(순행)하여 頸部(경부)로 올라가서 입술이 양쪽 가장자리를 지나 內眼角(내안각~눈의 안쪽 모퉁이)에 이른다. 여기서 太陽經脈(태양경맥) 및 陰蹻脈(음교맥)과 相併(상

流注經路圖(유주경로도)

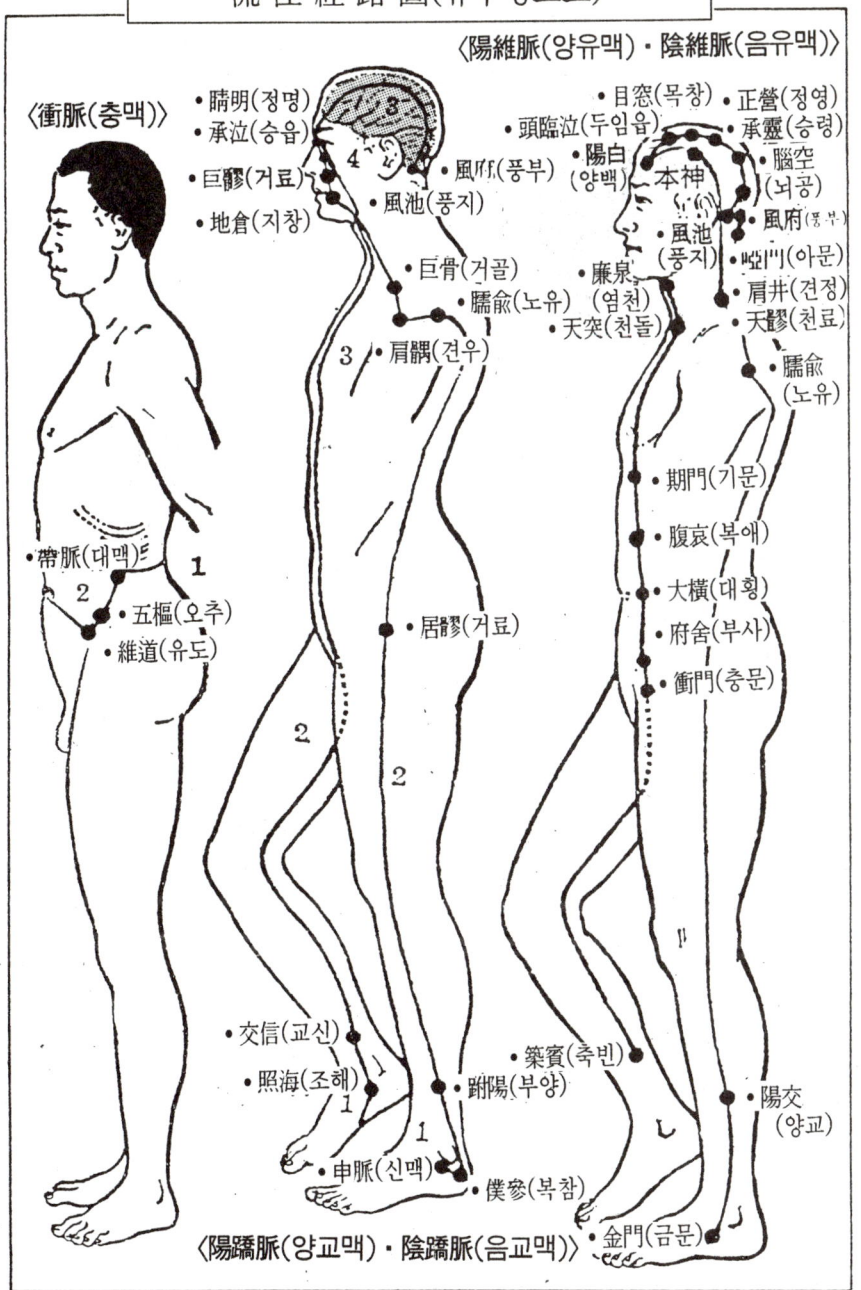

〈衝脈(충맥)〉

〈陽維脈(양유맥)·陰維脈(음유맥)〉

睛明(정명)
承泣(승읍)
巨髎(거료)
地倉(지창)
風府(풍부)
風池(풍지)
巨骨(거골)
臑俞(노유)
肩髃(견우)
3

帶脈(대맥)
2
1
五樞(오추)
維道(유도)

居髎(거료)
2
2

目窓(목창)
頭臨泣(두임읍)
正營(정영)
承靈(승령)
陽白(양백)
本神
腦空(뇌공)
風池(풍지)
風府(풍부)
廉泉(염천)
啞門(아문)
天突(천돌)
肩井(견정)
天髎(천료)
臑俞(노유)
期門(기문)
腹哀(복애)
大橫(대횡)
府舍(부사)
衝門(충문)

交信(교신)
照海(조해)
1
申脈(신맥)

築賓(축빈)
跗陽(부양)
1
僕參(복참)

陽交(양교)

金門(금문)

〈陽蹻脈(양교맥)·陰蹻脈(음교맥)〉

—— 帶 脈 ——

(대) (맥)

(좌 우 혈) (통 혈 임 읍)
左右6穴 　通穴～臨泣

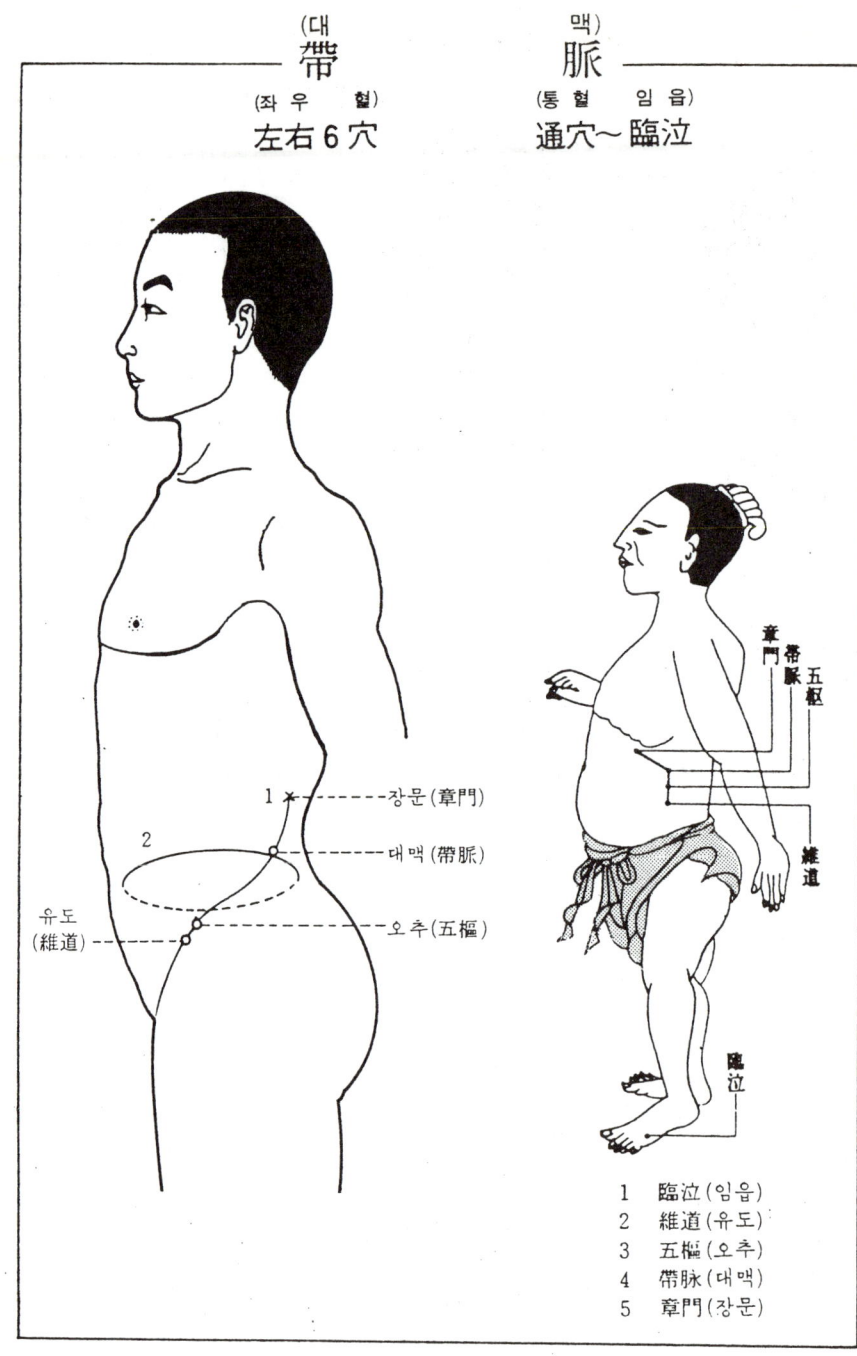

1 ×----- 장문(章門)

2 　　　----- 대맥(帶脈)

유도
(維道) ----- 　　　----- 오추(五樞)

章門　帶脈　五樞

維道

臨泣

1　臨泣(임읍)
2　維道(유도)
3　五樞(오추)
4　帶脉(대맥)
5　章門(장문)

병)해서 위로 올라가 髮際(발제~머리털이 난 부위)에 들어가고 耳後(이후~귀뒤)로 循行(순행)하여 風池穴(풍지혈)에 도달한다. 項後(항후~뒷목)의 두 힘줄 사이에 있는 風府穴(풍부혈)에서 腦(뇌) 속으로 들어간다.

④ 所屬經穴(소속경혈)

• 交會穴(교회혈)~ •

經　脈(경맥)	交會穴(교회혈)
足太陽膀胱經脈(족태양방광경맥)	申脈(신맥)·僕參(복삼)·跗陽(부양)·睛明(정명)
足少陽膽經脈(족소양담경맥)	居髎(거료)
手太陽小腸經脈(수태양소장경맥)	臑兪(노유)·風池(풍지)
手陽明大腸經脈(수양명대장경맥)	巨骨(거골)·肩髃(견우)
足陽明胃經脈(족양명위경맥)	地倉(지창)·巨髎(거료)·承泣(승읍)
督脈(독맥)	風府(풍부)

(六) 陰蹻脈(음교맥)

㉮ 流注經路(유주경로)~循行路線(순행노선)

陰蹻脈(음교맥)은 內踝(내과~안쪽복사뼈)의 밑에 있는 足少陰腎經脈(족소음신경맥)의 照海穴(조해혈)에서 시작하여 內踝(내과)를 循行(순행)하고, 腿股內側(퇴고내측~넓적다리 안쪽)으로 올라가 陰部(음부~생식기부위)를 지나 胸內(흉내)로 循行(순행)해서 鎖骨上窩(쇄골상와~목 밑 빗장뼈 위 움푹 들어간 곳)로 들어간다. 喉嚨(후롱) 즉 목구멍을 따라서 人迎穴(인영혈)의 前面(전면)으로 빠져나와 顴部(권부~광대뼈 부위)의 안쪽을 지나, 內眼角(내안각)

－231－

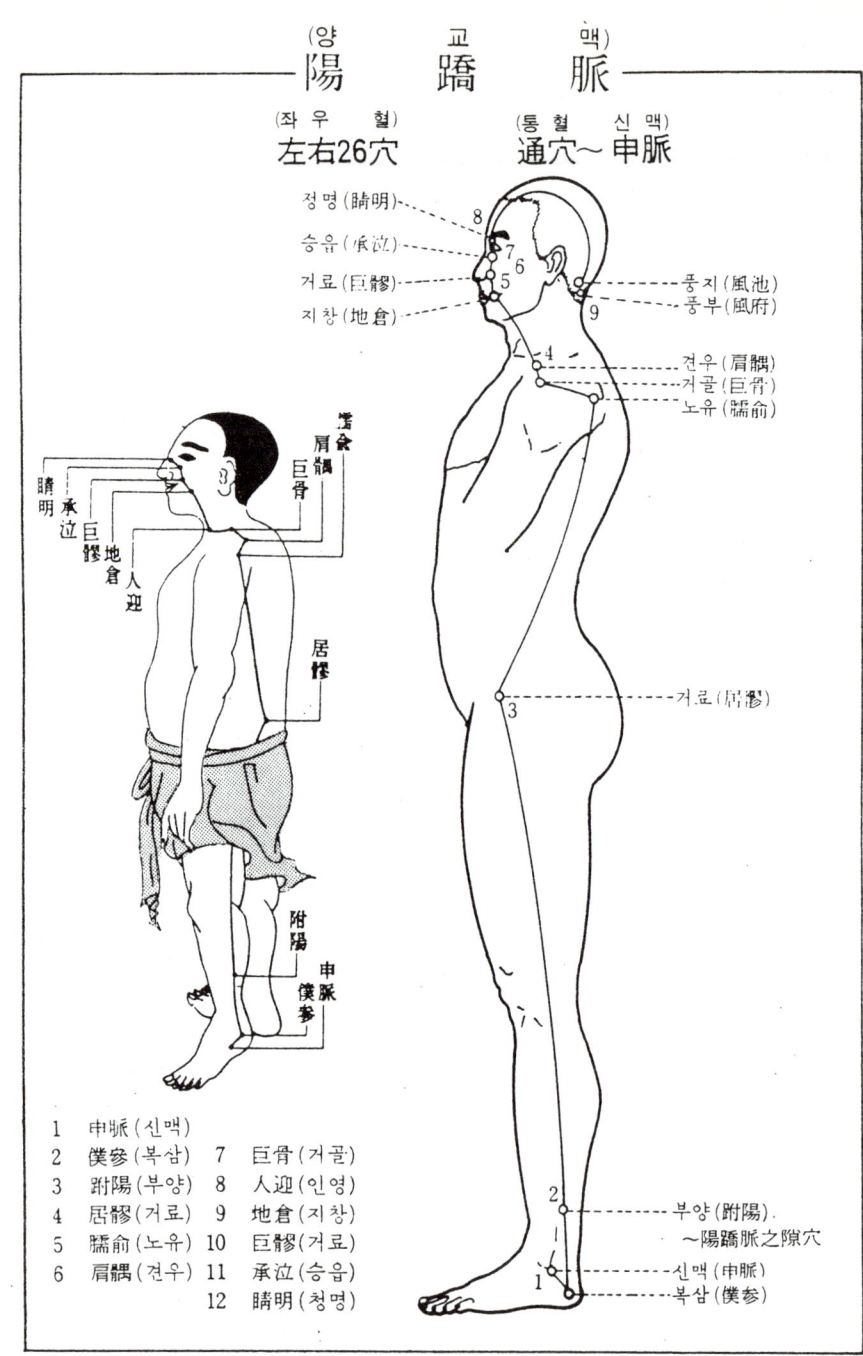

陽 蹻 脈
(양) (교) (맥)

左右26穴
(좌우 혈)

通穴~申脈
(통 혈 신 맥)

정명(睛明)
승읍(丞泣)
거료(巨髎)
지창(地倉)

풍지(風池)
풍부(風府)

견우(肩髃)
거골(巨骨)
노유(臑俞)

거료(居髎)

睛明
承泣
巨髎
地倉
人迎
巨骨
肩髃
居髎
附陽
申脈
僕參

부양(跗陽)
~陽蹻脈之隙穴
신맥(申脈)
복삼(僕参)

1 申脈 (신맥)
2 僕參 (복삼)   7 巨骨 (거골)
3 跗陽 (부양)   8 人迎 (인영)
4 居髎 (거료)   9 地倉 (지창)
5 臑俞 (노유)   10 巨髎 (거료)
6 肩髃 (견우)   11 承泣 (승읍)
                  12 睛明 (청명)

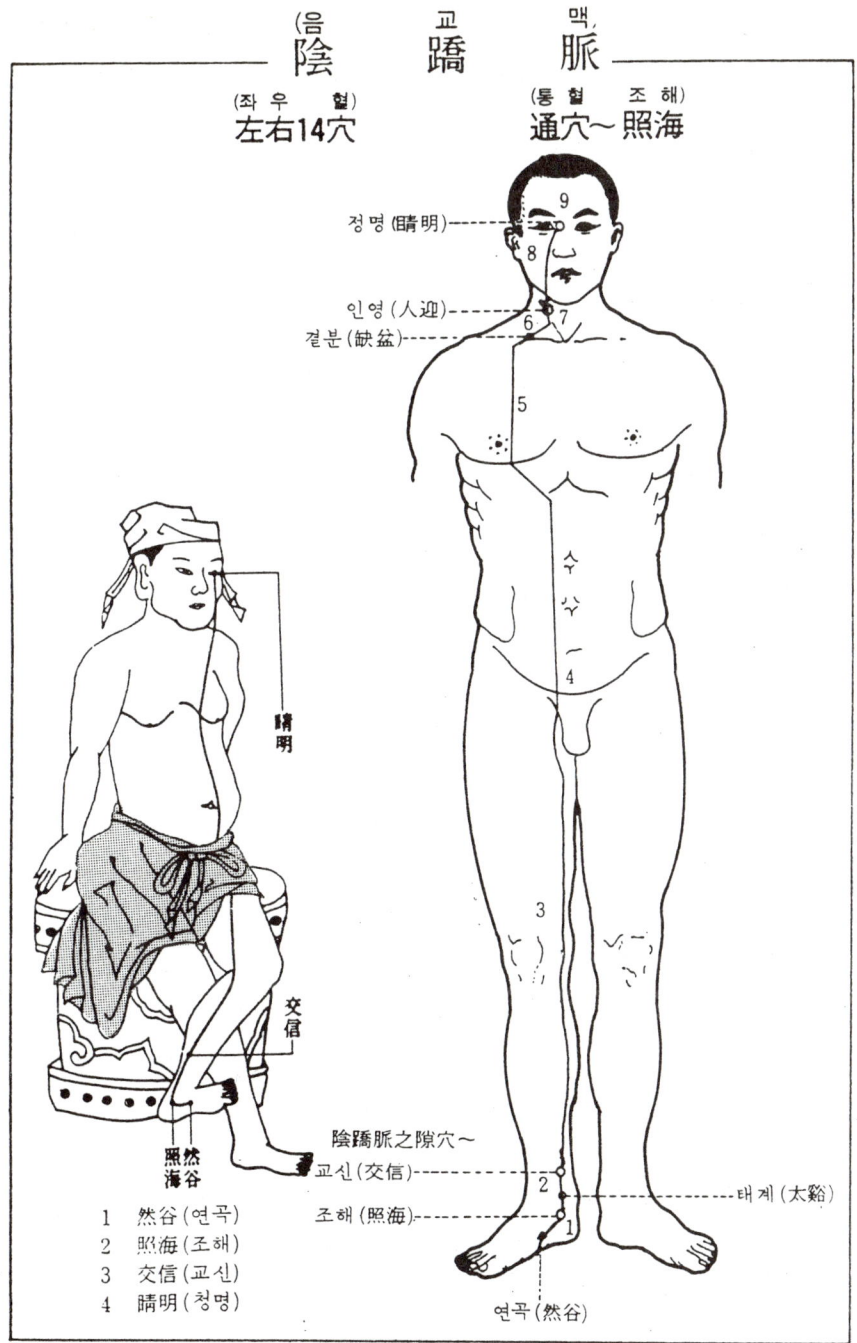

陰 蹻 脈
(음 교 맥)

左右14穴
(좌 우 혈)

通穴～照海
(통 혈 조 해)

정명 (睛明)

인영 (人迎)

결분 (缺盆)

睛明

交信

照然海谷

1 然谷 (연곡)
2 照海 (조해)
3 交信 (교신)
4 睛明 (청명)

陰蹻脈之隙穴～

교신 (交信)

조해 (照海)

태계 (太谿)

연곡 (然谷)

9
8
7 6
5
4
3
2
1

—233—

에 도달해서 足太陽膀胱經脈(족태양방광경맥)·陽蹻脈(양교맥)과 相會(상회)하며 서로 어울려서 위로 올라가 腦(뇌)에 도달한다.

④ 所屬經穴(소속경혈)

• 交會穴(교회혈)~3 •

經 脈(경맥)	交 會 穴(교회혈)
足少陰腎經脈(족소음신경맥)	照海(조해)·交信(교신)
足太陽膀胱經脈(족태양방광경맥)	睛明(정명)

(七) 陽維脈(양유맥)

⑦ 流注經路(유주경로)~循行路線(순행노선)

陽維脈(양유맥)은 諸陽經脈(제양경맥)이 交會(교회)하는 곳에서 시작된다. 그 脈氣(맥기)는 발에 있는 足太陽膀胱經脈(족태양방광경맥)의 金門穴(금문혈)의 부위에서 나와 腿膝(퇴슬~무릎과 넓적다리)의 바깥 쪽을 따라 위로 올라가 髀部(비부~넓적다리 부위)에 도달하고, 下腹部(하복부)의 바깥 쪽에 이른다. 또 脇肋(협늑~옆구리 갈비부위)를 따라 비스듬히 위로 올라가서 上臂上部(상비상부~팔 위쪽)의 肩胛部(견갑부)에 가까운 부위로 비스듬히 달려가고, 肩前(견전~어깨 앞)을 지나 어깨의 뒤쪽으로 들어간다. 그리고 다시 위로 향하여 耳(이)의 後方(후방)에 分布(분포)되고 頭額部(두액부)의 뒤에 이르러 다시 耳(이)의 上方(상방)으로 循行(순행)하여 項後(항후~뒷목)의 風府穴處(풍부혈처)에 도달한다.

④ 所屬經穴(소속경혈)

• 交會穴(교회혈)~16 •

經 脈(경맥)	交 會 穴(교회혈)

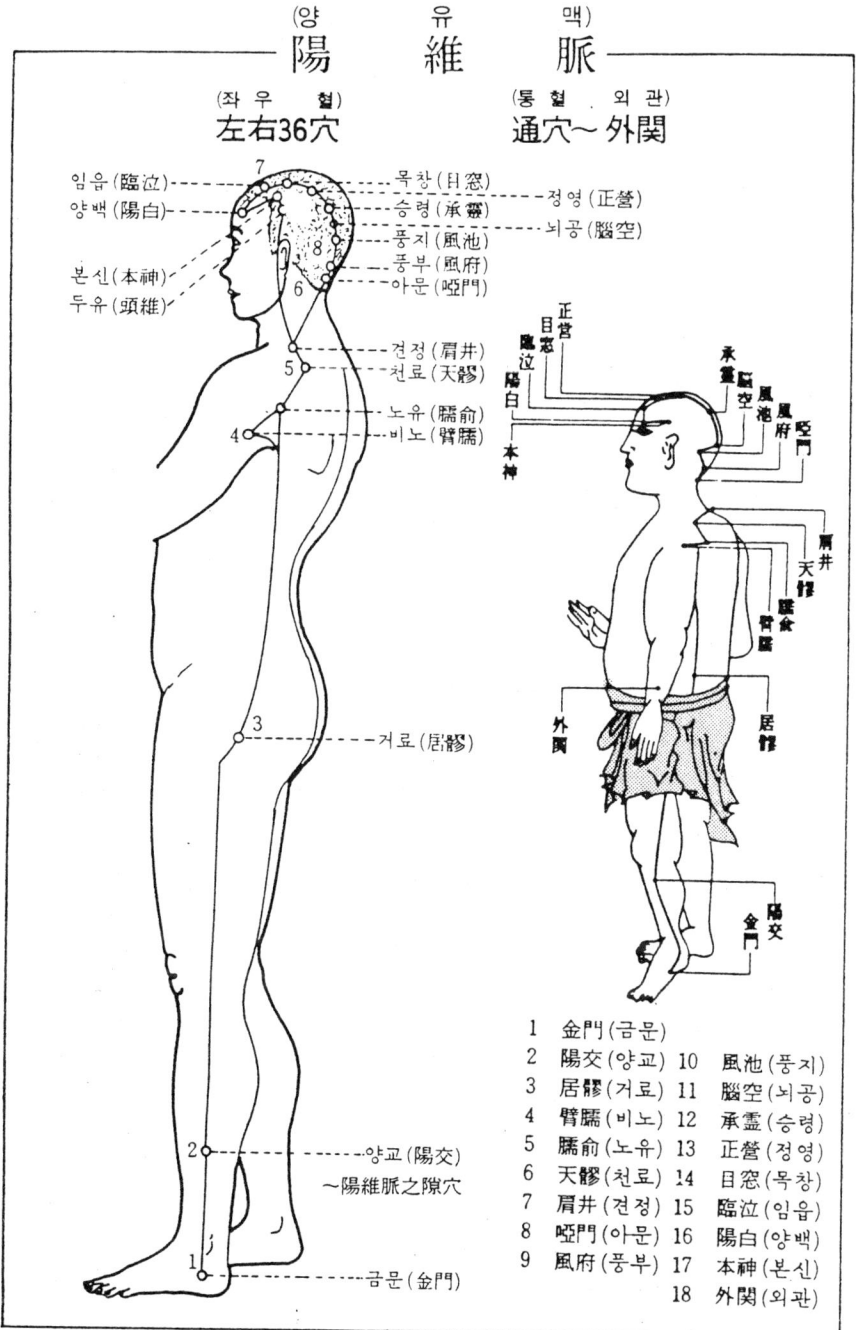

(좌우 혈)
左右36穴

(통혈 외관)
通穴～外関

임읍(臨泣) - 목창(目窓)
양백(陽白) - 승령(承靈) - 정영(正營)
풍지(風池) - 뇌공(腦空)
본신(本神) - 풍부(風府)
두유(頭維) - 아문(啞門)

견정(肩井)
천료(天髎)
노유(臑俞)
비노(臂臑)

거료(居髎)

양교(陽交)
～陽維脈之隙穴

금문(金門)

1 金門 (금문)
2 陽交 (양교) 10 風池 (풍지)
3 居髎 (거료) 11 腦空 (뇌공)
4 臂臑 (비노) 12 承靈 (승령)
5 臑俞 (노유) 13 正營 (정영)
6 天髎 (천료) 14 目窓 (목창)
7 肩井 (견정) 15 臨泣 (임읍)
8 啞門 (아문) 16 陽白 (양백)
9 風府 (풍부) 17 本神 (본신)
         18 外関 (외관)

足太陽膀胱經脈(족태양방광경맥)	金門(금문)
足少陽膽經脈(족소양담경맥)	陽交(양교)·肩井(견정)·風池(풍지)·腦空(뇌공)·承靈(승령)·正營(정영)·目窓(목창)·臨泣(임읍)·陽白(양백)·本神(본신)
手少陽三焦經脈(수소양삼초경맥)	天膠(천료)
手太陽小腸經脈(수태양소장경맥)	臑俞(노유)
督脈(독맥)	瘂門(아문)·風府(풍부)
足陽明胃經脈(족양명위경맥)	頭維(두유)

(八) 陰維脈(음유맥)

㉮ 流注經路(유주경로)~循行路線(순행노선)

陰維脈(음유맥)은 諸陰經脈(제음경맥)이 交會(교회)하는 곳에서 시작된다. 그 脈氣(맥기)는 足少陰腎經脈(족소음신경맥)의 築賓穴(축빈혈)에서 나와서 腿股內側(퇴고내측~다리 안쪽)을 따라서 위로 올라와 下腹部(하복부)로 들어간다. 다시 脇肋部(협늑부)를 循行(순행)하여 위로 올라가서 胸膈(흉격~가슴과 명치)를 貫通(관통)해서 咽喉部(인후부)의 양 옆으로 도달해서 任脈(임맥)과 會合(회합)한다.

㉯ 所屬經穴(소속경혈)

• 交會穴(교회혈)~8 •

經　　脈(경맥)	交 會 穴(교회혈)
足少陰腎經脈(족소음신경맥)	築賓(축빈)
	衝門(충문)·府舍(부사)·大橫

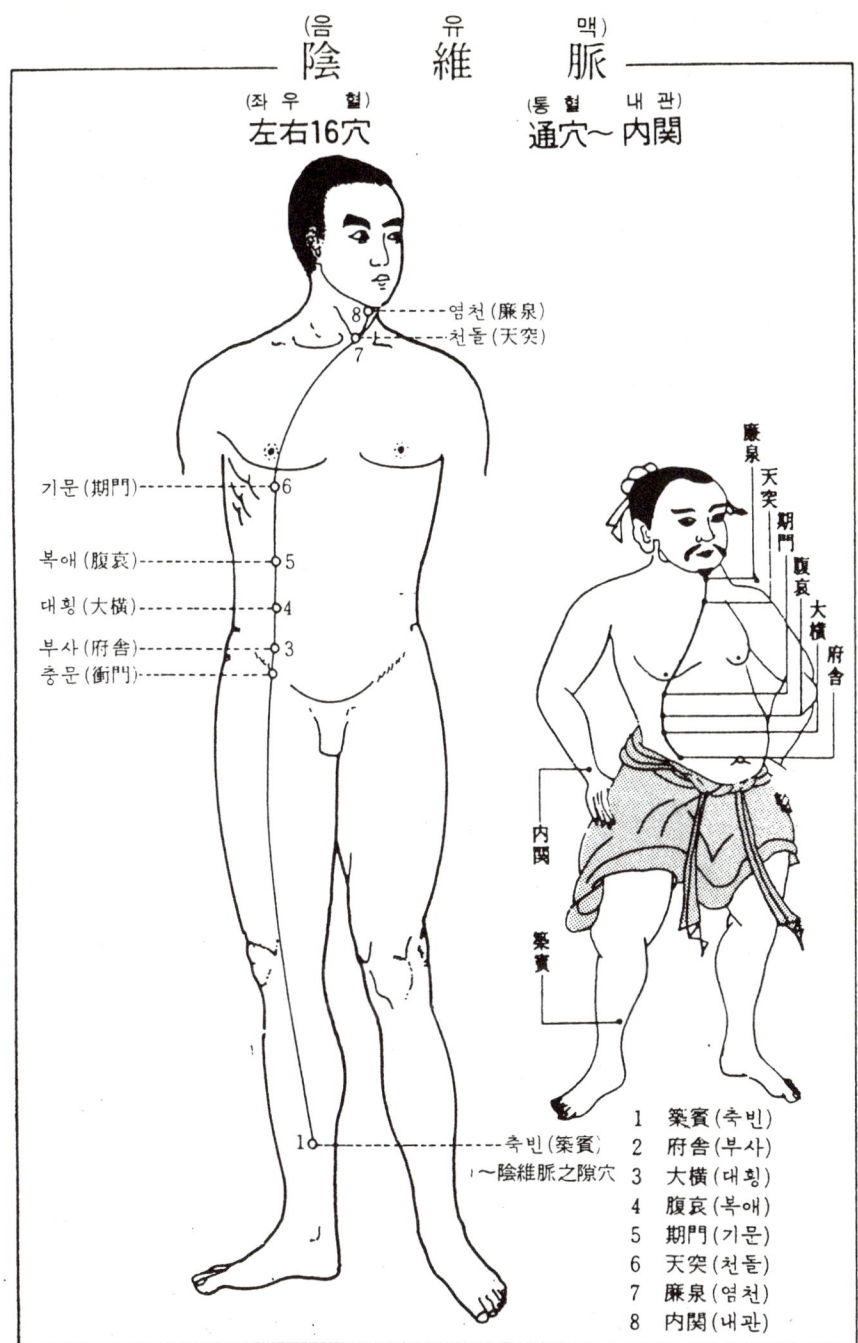

陰 維 脈

(음) 유 (맥)

左右16穴
(좌 우 혈)

通穴〜内関
(통 혈 내 관)

염천(廉泉)
천돌(天突)

廉泉
天突
期門
腹哀
大横
府舍

内関
築賓

기문(期門)
복애(腹哀)
대횡(大横)
부사(府舍)
충문(衝門)

축빈(築賓)
〜陰維脈之隙穴

1 築賓(축빈)
2 府舍(부사)
3 大横(대횡)
4 腹哀(복애)
5 期門(기문)
6 天突(천돌)
7 廉泉(염천)
8 内関(내관)

足太陰脾經脈(족태음비경맥)	(대횡)·腹哀(복애)
足厥陰肝經脈(족궐음간경맥)	期門(기문)
任脈(임맥)	天突(천돌)·廉泉(염천)

이상은 奇經八脈(기경팔맥)의 分布部位(분포부위)를 설명하였
는데 이들 모두는 經絡(경락)에 있어서 十二經脈(십이경맥)이나
絡脈(낙맥)과 마찬가지로 奇經八脈(기경팔맥)의 脈氣(맥기)도 不
斷(부단)히 운동하고 流注循行(유주순행)하고 있음을 말해주고
있다.

제 3 절 奇經八脈(기경팔맥)의 作用(작용)

奇經八脈(기경팔맥)의 主要作用(주요작용)을 다음 세가지로 크
게 나눌 수 있다.

(一) 十二經脈間(십이경맥간)의 聯係(연계)를 密接(밀접)하
게 한다.

奇經八脈(기경팔맥)은 거의 十二經脈(십이경맥)에서 分出(분
출～갈라져 나옴)하였으며, 그 流注循行(유주순행) 및 分布過程
(분포과정)에서 기타 各經脈(각경맥)과 交叉(교차) 또는 接續(접
속)되어 있으므로, 기경팔맥은 각 경맥간의 상호관계를 긴밀하게
連通(연통)시키고 있다. 더 구체적으로 설명하면…
　◦ 陽經脈(양경맥)의 經氣(경기)는
모두 督脈(독맥)의 大椎穴(대추혈)에 交會(교회)하여 督脈(독
맥)이 手三陽經脈(수삼양경맥)과 足三陽經脈(족삼양경맥)을 聯係

(연계)시킨다.

ㅇ 足三陰經脈(족삼음경맥)의 脈氣(맥기)는

모두 任脈(임맥)의 關元(관원)·中極穴(중극혈)에 교회하여 任脈(임맥)이 足三陰經脈(족삼음경맥)을 밀접히 相通(상통)시킨다.

ㅇ 任脈(임맥)·督脈(독맥)외의 六條(육조)의 奇經脈(기경맥) 가운데

衝脈(충맥)은 氣街部(기가부~사타구니 부위)에서 시작하여 足少陰腎經脈(족소음신경맥)과 나란히 위를 향하여 배꼽을 끼고 올라가 足陽明胃經脈(족양명위경맥)과 足少陰腎經脈(족소음신경맥)과 밀접한 관계를 맺고 있다. 衝脈(충맥)은 또 任脈(임맥)과 함께 胸中(흉중)에서 시작하여 위로 脊裏(척리~척추 뒤)를 순행하며 任脈(임맥)·督脈(독맥)과 밀접한 연계를 이루고 있다. 그렇기 때문에 衝脈(충맥)을 十二經脈之海(십이경맥지해)라고 부르고 있다.

帶脈(대맥)은 腰腹(요복)을 橫繞(횡요~옆으로 얽어맴)하여 軀幹(구간~몸통)을 縱(종~아래 위)으로 순행하는 각 경맥과 연계가 되고 있다.

陽維(양유)·陰維(음유)·陽蹻(양교)·陰蹻脈(음교맥)외 各經脈(각경맥)은 유관한 陰經脈(음경맥)과 陽經脈(양경맥)과의 관계가 매우 많다. 陰維脈(음유맥)과 陽維脈(양유맥)은 網狀(망상) 즉 그물모양으로 聯係(연계)를 맺고 있으며, 陽蹻脈(양교맥)과 陰蹻脈(음교맥)은 交叉(교차)·交會(교회)의 관계를 맺고 있다.

위와 같은 사실은 기경팔맥이 십이경맥 및 관계장부와 각종의 연계작용을 나타내고 있음을 증명해주고 있다.

(二) 十二經脈(십이경맥)의 分類(분류)·組合(조합)을 主導

(주도)하는 作用(작용)을 한다.

十二經脈(십이경맥)의 주요기능에는 각기 특징이 있고, 相對的(상대적)인 特異性(특이성)이 있는데, 이들 중에서 일부의 經脈(경맥)은 성질이 기본적으로 相同(상동~서로 같음)하거나 近似(근사)한 면이 있다. 기경팔맥은 이들 성질이 비슷하거나 혹은 작용이 類似(유사)한 경맥들과 연락되어 있으므로 십이경맥의 각종 연계에 대하여 이를 分類(분류)·組合(조합)시키는 주도적인 작용을 하고 있다.

예를 들면, 十二經脈中(십이경맥중)의 陽經脈(양경맥)과 陰經脈(음경맥)은 陽維脈(양유맥)·陰維脈(음유맥)의 통과로서 이를 組合(조합)시키며, 陰蹻脈(음교맥)과 陽蹻脈(양교맥)은 인체의 左右(좌우)의 陽陰(양음)을 구별하는데 이는 십이경맥 중에서 相異(상이)한 성질의 경맥을 分類(분류)하는 作用(작용)이고, 類似(유사)한 性質(성질)의 경맥을 組合(조합)시키는 作用(작용)이다.

따라서 奇經八脈(기경팔맥)의 주요한 작용은 十二經脈(십이경맥)을 分類(분류)·組合(조합)함으로써 이들을 統率(통솔)하고 主導(주도)하는 것이다. 예를 들면, 督脈(독맥)은 인체의 諸陽經脈(제양경맥)이 모두 모이는 곳이며, 동시에 腎(신)·腦(뇌)와도 밀접한 관계가 있고 足厥陰肝經脈(족궐음간경맥)에도 일정한 영향을 미치고 있다. 督脈(독맥)의 주된 機能(기능)은 陽氣(양기)를 統率(통솔)하고 眞元(진원)을 統攝(통섭)하는 것이다.

任脈(임맥)은 諸陰經脈(제음경맥)의 脈氣(맥기)를 姙養(임양)·調整(조정)하는 기능을 갖는다. 人體中(인체중)에 氣(기)는 陽(양)이고, 血(혈)은 陰(음)이며 女子(여자)의 孕胎(잉태)·出産(출산)·月經(월경)·帶下(대하) 등의 모든 병은 陰(음)인 血(혈)과의 관계가 매우 깊다. 고대의 醫書(의서)에는 任脈(임맥)이 諸陰經脈

(제음경맥)에 대하여 主導(주도)하고, 統率(통솔)하는 작용을 갖고 있음을 밝혀주고 있다.

衝脈(충맥)은 胞中(포중~자궁)에서 起始(기시)하였으므로 血海(혈해)라 부르며, 동시에 十二經脈(십이경맥)·五臟六腑(오장육부)에 비교적 큰 영향을 미치게 되므로 충맥을 또 十二經脈之海(십이경맥지해)·五臟六腑之海(오장육부지해)라고도 부른다. 충맥이 이러한 중요작용을 갖게 된 근원은 足少陰腎經脈(족소음신경맥)과 足陽明胃經脈(족양명위경맥)과의 관계가 있고, 동시에 任脈(임맥) 및 督脈(독맥)과 함께 胞中(포중)에서 起始(기시)하여 "一源三技(일원삼기)"라고 칭하는 관련이 있기 때문이다.

人身(인신)에서 腎(신)은 先天(선천)의 根本(근본)이며, 原氣(원기)가 여기서 발생하므로 古書(고서)에는 腎(신)을 "五臟六腑之本(오장육부지본)", "十二經脈之根(십이경맥지근)"이라 한다. 또 胃(위)는 後天(후천)의 根本(근본)이며 營氣(영기)·衛氣(위기)가 여기서 나오므로 五臟六腑(오장육부)와 十二經脈(십이경맥)의 脈氣(맥기)를 禀受(품수)하는 곳이다.

督脈(독맥)은 一身(일신)의 陽氣(양기)를 主管(주관)하며, 任脈(임맥)은 一身(일신)의 陰氣(음기)를 주관하고, 衝脈(충맥)은 이들 經脈(경맥)과 특수한 연관이 있으므로 五臟六腑(오장육부)나 十二經脈(십이경맥)에 대하여 중요한 영향을 미치고 작용을 한다.

帶脈(대맥)은 軀幹部(구간부)의 각 경맥을 다발로 묶어서 經氣(경기)를 원활하게 소통시키며, 조절하는 기능을 갖고 있으므로 下肢部(하지부)를 流注循行(유주순행)하는 경맥은 모두 帶脈(대맥)의 관여를 받게 되며 이들 經脈(경맥)에 대하여 통솔하는 紐帶作用(유대작용)을 가진다.

陰蹻脈(음교맥)과 陽蹻脈(양교맥)은 腿膝(퇴슬~무릎과 넓적다리)의 內外側(내외측)에 분포된 陰經脈(음경맥)과 陽經脈(양경맥)을 統率(통솔)하고 協調(협조)케 하는 기능을 갖는다.

음교맥과 양교맥은 內眼角(내안각)에서 足太陽經脈(족태양경맥)과 會合(회합)하며, 머리와 뇌 등에 분포되므로 兩蹻脈(양교맥)은 이들 部位(부위)의 경맥에 대하여 일정한 통솔작용을 갖게 된다.

陰維脈(음유맥)과 陽維脈(양유맥)은 각기 인체의 음경맥과 양경맥의 기능을 "維系(유계~얽고 이어줌)", "維絡(유락~얽고 연락됨)" 한다.

한의학 이론에 의거하면 陽(양)은 表(표~겉)를 主管(주관)하고, 陰(음)은 裏(리~속)에 속하므로 陽維脈(양유맥)에는 인체의 表(표)를 主宰(주재)하는 작용이 있고, 陰維脈(음유맥)에는 인체의 裏(리) 즉 속을 주재하는 작용이 있다.

經絡(경락)을 종합적 계통에서 관찰해보면 十二經脈(십이경맥)은 主體(주체)가 되고 奇經(기경)의 대부분은 十二經脈(십이경맥)에서 갈라진 分支(분지)이다. 이들 別道奇行(별도기행)하는 支脈(지맥)은 십이경맥에서 갈라진 다음에 많은 경맥과 聯系(연계)를 맺게 되며 數條(수조~여러가지)의 경맥을 組合(조합)하는 종합기능을 발휘한다. 그러므로 奇經(기경)도 경락계통의 한 구성부분이며, 그 機能的(기능적)인 특징에서 말한다면 十二經脈(십이경맥)을 組合(조합)하고 主導(주도)하는 의의를 지니고 있다.

(三) 氣血(기혈)을 滲灌(삼관)하고 溢蓄(일축)하는 調節作用(조절작용)을 한다.

奇經八脈(기경팔맥)은 十二經脈(십이경맥)의 사이 사이를 錯綜(착종~서로 섞이어 엉클어짐)하게 分布(분포)·循行(순행)하여 십이경맥과 臟腑(장부)의 氣(기)가 왕성할 때에는 奇經(기경)이

이를 涵蓄(함축～쌓아 저장함)하며 인체의 생리기능활동에서 필요할 때는 奇經脈(기경맥)이 滲灌(삼관～스머들게 대 준다)하여 供給(공급)한다.

옛날 醫家(의가)들은 奇經脈(기경맥)을 湖沼(호소～물이 고이는 곳)에 비유했는데 그 調節作用(조절작용)의 面(면)에서 論(논)하면 일정한 의의가 있는 것이다. 古書(고서)에 보면 陰經脈(음경맥)의 脈氣(맥기)는 五臟(오장)을 營養(영양)하고, 陽經脈(양경맥)의 脈氣(맥기)는 六腑(육부)를 營養(영양)하는데, 經氣(경기)가 充盈(충영～그득함)하면 넘쳐서 奇經(기경)으로 流入(유입)하고, 반대로 부족하면 灌漑(관개～끌어다 대어줌)하여 五臟六腑(오장육부)를 溫潤(온윤)케 하고 湊理(주리～살가죽)를 濡養(유양)한다고 하였다. 이는 奇經脈(기경맥)이 十二經脈(십이경맥)의 脈氣(맥기)를 溢蓄(일축～넘치고 저축함)하는 作用(작용)을 설명한 것이다.

제 4 절   奇經八脈(기경팔맥)의 病候(병후)

奇經八脈(기경팔맥)의 病候(병후)를 간추려 보면 다음과 같다.

(一) 督脈(독맥)의 病候(병후)

督脈(독맥)은 腦(뇌)와 脊部(척부)에 分布(분포)되고 있으며 足厥陰肝經脈(족궐음간경맥)과 頭頂(두정～머리 정수리)에서 交會(교회)하므로 督脈(독맥)의 經氣(경기)가 阻滯(조체)되면 脊背部(척배부)가 强直(강직～뻣뻣하고 꼿꼿함)하는 등의 症狀(증상)이 나타난다. 만약 經氣(경기)가 虛弱(허약)하면 頭重(두중～머리가 무거움), 眩暈(현운), 動搖(동요～몸이 흔들림) 등의 증상을 일으킨다. 이 밖에도 風氣(풍기)가 督脈(독맥)으로 침입되면 經脈(경맥)

으로부터 腦(뇌)로 들어가 腦風(뇌풍~각종 뇌병)을 일으킨다.

또 督脈(독맥)이 하복부에서 상행하므로 독맥이 不和(불화)하면 하복부의 氣(기)가 心(심)으로 上衝(상충~위로 치밀어 오름)하고, 大小便(대소변)이 불통하는 衝疝(충산)이나 尿閉(요폐), 遺尿(유뇨), 痔疾(치질), 不姙(불임) 등의 원인이 된다고 보고 있다. 옛 醫書(의서)인 「針灸大全(침구대전)」에는 督脈(독맥)의 病候(병후)를 다음과 같이 적고 있다.

　。 手足拘攣(수족구련)·振顫(진전)·搐搦(축익)·中風不語(중풍불어)·癎疾(간질)·癲狂(전광)·頭痛(두통)·目赤腫痛(목적종통)·流淚(유루)·腿膝腰背疼痛(퇴슬요배동통)·頸項強直(경항강직)·傷寒(상한)·咽喉痛(인후통)·齒牙腫痛(치아종통)·手足麻痺(수족마비)·破傷風(파상풍)·盜汗(도한) 등 症(증).

(二) 任脈(임맥)의 病候(병후)

任脈(임맥)은 陰經脈(음경맥)의 脈氣(맥기)가 모이는 곳이므로 任脈(임맥)에 異常(이상)이 생기면 주로 陰經脈(음경맥) 특히 肝(간)·腎病系統(신병계통)의 症狀(증상)이 나타난다.

옛 文獻(문헌)에는 "男子內結七疝(남자내결칠산)", "女子帶下瘕聚(여자대하하취)"등 병이 발병한다고 하였으며, 任脈(임맥)의 脈氣(맥기)가 虛弱(허약)하여 孕胎(잉태)에 영향을 미치게 된다. 이는 任脈(임맥)이 腎氣(신기)와 子宮(자궁)과 밀접한 관계가 있음을 증명하고 있는 것이다. 옛 醫書(의서)인 「針灸大全(침구대전)」에는 任脈(임맥)의 病候(병후)를 다음과 같이 적고 있다.

　。 痔疾(치질)·便泄(변설)·痢疾(이질)·瘧疾(학질)·咳嗽(해수)·吐血(토혈)·血尿(혈뇨)·齒痛(치통)·咽腫(인종)·小便不利(소변불리)·胸脘部疼痛(흉완부동통)·噎膈(열격)·產後中風

(산후중풍)·腰痛(요통)·死胎不下(사태불하)·臍腹部冷感(제복부냉감)·嘔吐(구토)·吃逆(홀역)·乳房痛(유방통)·崩漏下血(붕루하혈) 등 症(증).

(三) 衝脈(충맥)의 病候(병후)

衝脈(충맥)은 任脈(임맥)·督脈(독맥)과 같은 곳에서 시작되지만 流注循行(유주순행)이 다르다. 衝脈(충맥)의 脈氣(맥기)가 胞中(포중～자궁 속)에서 시작되므로 충맥과 여자의 月經疾患(월경질환)과는 밀접한 관계가 있다. 충맥이 不調(부조)하면 不姙(불임)이 되고, 또 충맥과 임맥의 脈氣(맥기)가 허약하여 統攝力(통섭력)을 잃게 되면 임신부에게 流產現象(유산현상)이 일어난다.

충맥은 女子(여자)의 月經(월경)·孕胎(잉태)·出產(출산)과 관계가 있을뿐 아니라 남자의 일부질환에도 중요한 영향을 미치고 있다. 충맥의 脈氣(맥기)에 병리변화가 생기면 逆氣上衝(역기상충)·小腹痛(소복통)·上搶心(상창심) 등의 증상도 나타난다.

옛 醫書(의서)인「針灸大全(침구대전)」에는 衝脈(충맥)의 病候(병후)를 다음과 같이 적고 있다.

∘ 胸部上腹部(흉부상복부)의 疼痛(동통)·滿悶(만민)·結胸(결흉)·反胃(반위)·酒食癥聚(주식적취)·腸鳴(장명)·大便溏泄(대변당설)·噎膈(열격)·氣急(기급)·脇脹(협창)·臍腹痛(제복통)·腸風便血(장풍변혈)·瘧疾(학질)·胎衣不下(태의불하)·產後暈厥(산후운궐)등 症(증).

(四) 帶脈(대맥)의 病候(병후)

帶脈(대맥)은 腰腹部(요복부)를 束帶(속대～띠로 묶음)처럼 橫

行(횡행)하였으므로 帶脈(대맥)이 不和(불화)하면 腹滿(복만)·
腰溶溶女坐水中(요용용여좌수중〜허리가 물 속에 앉아 있는것 같이
질편하다)의 증상이 나타난다. 여자의 월경불순이나 赤白帶下(적
백대하)도 대맥과 관계가 있다. 옛 醫書(의서)인 「針灸大全(침구
대전)」에는 帶脈(대맥)의 病候(병후)를 다음과 같이 적고 있다.

　。中風手足麻痺(중풍수족마비)·肢體疼痛(지체동통) 및 拘攣
(구련)·發熱(발열)·頭風痛(두풍통)·頸項部(경항부) 및 頰部腫
脹(협부종창)·目赤痛(목적통)·齒痛(치통)·咽腫(인종)·頭眩
(두현)·耳聾(이농)·皮膚風疹瘙痒(피부풍진소양)·筋脈牽引不
舒(근맥견인불서)·腿痛(퇴통)·脇肋疼痛(협늑동통)등 症(증).

(五) 陰蹻脈(음교맥)의 病候(병후)

　陰蹻脈(음교맥)은 足内踝部(족내과부〜발안쪽 복사뼈 부위)에서
起始(기시)되어 위로 流注循行(유주순행)하며 目(목)에서 陽蹻脈
(양교맥)과 會合(회합)한다. 고로 陰蹻脈(음교맥)이 不和(불화)하
면 흔히 眼目(안목)의 病(병)이 나타난다. 음교맥은 足少陰腎經脈
(족소음신경맥)의 支別(지별)이므로 음교맥의 질환에는 흔히 下
腹痛(하복통), 腰(요)와 骨盤(골반)에서 下腹部(하복부) 및 陰部
(음부)에 걸친 疼痛(동통) 및 男子陰疝(남자음산〜생식기 병)·
女子漏下(여자누하〜월경불순)등의 病症(병증)을 일으킨다. 옛 醫
書(의서)인 「針灸大全(침구대전)」에는 陰蹻脈(음교맥)의 病候(병
후)를 다음과 같이 적고 있다.

　。咽喉氣塞(인후기색)·小便淋瀝(소변임력)·膀胱氣痛(방광기
통)·腸鳴(장명)·腸風下血(장풍하혈)·吐瀉(토사)·反胃(반
위)·排便困難(배변곤란)·難產(난산)·昏迷(혼미)·腹中橫塊
(복중횡괴)·胸膈噯氣(흉격애기)·梅核氣(매핵기)·黃疸(황달)

등 症(증).

(六) 陽蹻脈(양교맥)의 病候(병후)

陽蹻脈(양교맥)은 外踝部(외과부~발의 바깥 복사뼈 부위)에서 起始(기시)하여 위로 올라가 目(목)에서 陰蹻脈(음교맥)과 會合(회합)한다. 양교맥이 不和(불화)하면 흔히 눈에 병이 나타난다.

또한 陽蹻脈(양교맥)은 足太陽膀胱經脈(족태양방광경맥)의 支別(지별)이므로 양교맥의 疾患(질환)에는 腰背疼痛(요배동통)·身體(신체)의 强直(강직)을 일으킨다. 옛 醫書(의서)인「針灸大全(침구대전)」에는 양교맥의 病候(병후)를 다음과 같이 적고 있다.

◦ 腰背强直(요배강직)·腿腫(퇴종)·惡風(오풍)·自汗(자한)·頭痛(두통)·雷頭痛(뇌두통)·頭汗出(두한출)·目赤痛(목적통)·眉稜骨痛(미능골통)·骨節疼痛(골절동통)·手足麻痺(수족마비) 및 拘攣(구련)·厥逆(궐역)·缺乳(결유)·耳聾(이농)·鼻衄(비뉵)·癲癎(전간)·全身浮腫(전신부종)등 症(증).

(七) 陰維脈(음유맥)의 病候(병후)

陰維脈(음유맥)은 모든 經脈(경맥)들을 網目狀(망목상~그물눈 모양)으로 연결하고 있는데 陰維脈(음유맥)은 모든 陰經脈(음경맥)을 維絡(유락)하고 任脈(임맥)과 交會(교회)한다.

특히 胸脘脇腹(흉완협복)을 循行(순행)하는 足三陰經脈(족삼음경맥)과 밀접한 관련이 있다. 그러므로 옛 의서 難經(난경)에「陰維爲病苦心痛(음유위병고심통)」이라 하였다.

음유맥은 裏(리)를 主管(주관)하고 陰(음)에 속하므로 陰維疾患(음유질환)은 陰氣(음기)가 內結(내결~속으로 묶임)하여 胸中痛

(흉중통)・脇下支滿(협하지만)・腰痛(요통)・陰中痛(음중통) 등
을 일으킨다. 옛 의서인「針灸大全(침구대전)」에 陰維脈(음유맥)의
病候(병후)를 다음과 같이 적고 있다.

  。 胸脘部滿悶(흉완부만민) 또는 痞脹(비창)・腸鳴泄瀉(장명설
사)・脫肛(탈항)・反胃噎膈(반위열격)・腹中痞塊堅橫(복중비괴
견횡)・脇肋疼痛(협늑동통)・心痛(심통)・結胸(결흉)・傷寒(상
한)・瘧疾(학질) 등 症(증)

(八) 陽維脈(양유맥)의 病候(병후)

維脈(유맥)은 모든 經脈(경맥)을 網目狀(망목상～그물눈 모양)
으로 연결하고 있는데 陽維脈(양유맥)은 모든 陽經脈(양경맥)을
維絡(유락)하고 督脈(독맥)과 交會(교회)한다. 그 중에서도 太陽
經脈(태양경맥)과 少陽經脈(소양경맥)과 연락이 더욱 긴밀하다.
태양경맥은 몸의 表(표)를 주관하며, 소양경맥은 半表半裏(반표반
리)를 주관한다. 表邪(표사)가 태양・소양의 두경맥을 侵襲(침습)
하면 모두 寒熱症狀(한열증상)을 나타내는데 太陽病(태양병)에는
惡寒(오한)・發熱(발열), 少陽病(소양병)에는 寒熱往來(한열왕래)
를 일으킨다.

양유맥은 表(표)를 主管(주관)하고 陽(양)에 속하므로 陽維疾患
(양유질환)은 陽(양)이 盛(성)하여 眩暈(현운)・呼吸困難(호흡곤
란)・肌膚痺痛(기부비통)・腰部腫痛(요부종통) 등 症(증)을 일으
킨다. 더욱이 음유맥과 양유맥이 정상적인 협조작용을 상실하면
跌卜(질복)・癲癇(전간)・言語障碍(언어장애) 등의 질환을 일으
킨다. 옛 醫書(의서)인「針灸大全(침구대전)」에는 陽維脈(양유맥)
의 病候(병후)를 다음과 같이 적고 있다.

  。 傷寒發熱汗出(상한발열한출)・肢節腫痛(지절종통)・頭項疼

痛(두항동통)·眉稜骨痛(미능골통)·手足熱(수족열) 및 麻痺(마비)·背胯筋骨(배과근골)의 疼痛(동통)·四肢不隨(사지불수)·盜汗(도한)·破傷風(파상풍)·膝部(슬부)의 冷感(냉감)·脚跟腫(각근종)·目赤痛(목적통) 등 症(증).

제 5 절 奇經八脈(기경팔맥)의 臨床應用(임상응용)

奇經八脈中(기경팔맥중)에는 任脈(임맥)과 督脈(독맥)의 두 經脈(경맥)만이 本脈(본맥)에 소속된 穴位(혈위)가 분포되여 있을 뿐이다.

임맥과 독맥의 두 경맥의 經穴(경혈)이 主治(주치)하는 範圍(범위)는 이 두경맥이 支配(지배)하는 모든 經絡(경락)의 合倂病症(합병병증)에 속하므로 그 적응증이 광범위하다.

그러나 기경팔맥중에서 기타 六脈(육맥)은 그 本脈(본맥)에 예속된 經穴(경혈)은 없지만 각 경맥과의 交會穴(교회혈)을 選取(선취)하여 治療(치료)할 수 있다.

옛날 醫家(의가)들은 이 原理(원리)를 임상경험과 결합시켜 四肢部位(사지부위)에 여덟 곳의 「八脈交會穴(팔맥교회혈)」을 정하였다. 즉,

- 陽維脈(양유맥)의 病(병)에는 ～外關穴(외관혈)
- 陰維脈(음유맥)의 病(병)에는 ～內關穴(내관혈)
- 陽蹻脈(양교맥)의 病(병)에는 ～申脈穴(신맥혈)
- 陰蹻脈(음교맥)의 病(병)에는 ～照海穴(조해혈)
- 帶脈(대맥)의 病(병)에는 ～足臨泣穴(족임읍혈)
- 衝脈(충맥)의 病(병)에는 ～公孫穴(공손혈)
- 督脈(독맥)의 病(병)에는 ～後谿穴(후계혈)

• 任脈(임맥)의 病(병)에는 ～列缺穴(열결혈)을 取(취)하는 것이다. 이것은 十二經脈(십이경맥)의 경혈을 취하여 奇經疾患(기경질환)을 치료하는 뚜렷한 例(예)이다. 八脈交會穴(팔맥교회혈)에 관한 것을 좀더 具體的(구체적)으로 설명하면 다음과 같다.

八脈交會穴(팔맥교회혈)이란 四肢部位(사지부위)의 무릎·팔꿈치 밑 즉 肘膝下(주슬하)에서 奇經八脈(기경팔맥)의 交會(교회)하는 十二經脈(십이경맥)의 여덟곳의 經穴(경혈)을 말한다. 이들 경혈은 기경팔맥이 通(통)하는 穴(혈)이므로 奇經脈通穴(기경맥통혈)이라고도 부른다. 옛부터 팔맥교회혈은 다음 表(표)와 같이 主(주)·從(종)으로 結合(결합)시켜 治療(치료)에 응용하였다.

• 八脈交會穴(팔맥교회혈)의 主從配合主治表(주종배합주치표) •

主 從 (주종)	本 經 (본경)	八 穴 (팔혈)	通八脈 (통팔맥)	主 治 (주 치)
主 (주)	足太陰脾經 (족태음비경)	公 孫 (공 손)	冲 脈 (충 맥)	心(심), 胸(흉), 胃(위)
從 (종)	手厥陰心包經 (수궐음심포경)	内 關 (내 관)	陰 維 脈 (음 유 맥)	
主 (주)	手太陽小腸經 (수태양소장경)	後 谿 (후 계)	督 脈 (독 맥)	目内眥(목내자), 頭項(경항), 耳(이), 肩膊(견박), 後頭(후두), 腰背(요배), 小腸(소장), 膀胱(방광)
從 (종)	足太陽膀胱經 (족태양방광경)	申 脈 (신 맥)	陽 蹻 脈 (양 교 맥)	
主 (주)	足少陽膽經 (족소양담경)	足 臨 泣 (족 임 읍)	帶 脈 (대 맥)	目外眥(목외자), 耳後(이후) 즉 偏頭(편두), 耳(이), 脇肋(협늑), 頰(협), 頸(경), 肩(견)
從 (종)	手少陽三焦經 (수소양삼초경)	外 關 (외 관)	陽 維 脈 (양 유 맥)	
主 (주)	手太陰肺經 (수태음폐경)	列 缺 (열 결)	任 脈 (임 맥)	肺系(폐계), 咽喉(인후), 胸膈(흉격)
從 (종)	足少陰腎經 (족소음신경)	照 海 (조 해)	陰 蹻 脈 (음 교 맥)	

(참고) 主(주) : 先刺(선자), 從(종) : 後刺(후자)한다.

이것을 후세인들이 奇經針法(기경침법)이라고 하며, 또는 奇經祕方(기경비방)·八脈交會針法(팔맥교회침법)이라고 부르고 있다.

八法交會歌(팔법교회가)

- 內關相應是公孫(내관상응시공손)이요
- 列缺交經通照海(열결교경통조해)하고
- 外關臨泣總相同(외관임읍총상동)이라.
- 後谿申脈亦相從(후계신맥역상종)이라.

八脈交會八穴歌(팔맥교회팔혈가)

- 公孫沖脈胃心胸(공손충맥위심흉)이요
- 臨泣膽經連帶脈(임읍담경연대맥)하고
- 後谿督脈内眥頸(후계독맥내자경)이요
- 列缺任脈行肺系(열결임맥행폐계)요
- 內關陰維下總同(내관음유하총동)이라.
- 陽維目銳外關逢(양유목예외관봉)이라.
- 申脈陽蹻絡亦通(신맥양교락역통)이라.
- 陰蹻照海膈喉嚨(음교조해격후롱)이라.

八脈配八卦歌(팔맥배팔괘가)

- 乾屬公孫艮内關(건속공손간내관)이요
- 離居列缺坤照海(이거열결곤조해)요
- 補瀉浮沈分逆順(보사부침분역순)이요
- 仙傳秘訣神針法(선전비결신침법)이
- 巽臨震位外關還(손임진위외관환)이라.
- 後谿兌坎申脈聯(후계태감신맥련)이라.
- 隨時呼吸不爲難(수시호흡부위난)이라.
- 万病如拈立便安(만병여점입편안)이라.

八穴配合歌(팔혈배합가)

- 公孫偏與内關合(공손편여내관합)하고
- 臨泣外關分主客(임읍외관분주객)하고
- 左鍼右病知高下(좌침우병지고하)하야
- 補瀉迎隨分逆順(보사영수분역순)하니
- 列缺能消照海痾(열결능소조해가)라.
- 後谿申脈正相和(후계신맥정상화)라.
- 以意通經廣按摩(이의통경광안마)라.
- 五門八法是眞科(오문팔법시진과)라.

그러나 奇經作用(기경작용)의 특징에 근거하면 奇經病症(기경병증)의 치료에는 上記(상기)한 八個穴位(팔개혈위)에만 局限(국한)되는 것이 아니고 마땅히 그와 同時(동시)에 각 奇經脈(기경맥)

— 251 —

에 속한 交會穴(교회혈)의 선택응용을 고려하여야 한다. 이렇게
하면 奇經脈病(기경맥병)의 治療(치료)와 治療範圍(치료범위)가
확대된다.

제 8 장 十二經別(십이경별)

제 1 절 十二經別(십이경별)의 流注經路(유주경로)

十二經脈(십이경맥)은 人體(인체)의 流注分布(유주분포)에 있어서 臟腑(장부)에 內屬(내속)하고 支節(지절)에 外絡(외락)하는 分布路線(분포노선) 이외에 各經脈(각경맥)이 모두 體腔內(체강 내~몸통 속)로 깊이 들어가는 「經別(경별)」이라 別行(별행)하는 分支(분지)를 따로 갖고 있다.

經別(경별)의 流注分布(유주분포) 狀態(상태)는 六陽經脈(육양 경맥)의 經別(경별)은 肢體(지체~팔·다리)에서 胸腹部(흉복부) 의 內臟(내장)으로 進入(진입)한 후에 대개는 다시 頭項部(경항 부~목부위)로 얕게 빠져나와 원래 갈라져 나왔던 陽經脈(양경맥) 과 合(합)친다. 陰經脈(음경맥)의 經別(경별)은 本經經脈(본경경 맥)에서 分出(분출)한 뒤에 그 經脈(경맥)과 表裏(표리)가 되는 陽經脈(양경맥)의 經別(경별)과 竝行(병행) 혹은 會合(회합)하며 최후에 표리관계가 되는 陽經脈(양경맥)과 合流(합류)한다.

十二經別(십이경별)은 六陰經經別(육음경경별)이나 혹은 六陽 經經別(육양경경별)을 막론하고, 모두 그 本經經脈(본경경맥)에서 分出(분출)을 시작하여 최후에는 六條(육조)의 陽經脈(양경맥)으 로 歸(귀~돌아와)하여 陽經經脈(양경경맥)과 合流(합류)된다. 이 리하여 十二經別(십이경별)은 「六合關係(육합관계)」를 구성한다.

그리고 六陽經脈(육양경맥)의 經別(경별)을 胸腹(흉복)으로 進 入(진입)한 후에 모두 그 經脈(경맥)이 屬絡(속락)된 臟腑(장부)와 관계를 맺게 된다. 足三陽經脈(족삼양경맥)의 經別(경별)은 모두 心(심)을 통과해서 위로 頭部(두부)를 循行(순행)한다. 手三陰經脈

(수삼음경맥)의 經別(경별)은 腋窩部(액와부~겨드랑이)에서 內臟 (내장)으로 進入(진입)한 후 모두 喉嚨(후롱)을 통과해서 위로 頭面部(두면부)에 도달한다. 아래에 經別(경별)의 구체적인 流注 經路(유주경로)를 적는다.

• 十二經別(십이경별)의 六合表(육합표) •

六合 經別	經 名 (경명)	別 入 部 (별입부)	別 行 部 (별행부)	出 合 部 (출합부)	合流經 (합류경)
一 合 (일합)	足 太 陽 (족태양)	膝窩, 肛門 (슬와, 항문)	膀胱, 腎, 心 (방광, 신, 심)	項 (항)	足 太 陽 (족태양)
	足 少 陰 (족소음)	膝窩 (슬와)	帶脈, 舌本 (대맥, 설본)		
二 合 (이합)	足 少 陽 (족소양)	陰毛際, 季脇 (음모제, 계협)	膽, 肝, 心 (담, 간, 심)	頥, 外眼角 (이, 외안각)	足 少 陽 (족소양)
	足 厥 陰 (족궐음)	陰毛際 (음모제)	經別과 倂行 (경별과 병행)		
三 合 (삼합)	足 陽 明 (족양명)	髀, 腹裏 (비, 복리)	胃, 脾, 心 (위, 비, 심)	口, 目系 (구, 목계)	足 陽 明 (족양명)
	足 太 陰 (족태음)	髀 (비)	陽明經別과 俱行 (양명경별과 구행)		
四 合 (사합)	手 太 陽 (수태양)	肩解, 腋窩 (견해, 액와)	小陽, 心 (소장, 심)	顔面, 內眼角 (안면,내안각)	手 太 陽 (수태양)
	手 少 陰 (수소음)	腋窩의 兩筋間 (액와의 양근간)	心 (심)		
五 合 (오합)	手 少 陽 (수소양)	頭項, 缺盆 (두항, 결분)	三焦, 胸中 (삼초, 흉중)	耳後, 完骨下 (이후,완골하)	手 少 陽 (수소양)
	手 厥 陰 (수궐음)	淵腋下三寸 (연액하삼치)	胸中, 三焦 (흉중, 삼초)		
六 合 (육합)	手 陽 明 (수양명)	肩髃, 柱骨 (견우, 주골)	大腸, 肺 (대장, 폐)	缺盆, 喉嚨 (결분, 후롱)	手 陽 明 (수양명)
	手 太 陰 (수태음)	淵腋, 手少陰之前 (연액, 수소음지전)	肺, 大腸 (폐, 대장)		

(一) 足太陽膀胱經別(족태양방광경별)과 足少陰腎經別(족소

음신경별)

㉮ 足太陽膀胱經別(족태양방광경별)

족태양방광경별은 足太陽膀胱經脈(족태양방광경맥)의 膝窩部 (슬와부~오금부위)에서 갈라져 나온 이후, 그 經別(경별)의 한 가닥은 위로 尻骶(고저~꽁무니) 밑의 5寸(치) 부위에 이르러 肛 門部位(항문부위)로 別走(별주~갈라져 나가)하여 膀胱(방광)에 속하고 腎(신)에 絡(낙)하며 또 脊膂(척려~등마루)를 따라서 心 臟部(심장부)에 이르러 散布(산포)되고, 直行(직행)하는 것은 脊膂 (척려)에서 項部(항부~목)로 나와서 足太陽膀胱經脈(족태양방광 경맥)에 歸屬(귀속)된다.

㉯ 足少陰腎經別(족소음신경별)

족소음신경별은 足少陰腎經脈(족소음신경맥)의 膝窩部(슬와부) 에서 갈라져 나온 뒤에 別走(별주)하여 足太陽膀胱經別(족태양방 광경별)과 會合(회합)하고 다시 위로 올라가 腎臟(신장)에 이르러 十四椎部位(십사추부위)로 나와서 帶脈(대맥)에 예속된다. 直行 (직행)하는 經別(경별)은 위로 올라가 舌本(설본~혀)에 連係(연 계)되고 또 項部(항부) 위쪽으로 빠져나와 足太陽膀胱經脈(족태 양방광경맥)에 귀속된다.

(二) 足陽明胃經別(족양명위경별)과 足太陰脾經別(족태음비 경별)

㉮ 足陽明胃經別(족양명위경별)

족양명위경별은 足陽明胃經脈(족양명위경맥)의 髀部(비부)에서 갈라져 나온 후에 腹內(복내~뱃속)으로 進入(진입)하여 胃(위)에 속하고 脾(비)에 散絡(산락~흩어져 연락됨)된다. 다시 위로 올라가

足太陽膀胱經別・足少陰腎經別分布圖
(족태양방광경별・족소음신경별분포도)

• 舌本(설본)

• 合太陽(합태양)

• 心(심)

• 膂(려)

• 堂十四椎(당14추)
出屬帶脈(출속대맥)

• 腎(신)

• 膀胱
(방광)

• 入于肛
(입후항)

• 足太陽經別
(족태양경별)

• 足少陰經別
(족소음경별)

• 膕中(괵중)

● 足少阴经别

【文献】《灵枢·经别》："足少阴之正,
至膕中, 别走太阳而合, 上至肾, 当十四
椎出属带脉; 直者, 系舌本, 复出于项,
合于太阳。"

● 足太阳经别

【文献】《灵枢·经别》："足太阳之正,
别入于膕中, 其一道下尻五寸, 别入于
肛, 属于膀胱, 散之肾, 循脊, 当心入散,
直者, 从脊上入于项, 复属于太阳。"

足陽明胃經別・足太陰脾經別分布圖
(족양명위경별・족태음비경별분포도)

上頗頤(상알졸)
合陽明(합양명)

舌中(설중)
咽(인)

心(심)

胃(위)

脾(비)

入腹里(입복리)

髀(비)

足陽明經別
(족양명경별)

足太陰經別(족태음경별)

● 足阳明经别

【文献】《灵枢・经别》："足阳明之正，上至髀，入于腹里，属胃，散之脾，上通于心，上循咽，出于口、上頗頤，还系目系，合于阳明也。"

● 足太阴经别

【文献】《灵枢・经别》："足太阴之正，上至髀，合于阳明。与别俱行，上结于咽，贯舌本。"

心臟(심장)을 통과해서 다시 食道(식도)를 따라 口部(구부~입)에 이르러 鼻梁(비량~콧등)과 眼眶部位(안광부위~눈자위)로 더 뻗쳐 目系(목계)에 聯係(연계)를 맺고 足陽明胃經脈(족양명위경맥)에 귀속된다.

④ 足太陰脾經別(족태음비경별)

족태음비경별은 足太陰髀經脈(족태음비경맥)의 髀部(비부~넓적다리)에서 갈라져 나온 후 足陽明胃經別(족양명위경별)과 會合(회합)해서 위로 올라가 咽喉部(인후부)를 循行聯係(순행연계)하고 舌中(설중)을 관통한다.

(三) 足少陽膽經別(족소양담경별)과 足厥陰肝經別(족궐음간경별)

㉮ 足少陽膽經別(족소양담경별)

족소양담경별은 足少陽膽經脈(족소양담경맥)의 髀部(비부)에서 갈라져 나온 뒤에 髀樞部(비추부~넓적다리 가운데)를 돌아서 陰部毛際(음부모제~생식기 음모가 난 부위)로 進入(진입)하여 足厥陰肝經別(족궐음간경별)과 會合(회합)한다. 分支(분지)는 季肋(계늑)의 사이를 循行(순행)하여 胸腹(흉복)의 內面(내면)으로 進入(진입)해서 膽(담)에 屬(속)하고 肝(간)에 散絡(산락)한다. 그리고 心臟(심장)을 통하여 食道(식도)를 끼고 위로 올라가 下顎(하악~아랫턱)의 口傍(구방~입양옆)으로 나와서 顏面(안면)에 散布(산포)되고 目系(목계~눈계통)으로 聯係(연계)된다. 그리고 外眼角(외안각)에서 足少陽膽經脈(족소양담경맥)에 歸屬(귀속)된다.

㉯ 足厥陰肝經脈(족궐음간경맥)

足少陽膽經別・足厥陰肝經別分布圖
(족소양담경별・족궐음간경별분포도)

- 目系(목계)
- 面(면) • 合少陽(합소양)
- 咽(인)

● 足厥阴经别

【文献】《灵枢・经别》："足厥阴之正, 别跗上, 上至毛际, 合于少阳, 与别俱行。"

- 心(심)
- 肝(간)

● 足少阳经别

【文献】《灵枢・经别》："足少阳之正, 绕髀, 入毛际, 合于厥阴, 别者, 入季胁之间, 循胸里属胆, 散之肝, 上贯心, 以上挟咽, 出颐颔中, 散于面, 系目系, 合少阳于外眦也"。

- 膽(담)
- 季肋(계늑)

• 合少陽(합소양)

• 足少陽經別
　(족소양경별)

• 足厥陰經別
　(족궐음경별)

족궐음간경별은 足厥陰肝經脈(족궐음간경맥)의 足背(족배)에서 갈라져나와 위로 올라가 陰部毛際(음부모제)에 이르러 足少陽膽經別(족소양담경별)과 會合(회합)해서 同行(동행)한다.

(四) 手太陽小腸經別(수태양소장경별)과 手少陰心經別(수소음심경별)

㉠ 手太陽小腸經別(수태양소장경별)

수태양소장경별은 手太陽小腸經脈(수태양소장경맥)의 肩關節部位(견관절부위)에서 갈라져 나온 후에 腋部(액부~겨드랑이)로 進入(진입)하여 心臟(심장)으로 走向(주향)해서 밑으로 내려가 小腸(소장)과 聯係(연계)된다.

㉡ 手少陰心經別(수소음심경별)

수소음심경별은 手少陰心經脈(수소음심경맥)의 腋窩(액와~겨드랑이 움푹한 곳)의 兩筋(양근~두힘줄) 사이에서 갈라져 나온 뒤에 胸中(흉중)으로 進入(진입)하여 心臟(심장)에 속한다. 다리 위로 올라가 喉嚨(후롱)으로 달리고 面部(면부)로 얕게 빠져나와 內眼角(내안각~눈 안쪽 모퉁이)에서 手太陽小腸經脈(수태양소장경맥)과 會合(회합)한다.

(五) 手陽明大腸經別(수양명대장경별)과 手太陰肺經別(수태음폐경별)

㉠ 手陽明大腸經別(수양명대장경별)

수양명대장경별은 手陽明大腸經脈(수양명대장경맥)의 手部(수부)에서 갈라져 나온 뒤에 臂肘臑部(비주노부~팔과 팔꿈치 부위)를 따라서 胸部(흉부) 및 乳房(유방) 등의 부위에 분포한다.

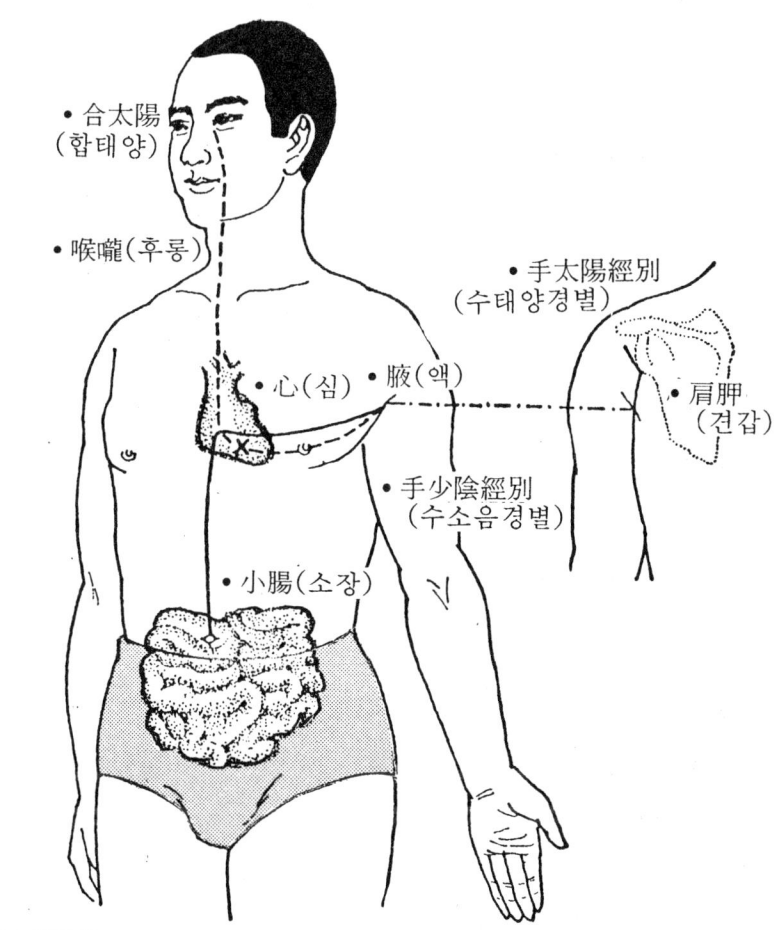

• 合太陽
（합태양）

• 喉嚨(후롱)

• 手太陽經別
（수태양경별）

• 心(심) • 腋(액)

• 肩胛
（견갑）

• 手少陰經別
（수소음경별）

• 小腸(소장)

● 手少阴经别

　　【文献】《灵枢・经别》：“手少阴之正，别入于渊腋两筋之间，属于心，上走喉咙，出于面，合目内眦”。

● 手太阳经别

　　【文献】《灵枢・经别》：“手太阳之正，指地，别于肩解，入腋走心，系小肠也”。

다른 一支(일지)는 肩髃部(견우부~견봉 약간 앞쪽 부위)에 갈라져 나와 項後(항후)의 椎骨(추골~목뼈)로 進入(진입)해서 밑으로 내려가 大腸(대장)으로 가며 肺(폐)에 屬(속)한다. 위로 올라가는 가닥은 喉嚨(후롱)을 따라서 鎖骨上窩(쇄골상와)의 缺盆穴(결분혈) 부위로 나와서 手陽明大腸經脈(수양명대장경맥)에 귀속된다.

㉯ **手太陰肺經別(수태음폐경별)**

수태음폐경별은 手太陰肺經脈(수태음폐경맥)에 手少陰心經脈(수소음심경맥)의 前方(전방)을 循行(순행)하여 胸中(흉중)으로 進入(진입)해서 肺(폐)로 들어가고 大腸(대장)에 散布(산포)된다. 그리고 더 위로 올라가 쇄골상와의 缺盆穴部位(결분혈부위)로 얕게 빠져나와 喉嚨(후롱)을 따라서 手陽明大腸經脈(수양명대장경맥)에 귀속된다.

(六) 手少陽三焦經別(수소양삼초경별)과 **手厥陰心包經別(수궐음심포경별)**

㉮ 手少陽三焦經別(수소양삼초경별)

수소양삼초경별은 手少陽三焦經脈(수소양삼초경맥)의 頭頂部(두정부)에서 갈라져 나온 후에 쇄골상와에 있는 缺盆穴部位(결분혈부위)로 進入(진입)해서 밑으로 내려가 三焦(삼초)로 가고 胸中(흉중)에 散布(산포)된다.

㉯ 手厥陰心包經脈(수궐음심포경맥)

수궐음심포경별은 手厥陰心包經脈(수궐음심포경맥)의 腋窩下三寸部位(액와하세치부위) 즉 겨드랑이 움푹 들어간 곳에서 밑으로 3치되는 부위에 있는 淵液穴(연액혈)에서 갈라져 나온 후에 胸中

-262-

手陽明大腸經別・手太陰肺經別分布圖
(수양명대장경별・수태음폐경별분포도)

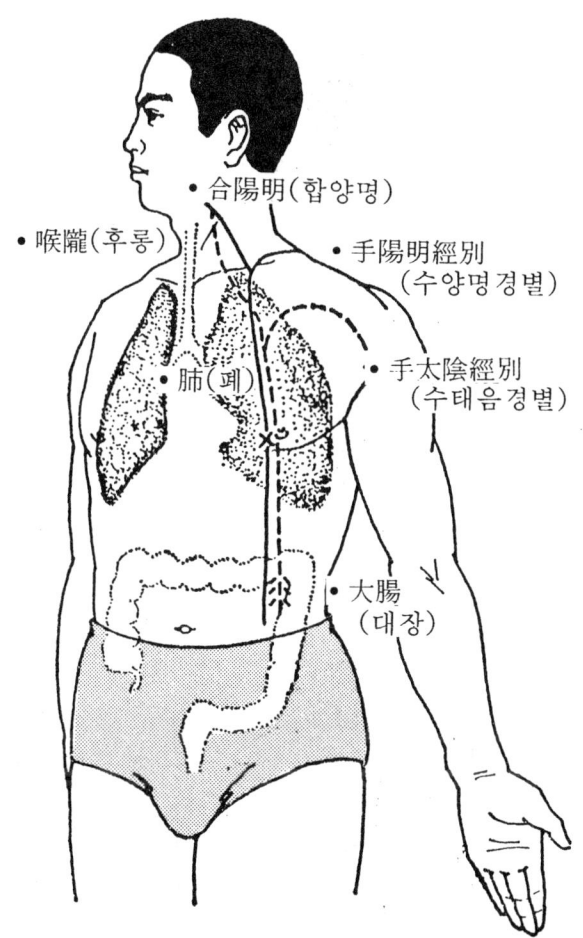

• 喉嚨(후롱)

• 合陽明(합양명)

• 手陽明經別
  (수양명경별)

• 肺(폐)

• 手太陰經別
  (수태음경별)

• 大腸
  (대장)

● 手太阴经别

　　【文献】《灵枢・经别》："手太阴之正，别入渊腋少阴之前，入走肺，散之大肠，上入缺盆，循喉咙，复合阳明。"

● 手阳明经别

　　【文献】《灵枢・经别》："手阳明之正，从手循膺乳，别于肩髃，入柱骨，下走大肠，属于肺，上循喉咙，出缺盆，合于阳明也。"

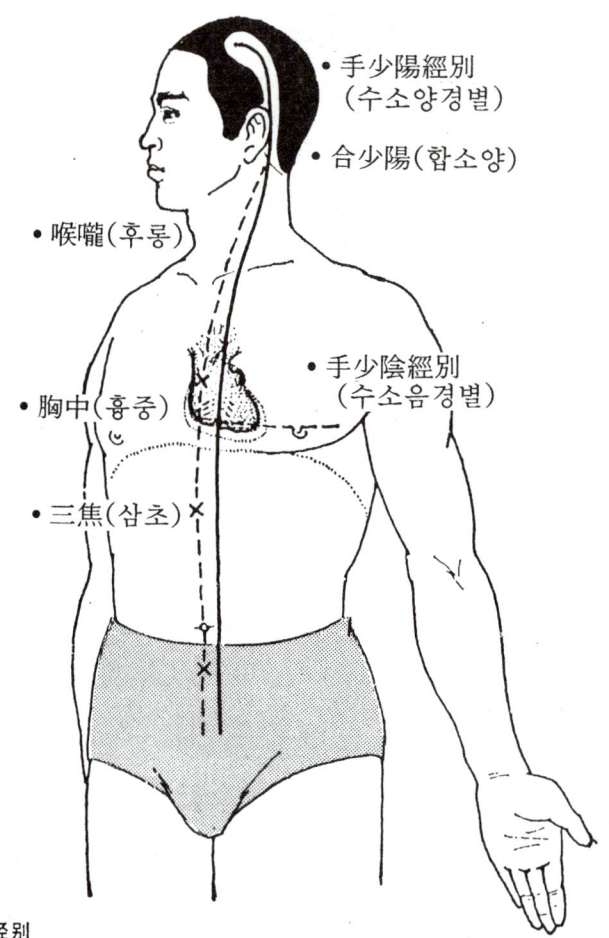

手少陽三焦經別·手厥陰心包經別分布圖
(수소양삼초경별·수궐음심포경별분포도)

• 手少陽經別
  (수소양경별)

• 合少陽(합소양)

• 喉嚨(후롱)

• 手少陰經別
  (수소음경별)

• 胸中(흉중)

• 三焦(삼초)

●手厥阴经别

　　【文献】《灵枢·经别》："手心主之正，别下渊腋三寸，入胸中，别属三焦，出循喉咙，出耳后，合少阳完骨之下。"

●手少阳经别

　　【文献】《灵枢·经别》："手少阳之正，指天，别于巅，入缺盆，下走三焦，散于胸中也"。

(흉중)으로 進入(진입)하여 갈라지며 三焦(삼초)에 속하고 다시 위로 올라가 喉嚨(후롱~목)을 循行(순행)해서 耳後(이후)로 얕게 빠져나가 完骨穴部位(완골혈부위)에서 手少陽三焦經脈(수소양삼초경맥)에 귀속된다.

제 2 절 十二經別(십이경별)의 作用(작용)과 臨床應用(임상응용)

十二經別(십이경별)은 실제적으로 十二經脈(십이경맥)의 別行(별행)하는 分支(분지)이므로 이들 支脈(지맥)의 分布(분포)에는 일정한 특징이 있으며, 그 脈氣(맥기)의 散布範圍(산포범위)도 비교적 넓다. 그래서 十二經別(십이경별)은 경락계통 중의 하나의 구성부분으로 하고 있다. 經別(경별)의 作用(작용)과 임상상의 응용가치를 分析(분석)하여 주요한 것을 적어 본다.

(一) 十二經別(십이경별)은 十二經脈(십이경맥)의 表裏屬絡關係(표리속락관계)를 強化(강화)한다.

十二經脈(십이경맥)의 流注循行(유주순행)에는 表經(표경)과 裏經(이경)의 相互配合關係(상호배합관계)가 있다. 陽經脈(양경맥)은 表(표)가 되며 腑(부)에 屬(속)하고 臟(장)에 絡(락)하며, 陰經脈(음경맥)은 裏(이)가 되며 臟(장)에 屬(속)하고 腑(부)에 絡(낙)한다. 十二經別(십이경별)은 위와 같은 屬絡關係(속락관계)의 聯係作用(연계작용)을 強化(강화)하고 있다. 각 經別(경별)은 同名經脈(동명경맥)에서 갈라져 나온 뒤 陰經經別(음경경별)은 대개 陽經經別(양경경별)을 향해 走向(주향)하며 이들과 會合(회합)한다. 이리하여 肢體(지체)에 分布(분포)된 十二經脈(십이경맥)의 陰經脈(음경맥)과 陽經脈(양경맥)의 表裏關係(표리관계)의 聯關(연관)을 한층 증가시킨다. 또한 經別(경별)은 胸腹(흉복) 속에 있는 內臟(내장)에 進入(진입)한 뒤에 그 대부분은 해당경맥이 屬絡(속락)된 臟腑(장부)를 循行(순행)하고 있는바 특히 陽經經別(양경경별)은 모두 그 本經(본경)과 有關(유관)한 臟(장) 또는 腑(부)와 聯係(연계)되고 있다. 이리하여 經別(경별)은 體內(체내)의 一臟一腑(일장일부)의 配合(배합) 및 表裏兩經(표리양경)의 內行部分(내행부분)에 있어서의 연계를 더욱 밀접하게 하고 있다.

針灸臨床應用(침구임상응용)의 穴位(혈위)의 選穴(선혈)에 있어서 表裏(표리)·屬絡(속락)의 理論(이론)은 매우 중요시된다.

◦ 表經(표경)에 속하는 病(병)에는 흔히 裏經(이경)의 경혈을 선취하고

⟨大腸經(대장경)의 頭痛(두통)에 肺經(폐경)의 列缺(열결)⟩

◦ 裏經(이경)에 속하는 病(병)에는 흔히 表經(표경)의 경혈을 선취하며

⟨肺經(폐경)의 受邪發熱(수사발열)에 大腸經(대장경)의 合谷(합곡)·曲池(곡지)⟩

臟腑病(장부병)에 있어서도

◦ 裏經(이경)의 脾病(비병)인 경우 表經(표경)인 胃經(위경)의 경혈을 선취하고

⟨脾虛(비허)로 인한 泄瀉(설사)·腹脹(복창)에 胃經(위경)의 足三里(족삼리)⟩

◦ 表經(표경)인 胃病(위병)인 경우 裏經(이경)의 경혈을 선취

한다.

〈胃氣痛(위기통)에 脾經(비경)의 公孫穴(공손혈)〉

위와 같이 表裏經(표리경)의 穴位(혈위)를 配合應用(배합응용)하는 것은 임상상 흔히 볼 수 있다. 또 이것은 비교적 양호한 치료효과가 있는 바 이는 表經(표경)과 裏經(이경)사이에 밀접한 관계가 있음을 말하는 것이다.

이러한 表裏相合(표리상합)의 관계는 十二經脈本經(십이경맥본경)의 交叉接連(교차접련), 臟腑(장부)의 屬絡(속락) 및 絡脈(낙맥)의 分布(분포) 등 많은 要因(요인)으로 구성되는 것이지만 十二經別(십이경별)도 이상과 같은 聯係(연계)를 강화함에 있어서 상당히 중요한 작용을 하고 있음이 틀림없다.

(二) 十二經別(십이경별)은 頭面部經脈(두면부경맥)의 重要性(중요성)을 높인다.

十二經脈中(십이경맥중)에서 頭面部位(두면부위)를 流注循行(유주순행)하는 것은 주로 陽經脈(양경맥)이고, 陰經脈(음경맥)의 流注循行(유주순행)은 足厥陰肝經脈(족궐음간경맥)만이 頭頂(두정~머리 정수리)에 이르고 手少陰心經脈(수소음심경맥)이 目系(목계~눈 계통)으로 上連(상련)하는 것이 있을뿐 일반적으로 타 경맥은 頭部(두부)까지 上行(상행)하지 않는다.

그러나 經別(경별)의 循行(순행)에 있어서는 諸陽經脈(제양경맥)의 循行(순행)이 頭部(두부)에 도달할 뿐만 아니라, 足三陰經別(족삼음경별)이 陽經經別(양경경별)로 合入(합입)한 후에 頭部(두부)에 이르고, 手三陰經別(수삼음경별)은 腋窩部(액와부)에서 內臟(내장)으로 進入(진입)한 후에 모두 喉嚨(후롱~목구멍)을 경과하여 두면에서 會合(회합)한다.

이리하여 經別(경별)은 奇經脈(기경맥)등 유관경맥의 다종다양
한 연계와 함께, 體內(체내)의 經氣(경기)를 頭部(두부)·腦(뇌)·
顏面(안면) 및 五官部位(오관부위)로 집중시킨다.

최근에 刺針方法(자침방법)에 있어서 많은 新發展(신발전)이
있었다. 예를들면 耳針療法(이침요법)은 전신의 肢體(지체) 및 內
臟疾患(내장질환)의 診斷(진단)과 治療(치료)에 응용되고 더욱이
針刺痲醉(침자마취)에도 쓰이고 있다. 또한 鼻針療法(비침요법)이
나 面針療法(면침요법)도 臨床(임상)에 活用(활용)되고 침자마취
방면에도 응용되어 일정한 성과를 얻고 있다. 이러한 사실들은 頭面
(두면)의 經脈(경맥)이나 輸穴(수혈)의 重要作用(중요작용)과 그
主治病症(주치병증)의 적응범위가 매우 광범위 함을 말하는 것이다.
그 이론적 근거는 경락계통의 각 부분이 頭部(두부)에서 錯綜(착종)
된 연계를 맺고 있다는 것이며 經別(경별)의 循行(순행)과 會合
(회합)이 經氣(경기)로 하여금 頭面部位(두변부위)에 集中(집중)
케 하는 하나의 素因(소인)이 되고 있다.

　(三) 十二經別(십이경별)은　十二經脈(십이경맥)의　分布(분
　　　포)와 聯係部位(연계부위)를 稠密(주밀)케 한다.

十二經別(십이경별)은 分布(분포)·循行(순행)을 통하여 經脈
(경맥)과 肢體(지체)·內臟各部分(내장각부분) 사이의 聯係(연계)
를 더욱 稠密(주밀~빽빽하게)하게 한다. 十二經脈(십이경맥)의
脈氣(맥기)가 分布(분포)되지 않는 일부의 부위나 臟器(장기)에
經別(경별)이 관계되어 있으므로서 生體(생체)의 聯係經路(연계
경로)를 증가시켜 인체 각 부분 사이의 관계를 밀접하게 한다. 예

컨대, 한의학에 있어서 질병의 진단과 치료에 있어서 心(심)·腎(신)의 두 臟器(장기) 사이의 관계를 매우 重視(중시)한다. 그런데 十二經脈中(십이경맥중)에서 足少陰腎經脈(족소음신경맥)의 循行(순행)은 그 經脈(경맥)이 心(심)을 連絡(연락)하지만 手少陰心經脈(수소음심경맥)은 腎(신)에 분포되어 있지 않으며 經別(경별) 가운데 足太陰經別(족태음경별)의 순행이 膀胱(방광)에 속하고 腎(신)에 散絡(산락)되며, 다시 心(심)에 散布(산포)됨으로써 心(심)과 腎(신) 사이에 또 하나의 聯系(연계)를 이루어 그들 사이의 관계를 밀접하게 하고 있다.

또한 한의학에서는 胃(위)가 心(심)에 대하여 비교적 큰 영향을 미치는 것으로 간주하여 和胃藥(화위약)으로 安心神(안심신)케 하는 치법이 자주 쓰이는데 이는 한의학에서 일반적으로 상용되는 유효한 治療方法(치료방법)이다.

그러나, 十二經脈中(십이경맥중)의 足陽明胃經脈(족양명위경맥)은 心臟(심장)에 분포되지 않았고, 手少陰心經脈(수소음신경맥)도 胃(위)로 流注循行(유주순행)하지 않았으며, 足陽明胃經別(족양명위경별)의 분포와 순행이 胃(위)에 屬(속)하고 脾(비)에 散絡(산락)되었으며, 위로는 心臟(심장)을 통하고 있어서 心(심)과 胃(위) 사이의 關係(관계)를 溝通(구통)시킨다. 이것이 胃氣(위기)를 和(화)하게 함으로써 心神(심신)을 안정케하는 한방치료법의 理論的根據(이론적근거)가 되고 있다.

또한 帶下(대하)를 치료함에 있어서 腎氣(신기)의 虛實(허실)을 조정함을 중요시하는데 十二經脈中(십이경맥중)의 足少陰腎經脈(족소음신경맥)의 순행은 帶脈(대맥)과 특별한 관계가 없으며, 다만 足少陰腎經別(족소음신경별)의 분포에 있어서 명확히 "出屬帶脈(출속대맥)"한다고 한 것으로 보아 腎臟(신장)과 帶脈(대맥)의 관계를 稠密(주밀)케 하는 것이다. 이밖에도 經別(경별)의 체표부 뒤에 있어서의 循行(순행)은 특정부의 연계를 强化(강화)시킨다. 예를 들면 足太陽膀胱經別(족태양방광경별)은 肛門部(항문부)를 순행하며 足太陽膀胱經脈(족태양방광경맥)의 이 부위에 대한 연계를 증가시킨다. 족태양방광경맥의 일부 經穴(경혈)에 痔疾(치질)을 치료하는 작용이 있는 것은 족태양방광경별의 이러한 분포로선과 불가분의 관계가 있는 것이다.

위에 적은 것은 몇가지의 例(예)에 불과 하지만 이것으로서 알 수 있는 사실은 經絡學說(경락학설)이 十二經脈(십이경맥)을 주체로 하고 있는 것이지만 기타 각 부분에 縱橫(종횡)으로 交叉(교차)하는 다종다양한 연계가 있으므로서 經絡系統(경락계통)이 인체에 대하여 稠密(주밀)한 연락망의 작용을 할 수 있다는 것이다.

제 9 장 絡脈(낙맥)·經筋(경근)·皮部(피부)

絡脈(낙맥)·經筋(경근)·皮部(피부)는 經絡系統中(경락계통
중)에서 身體淺表(신체천표)에 있어서의 分支(분지)와 그 連屬部分
(연속부분)이다. 絡脈(낙맥)은 經脈(경맥)에서 갈라져 나온 것이고,
經筋(경근)은 筋肉方面(근육방면)의 聯係(연계)이며, 皮膚(피부)
는 皮膚(피부)의 分區(분구)로서 三者(삼자)는 상호결합되어 있
으면서 그 分布(분포)와 作用(작용)에 있어서 각기 특징이 있다.
　經絡(경락)·經筋(경근)·皮膚(피부)의 理論(이론)은 針灸臨床
上(침구임상상) 진단과 치료에 있어서 일정한 指導的意義(지도적
의의)가 있어 상세하게 적는다.

제 1 절 十五絡脈(십오락맥)의 分布(분포)와 작용

絡脈(낙맥)은 經脈(경맥)에서 갈라져 나와 斜行(사행) 즉 人體
(인체)를 橫(횡)으로 流注循行(유주순행)하는 支脈(지맥)이다.
　絡脈(낙맥)은 주요한 것이 15(16)條(조)가 있다. 즉

- 十二經脈(십이경맥)에 각각 1條(조)
- 奇經中(기경중)에서 任脈(임맥)·督脈(독맥)에 각각 1條
  (조)
- 十二經脈中(십이경맥중)에서 脾經(비경)의 大絡脈(대락
  맥)～1條(조)
- 十二經脈中(십이경맥중)에서 胃經(위경)의 大絡脈(대락
  맥)～1條(조)

로서 통상 十五絡脈(십오락맥) 혹은 十六絡脈(십육락맥)이라 칭
한다.

15(16)絡脈(낙맥)의 분포에는 일정한 부위가 있다. 四肢部位(사지부위)에서는 陰經脈(음경맥)의 絡脈(낙맥)이 그와 表裏(표리)가 되는 陽經脈(양경맥)을 향하여 走行(주행)하고, 陽經脈(양경맥)의 絡脈(낙맥)은 그와 표리가 되는 陰經脈(음경맥)을 향하여 走行(주행)한다. 軀幹部(구간부)에서는 任脈(임맥)의 絡脈(낙맥)이 腹部(복부)에 散布(산포)되고, 督脈(독맥)의 絡脈(낙맥)은 頭上(두상)에 散布(산포)되며 足太陽膀胱經脈(족태양방광경맥)으로 別走(별주)한다. 그리고 脾經(비경)과 胃經(위경)의 大絡脈(대락맥)은 胸脇部(흉협부)에 散布(산포)된다.

비교적 큰 絡脈(낙맥)에서 分出(분출)한 支別(지별)도 일반적으로 絡脈(낙맥)이라고 通稱(통칭)하는데 이 絡脈(낙맥)에서 갈라진 細小分枝(세소분지)를 孫絡(손락)이라고 하며, 孫絡(손락)에서 갈라져 피부의 표층에 浮現(부현)하여 肉眼(육안)으로 볼 수 있는 것을 浮絡(부락)이라 稱(칭)하며, 浮絡(부락) 가운데서 肉眼(육안)으로 볼 수 있는 細小血管(세소혈관) 즉 毛細血管(모세혈관)을 血絡(혈락)이라 稱(칭)한다.

絡脈(낙맥)은 비교적 큰 絡脈(낙맥)에서 갈라져 나온 후 脈氣(맥기)가 점차 細小(세소)해져서 전신으로 스며들듯 퍼져나가 신체각 부의 細胞(세포)와 組織(조직) 및 器官(기관)과 긴밀하게 聯係(연계)된다.

絡脈(낙맥)의 구체적인 分布狀況(분포상황)과 作用(작용)의 特徵(특징)에 관해 적는다.

(一) 絡脈(낙맥)의 分布狀況(분포상황)

(1) 手太陰肺經脈(수태음폐경맥)의 絡脈(낙맥)

分出(분출) 즉 갈라져 나오는 部位(부위)는 列缺穴(열결혈)이다.

腕(완~팔뚝)에서 分肉間(분육간)을 上行(상행)해서 手陽明大腸
經脈(수양명대장경맥)으로 別走(별주)한다. 이 밖에 또 수태음폐
경맥과 竝行(병행)해서 掌中(장중~손바닥 가운데)으로 직접 들
어가 魚際穴(어제혈) 부위에 散布(산포)된다.

(2) 手陽明大腸經脈(수양명대장경맥)의 絡脈(낙맥)

分出(분출)되는 部位(부위)는 偏歷穴(편력혈)이다. 손목 위의
三寸部位(3치부위)에서 手太陰肺經脈(수태음폐경맥)으로 別走(별
주)한다.

다른 一條分支(일조분지)는 臂(비~팔)를 따라서 肩髃(견우)에
도달하고 다시 올라가 曲頰(곡협~뺨이 굽은 곳)을 지나 齒牙部位
(치아부위)에 연락된다. 또 分支(분지)는 여기서 耳部(이부)로 進入
(진입)하며 宗脈(종맥~모든 경맥)과 會合(회합)한다.

(3) 手少陰心經脈(수소음심경맥)의 絡脈(낙맥)

分出(분출)되는 부위는 通里穴(통리혈)이다. 손바닥 뒤쪽 一寸
部位(1치부위)에서 手太陽小腸經脈(수태양소장경맥)으로 別走(별
주)한다. 또 손목 一寸半部位(1치반부위)에서 分出上行(분출상행)
하여 經脈(경맥)을 따라서 心中(심중)으로 들어가고 舌本(설본~
혓바닥)으로 연계되며 위로 目系(목계~눈 계통)에 속한다.

(4) 手太陽小腸經脈(수태양소장경맥)의 絡脈(낙맥)

分出(분출)되는 부위는 支正穴(지정혈)이다. 손목 五寸部位(5치
부위)에서 안쪽을 향해 手少陰心經脈(수소음심경맥)으로 別走(별
주)한다. 다른 分支(분지)는 위로 향해 肘部(주부~팔꿈치부위)를
지나 肩髃部位(견우부위)로 연락된다.

(5) 手厥陰心包經脈(수궐음심포경맥)의 絡脈(낙맥)

分出(분출)되는 부위는 內關穴(내관혈)이다. 손목 二寸部位(2치
부위)에서 兩筋(양근~두 힘줄)사이에 散布(산포)되고, 手少陽三

手三陽經脈(수삼양경맥)의 絡脈分布圖(낙맥분포도)

• 上曲頰(상곡협)
　偏齒(편치)

入耳(입이)
合于宗脈
(합우종맥)

• 屬目系
(손목계)

• 繫舌本
(계설본)

• 入于心中
(입우심중)

• 繫于心包(계우심포)

• 絡心系
(낙심계)

注胸中心合主
(주흉중심합주)

偏歷(편력)
別入太陰
(별입태음)

絡肩髃
(낙견우)

• 內注少陰
(내주소음)

• 支正(지정)

外關(외관)

內關(내관)

通里(통리)
別走太陽
(별주태양)

列缺(열결)

直入掌中(직입장중)

散入于魚際(산입우어제)
別走陽明(별주양명)

手三陰經脈(수삼음경맥)의 絡脈分布圖(낙맥분포도)

焦經脈(수소양삼초경맥)으로 別走(별주)한다. 그리고 經脈(경맥)을 따라서 위로 올라가 心包(심포)에 연계되고, 心系(심계~심장계통)에 연락된다.

(6) 手少陽三焦經脈(수소양삼초경맥)의 絡脈(낙맥)

分出(분출)되는 부위는 外關穴(외관혈)이다. 손목 二寸部位(2치부위)에서 팔 바깥 쪽을 循繞上行(순요상행) 즉 돌고 얽으며 위로 올라가 胸中(흉중)으로 進入(진입)해서 手厥陰心包經脈(수궐음심포경맥)과 會合(회합)한다.

(7) 足陽明胃經脈(족양명위경맥)의 絡脈(낙맥)

分出(분출)되는 부위는 豊隆穴(풍륭혈)이다. 外踝上(외과상~바깥 복사뼈 위)의 八寸部位(8치부위)에서 足太陰脾經脈(족태음비경맥)으로 別走(별주)한다. 分支(분지)는 脛骨外側(경골외측~정강이뼈 바깥쪽)을 따라서 위로 더 뻗혀 올라가 頭項部位(두항부위)로 연락되며 모든 經脈(경맥)의 氣(기)와 會合(회합)한다. 또 밑으로 내려와 咽喉部(인후부)로 연락된다.

(8) 足太陰脾經脈(족태음비경맥)의 絡脈(낙맥)

分出(분출)되는 부위는 公孫穴(공손혈)이다. 足太趾本節(족태지본절~엄지발가락 첫번째마디)의 뒤쪽 一寸部位(1치부위)에서 足陽明胃經脈(족양명위경맥)으로 別走(별주)한다. 다른 一條分支(일조분지)는 腹內(복내)로 進入(진입)하여 腸胃(장위)와 연계된다.

(9) 足太陽膀胱經脈(족태양방광경맥)의 絡脈(낙맥)

分出(분출)되는 부위는 飛陽穴(비양혈)이다. 外踝上(외과상)의 七寸部位(7치부위)에서 足少陰腎經脈(족소음신경맥)으로 別走(별주)한다.

(10) 足少陰腎經脈(족소음신경맥)의 絡脈(낙맥)

分出(분출)되는 부위는 太鍾穴(태종혈)이다. 內踝(내과~안쪽

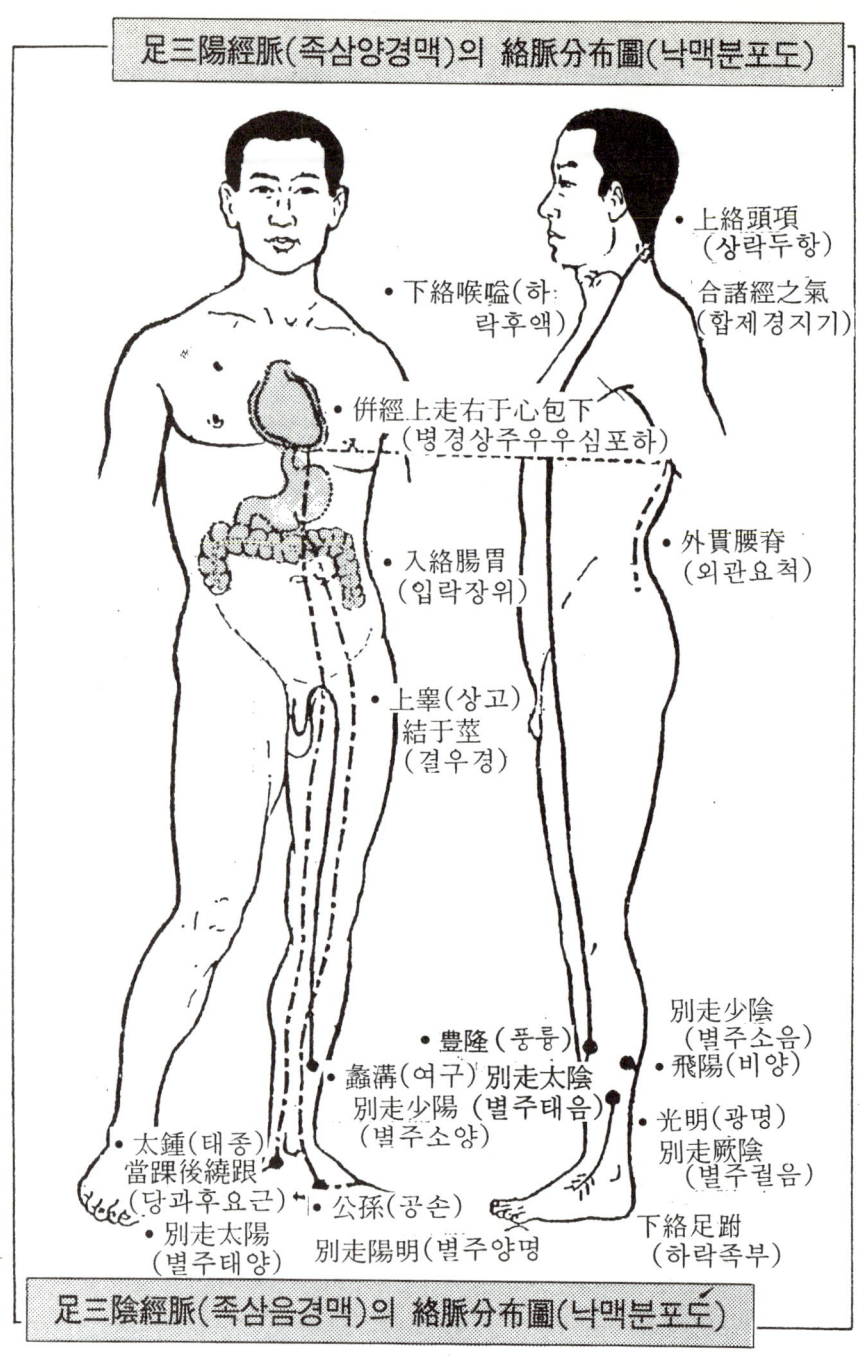

足三陽經脈(족삼양경맥)의 絡脈分布圖(낙맥분포도)

• 上絡頭項
  (상락두항)

• 下絡喉嗌(하
  락후액)

合諸經之氣
(합제경지기)

併經上走右于心包下
(병경상주우우심포하)

外貫腰脊
(외관요척)

入絡腸胃
(입락장위)

上睾(상고)
結于莖
(결우경)

別走少陰
(별주소음)

豊隆 (풍륭)

飛陽(비양)

蠡溝(여구) 別走太陰
別走少陽 (별주태음)
(별주소양)

光明(광명)
別走厥陰
(별주궐음)

太鍾(태종)
當踝後繞跟
(당과후요근)

公孫(공손)

別走太陽
(별주태양)

別走陽明(별주양명)

下絡足跗
(하락족부)

足三陰經脈(족삼음경맥)의 絡脈分布圖(낙맥분포도)

—276—

복사뼈)의 후면에서 足跟(족근~발뒤축)을 얽으며 足太陽膀胱經脈 (족태양방광경맥)으로 別走(별주)한다. 다른 一條分支(일조분지) 는 經脈(경맥)과 병행해서 心包(심포)의 下面(하면)까지 올라가 腰脊部位(요척부위~허리의 등뼈부위)를 관통한다.

(11) 足少陽膽經脈(족소양담경맥)의 絡脈(낙맥)

分出(분출)되는 部位(부위)는 光明穴(광명혈)이다. 外踝上五寸 部位(외과상5치부위)에서 足厥陰肝經脈(족궐음간경맥)으로 別走 (별주)하고 똑바로 밑으로 내려가 足背上(족배상~발등 위)에 散布 (산포)된다.

(12) 足厥陰肝經脈(족궐음간경맥)의 絡脈(낙맥)

分出(분출)되는 부위는 蠡溝穴(여구혈)이다. 內踝上五寸部位(내 과상5치부위)에서 足少陽膽經脈(족소양담경맥)으로 別走(별주)한 다. 그 一條分支(일조분지)는 脛腿(경퇴~정강이뼈와 넓적다리)를 지나 다시 위로 올라가 睾丸部(고환부~불알 부위)와 生殖器全體 (생식기전체)에 도달한다.

(13) 任脈(임맥)의 絡脈(낙맥)

分出(분출)되는 부위는 胸骨(흉골) 밑의 劍狀突起(검상돌기~ 속칭 명치뼈) 부위. 즉 尾翳(미예) 부위이다. 아래로 鳩尾穴(구미혈) 에 이르러 腹部全體(복부전체)에 分散(분산)된다.

(14) 督脈(독맥)의 絡脈(낙맥)

分出(분출)되는 부위는 長强穴(장강혈)이다. 脊椎(척추)의 兩傍 (양방)을 따라서 頸項(경항~목)으로 올라가 頭頂部(두정부)에 散布(산포)된다. 그리고 肩胛(견갑) 부근까지 연장되고 여기서 좌 우로 갈라져 足太陽膀胱經脈(족태양방광경맥)으로 別走(별주)하여 속으로 들어가 脊膂(척려) 즉 등마루 뼈를 관통한다.

(15) 脾(비)의 大絡脈(대락맥)

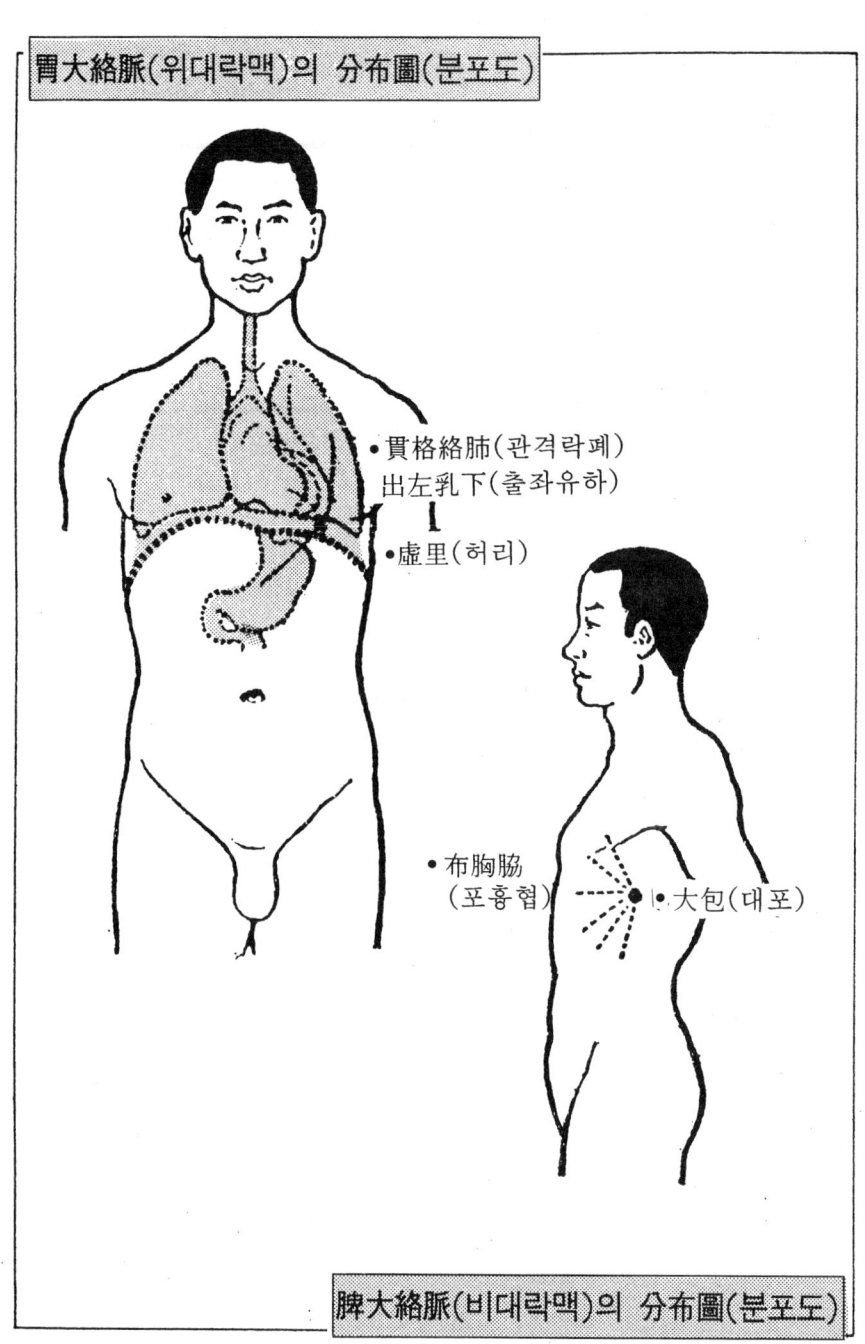

• 貫格絡肺(관격락폐)
出左乳下(출좌유하)

• 虛里(허리)

• 布胸脇
(포흉협)

• 大包(대포)

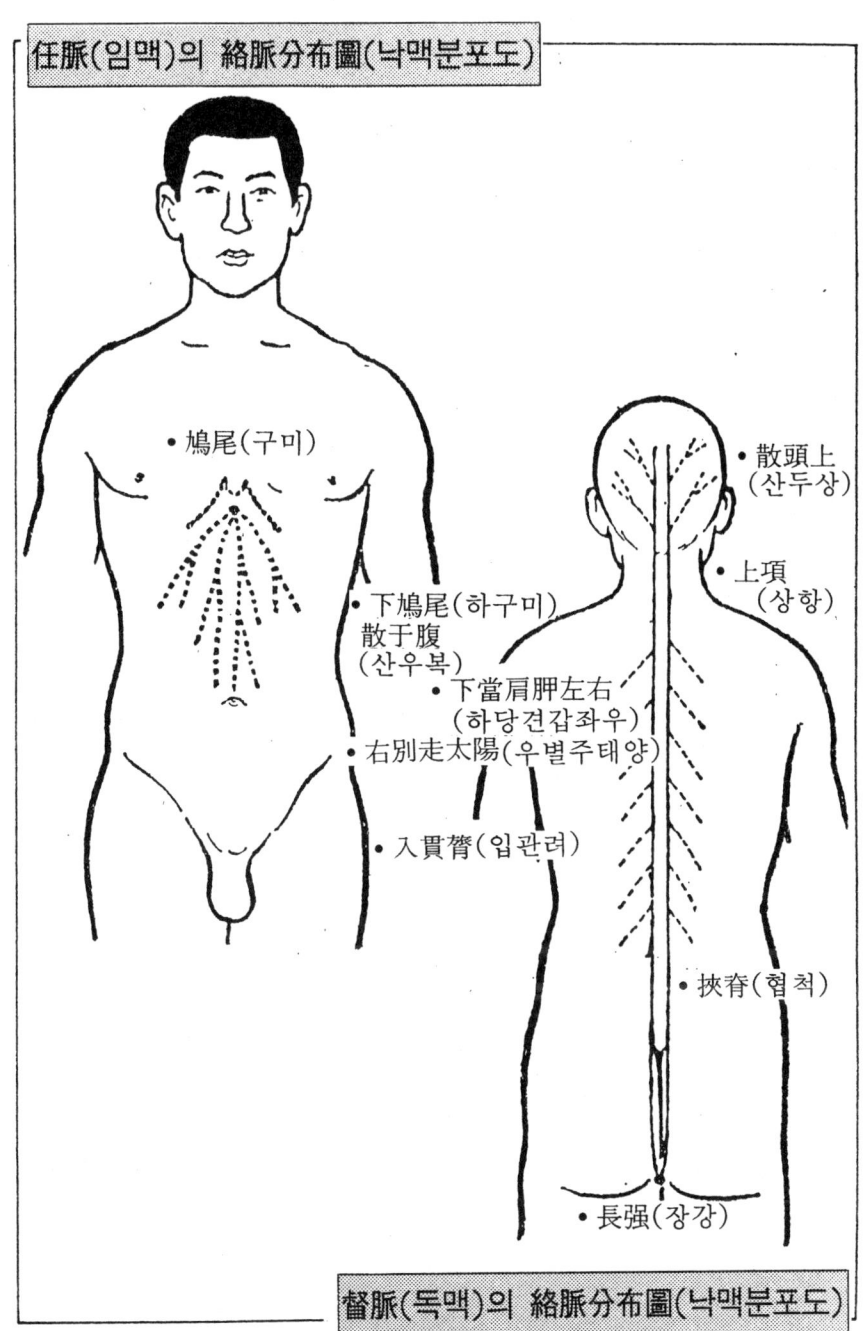

任脈(임맥)의 絡脈分布圖(낙맥분포도)

• 鳩尾(구미)

• 散頭上
(산두상)

• 上項
(상항)

• 下鳩尾(하구미)
散于腹
(산우복)

• 下當肩胛左右
(하당견갑좌우)

• 右別走太陽(우별주태양)

• 入貫膂(입관려)

• 挾脊(협척)

• 長强(장강)

督脈(독맥)의 絡脈分布圖(낙맥분포도)

• 十六絡脈(십육락맥)의 分布表(분포표) •

絡 脈 (낙맥)		名 稱 (명칭)	部 位 (부 위)	分 布 (분 포)
(手수三삼陰음)	手太陰之別 (수태음지별)	列 缺 (열결)	腕上 一寸半 (완상 1치반)	別走陽明 (별주양명)
	手少陰之別 (수소음지별)	通 里 (통리)	掌後 一寸 (장후 1치)	別走太陽 (별주태양)
	手厥陰之別 (수궐음지별)	内 關 (내관)	腕上 二寸 (완상 2치)	別走少陽 (별주소양)
(手수三삼陽양)	手陽明之別 (수양명지별)	偏 歷 (편력)	腕上 三寸 (완상 3치)	別走太陰 (별주태음)
	手太陽之別 (수태양지별)	支 正 (지정)	腕上 五寸 (완상 5치)	内走少陰 (내주소음)
	手少陽之別 (수소양지별)	外 關 (외관)	腕上 二寸 (완상 2치)	合心主(합심주) (厥陰(궐음))
(足족三삼陽양)	足陽明之別 (족양명지별)	豊 隆 (풍륭)	外踝上 八寸 (외과상 8치)	別走太陰 (별주태음)
	足太陽之別 (족태양지별)	飛 陽 (비양)	外踝上 七寸 (외과상 7치)	別走少陰 (별주소음)
	足少陽之別 (족소양지별)	光 明 (광명)	外踝上 五寸 (외과상 5치)	別走厥陰 (별주궐음)
(足족三삼陰음)	足太陰之別 (족태음지별)	公 孫 (공손)	足大趾本節後 一寸 (족대지본절후 1치)	別走陽明 (별주양명)
	足少陰之別 (족소음지별)	太 鍾 (태종)	内踝後(내과후)에서 足跟 (족근)을 繞(요) 함	別走太陽 (별주태양)
	足厥陰之別 (족궐음지별)	蠡 溝 (여구)	内踝上 五寸 (내과상 5치)	別走少陽 (별주소양)
(前전後후··胸흉脇협)	任脈之別 (임맥지별)	尾 翳 (미예)	下鳩尾 (하구미)	散於腹 (산어복)
	督脈支別 (독맥지별)	長 强 (장강)	脊(척)을 挾(협)함	挾膂上項 散頭上 (협려상항 산두상)
	脾之大絡 (비지대락)	大 包 (대포)	淵腋下 三寸(연액하 3치) 에서 出(출)함	布胸脇 (포흉협)
	胃之大絡 (위지대락)	虛 里 (허리)	左乳下(좌유하)에서 出(출) 함	上貫肺 (상관폐)

— 280 —

分出(분출)되는 부위는 大包穴(대포혈)이다. 겨드랑이 밑에 있는 淵液穴下三寸部位(연액혈하3치부위)에서 빠져나와 胸脇部(흉협부)에 散布(산포)되고, 全身(전신)의 血液(혈액)을 支配(지배)한다.

(16) 胃(위)의 大絡脈(대락맥)

왼쪽의 乳房部下面(유방부하면)에서 分布(분포)되는데 "虛里(허리)"라고 稱(칭)한다. 그 脈氣(맥기)가 끊임없이 박동하여 손을 대면 느낄 수 있다. 胃脘部(위완부)에서 위로 횡경막을 관통하며 肺臟(폐장)으로 통한다.

(二) 絡脈(낙맥)의 作用(작용)

絡脈(낙맥)의 機能中(기능중)에서 하나는 十二經脈中(십이경맥중) 表裏經脈(표리경맥)사이의 관계를 더욱 강화하는 것이다.

絡脈(낙맥)도 經別(경별)과 마찬가지로 十二經脈(십이경맥)의 表裏配合(표리배합)에 대하여 긴밀한 연계작용을 하는데 經別(경별)과 다른 점이 있다.

經別(경별)은 外行(외행)하는 經脈中(경맥중)의 表裏經(표리경)을 溝通連接(구통연접)시켜 밀접하게 하는데, 絡脈(낙맥)은 內行(내행)하는 經脈(경맥)의 臟腑(장부)와의 屬絡關係(속락관계)를 强化(강화)하는 특징이 있다. 絡脈(낙맥)도 經別(경별)과 마찬가지로 胸腹(흉복)의 裏面(이면)으로 進入(진입)하여 內臟(내장)으로 이어지지만, 고정적인 屬絡(속락)의 연계는 없고, 주로 肢體(지체)의 表經(표경)과 裏經(이경)으로 溝通分布(구통분포)된다.

絡脈(낙맥)의 聯係經路(연계경로)는 經別(경별)과는 다르다. 經別(경별)은 陰經經別(음경경별)이 陽經經別(양경경별)과 會合(회합)하고, 陰經脈(음경맥)이 陽經脈(양경맥)으로 歸倂(귀병)하며 陽經脈(양경맥)의 통솔작용을 두드러지게 한다. 絡脈(낙맥)은 陰經脈(음경맥)의 絡脈(낙맥)이 陽經脈(양경맥)으로 主向(주향)하고, 陽經脈(양경맥)의 絡脈(낙맥)이 陰經脈(음경맥)으로 主向(주향)하며 陰陽經脈(음양경맥)의 絡脈(낙맥)이 상호 交通連接(교통연접)하고 있다.

십이경맥중의 음양 각 경맥은 絡脈(낙맥)의 二重聯係(이중연계)를 통하여 표리경맥의 관계를 더욱 강화하고 있다.

絡脈(낙맥)의 機能中(기능중)에서 또 하나는 十六絡脈(십육락맥)이 가지는 全身絡脈(전신락맥)을 統屬(통속)하는 작용이다.

위에서도 밝힌 바와 같이 十六絡脈(십육락맥)을 "大絡脈(대락맥)"이라고 稱(칭)한다.

이 대락맥 이외에도 일반적인 絡脈(낙맥)·孫絡(손락)·浮絡(부락)·血絡(혈락) 등이 있는데 大絡脈(대락맥)은 이 絡脈(낙맥)에 대하여 통솔작용을 한다.

十二經脈(십이경맥)의 絡穴部位(낙혈부위)는 各經脈(각경맥)에 속한 絡脈(낙맥)의 脈氣(맥기)의 集合點(집합점)이고 要樞(요추)가 된다.

。任脈(임맥)의 絡脈(낙맥)은 腹部(복부)에서 모든 음경맥의 絡脈(낙맥)을 統屬(통속)하는 작용을 가진다.

。督脈(독맥)의 絡脈(낙맥)은 長强穴(장강혈)에서 시작되지만 그 脈氣(맥기)는 머리 위까지 올라가 頭頂部(두정부)에 散布(산포)되고 足太陽膀胱經脈(족태양방광경맥)으로 別走(별주)하여 頭背部(두배부)에 있는 모든 陽經脈(양경맥)의 絡脈(낙맥)을 統屬(통속)하는 작용을 가진다.

。胃(위)의 大絡脈(대락맥)은 經脈中(경맥중)의 宗氣(종기)가

집합되는 부위로서 全身經脈(전신경맥)의 氣(기)를 推動(추동)하고 運行(운행)하는데 있어서 중요한 작용을 한다.

○ 脾(비)의 大絡脈(대락맥)은 인체의 모든 血絡(혈낙)에 대하여 統屬能力(통속능력)을 가진다. 이것은 한의학에서 말하는 **"脾統血(비통혈)"**이라는 理論(이론)의 중요근거가 된다.

이밖에도 낙맥은 營衛氣血(영위기혈)을 수송하며 전신의 조직을 滲灌(삼관)·滋養(자양)하는 작용도 하는데 이러한 작용은 주로 孫絡(손락)을 통하여 완성된다.

孫絡(손락)의 분포는 가늘고 빽빽하게 그물모양 즉 網狀(망상)으로 확산되고 전신조직과 밀접히 연계되었으며 接觸面(접촉면)이 매우 넓다. 經脈中(경맥중)을 循行(순행)하는 營(영)·衛(위)·氣(기)·血(혈)은 孫絡(손락)을 통하여 전신에 散布(산포)되며 다른 조직을 溫養滋潤(온양자윤)함으로 인체의 정상생리활동을 유지하게 되는 것이다.

제 2 절   十五絡脈(십오락맥)의 病候(병후)와 臨床應用(임상응용)

(一) 十五絡脈(십오락맥)의 病候(병후)

絡脈(낙맥)의 病候(병후)를 靈樞經(영추경)의 經脈篇(경맥편)에 기재된 것을 중심으로·적는다.

絡脈(낙맥)의 病候(병후)에 대하여 고대의 문헌에는 비교적 간단하게 기재되어 있다. 이러한 病候中(병후중)에서 힌트를 얻고 絡脈(낙맥)의 작용에 근거하여 기타 有關病症(유관병증)을 종합해서 판단하여야 한다.

• 十五絡脈(십오락맥)의 病候表(병후표) •

絡 脈 明 (낙 맥 명)	病 候 (병 후)	
手太陰肺絡脈 (수태음폐락맥)	實 證 (실증)	• 手掌(수장) 및 手根部灼熱感(수근부작열감)
	虛 證 (허증)	• 呼吸氣短(호흡기단)·遺尿(유뇨)·頻尿(빈뇨)
手陽明大腸絡脈 (수양명대장락맥)	實 證 (실증)	• 齒痛(치통)·耳聾(이농)·難聽(난청)
	虛 證 (허증)	• 齒牙寒冷感(치아한냉감)·胸膈部塞悶(흉격부색민)
足陽明胃絡脈 (족양명위락맥)	實 證 (실증)	• 癲病(전병)·狂疾(광질)
	虛 證 (허증)	• 腿足痿瘦軟弱(퇴족위수연약) 및 彎曲不能(만곡불능)· 絡氣厥逆阻滯(낙기궐역조체)되면 喉痺(후비)
足太陰脾絡脈 (족태음비락맥)	實 證 (실증)	• 霍亂吐瀉(곽난토사)·腸中切痛(장중절통)
	虛 證 (허증)	• 鼓脹(고창)
手少陰心絡脈 (수소음심락맥)	實 證 (실증)	• 胸膈部(흉격부)의 膨滿不快感(팽만불쾌감)
	虛 證 (허증)	• 言語障碍(언어장애)
手太陽小腸絡脈 (수태양소장락맥)	實 證 (실증)	• 骨節弛緩(골절이완)·肘臂痿廢(주비위폐)
	虛 證 (허증)	• 皮膚(피부)에 疣贅(우췌~사마귀)가 생김
足太陽膀胱絡脈 (족태양방광락맥)	實 證 (실증)	• 鼻塞(비색)·頭痛(두통)·背痛(배통)
	虛 證 (허증)	• 鼻流清涙(비류청루)·鼻出血(비출혈)
足少陰腎絡脈 (족소음신락맥)	實 證 (실증)	• 煩悶(변민)·尿閉(요폐)
	虛 證 (허증)	• 腰痛(요통)

絡 脈 明 (낙맥명)	病　　　候 (병　후)	
手厥陰心包絡脈 (수궐음심포락맥)	實 證 (실증)	• 心痛(심통)
	虛 證 (허증)	• 煩心(번심)
手少陽三焦絡脈 (수소양삼초락맥)	實 證 (실증)	• 肘部攣急(주부연급)
	虛 證 (허증)	• 肘臂弛緩(주비이완)하여 彎曲不能(만곡불능)
足少陽膽絡脈 (족소양담락맥)	實 證 (실증)	• 氣逆而厥(기역이궐)
	虛 證 (허증)	• 足部痿軟(족부위연)·起立不能(기립불능)
足厥陰肝絡脈 (족궐음간락맥)	實 證 (실증)	• 疝氣(산기)·睾丸腫(고환종)·陰强(음강)
	虛 證 (허증)	• 陰部瘙痒症(음부소양증)
任 脈 絡 脈 (임 맥 락 맥)	實 證 (실증)	• 腹部皮膚(복부피부)의 疼痛(동통)
	虛 證 (허증)	• 腹部皮膚(복부피부)의 瘙痒症(소양증)
督 脈 絡 脈 (독 맥 락 맥)	實 證 (실증)	• 脊部(척부)의 强直(강직)
	虛 證 (허증)	• 頭重(두중)·頭眩(두현)
脾 之 大 絡 脈 (비지대락맥)	實 證 (실증)	• 全身疼痛(전신동통)
	虛 證 (허증)	• 四肢百節(사지백절)의 縱軟無力(종연무력)
胃 之 大 絡 脈 (위지대락맥)	• 喘逆不平(천역불평)·呼吸困難(호흡곤란)·胸中塞悶如結 (흉중색민여결)	

(二) 十五絡脈(십오락맥)의 臨床應用(임상응용)

絡脈(낙맥)의 作用(작용)과 病候(병후)는 針灸治療(침구치료)의 臨床應用(임상응용)에 있어서 일정한 지도적 의의가 있다.

醫家(의가)들은 絡脈理論(낙맥이론)에 근거하여 經脈臟腑(경맥장부)에서 발생하는 各種疾患(각종질환)에 대하여 「原絡相配(원락상배)」라는 일종의 取穴方法(취혈방법)을 創案(창안)하였다. 原絡相配取穴法(원락상배취혈법)은 다음과 같다.

○ 手少陰心經(수소음심경)의 病(병)에는…

〈表經(표경)인 手太陽小腸經脈(수태양소장경맥)의 絡穴(낙혈)인 支正穴(지정혈)을 취하고, 手少陰心經脈(수소음심경맥)의 原穴(원혈)인 神門穴(신문혈)을 配用(배용)하는 것이다.〉

○ 반대로 手太陽小腸經脈(수태양소장경맥)의 病(병)에는

〈裏經(이경)인 手少陰心經脈(수소음심경맥)의 絡穴(낙혈)인 通里穴(통리혈)을 취하고, 手太陽小腸經脈(수태양소장경맥)의 原穴(원혈)인 腕骨穴(완골혈)을 配用(배용)하는 것이다.〉

十二經脈(십이경맥)의 原絡相配取穴(원락상배취혈)을 表(표)로 만들어 보면 다음과 같다.

• 十二經脈(십이경맥)의 原絡相配取穴表(원락상배취혈표) •

經脈(경맥)의 病(병)	原 絡 相 配(원락상배)	
手太陰肺經脈(수태음폐경맥)의 病(병)	表經(표경)	• 수양명대장경맥의 絡穴(낙혈)~偏歷(편력)
	本經(본경)	• 수태음폐경맥의 原穴(원혈)~太淵(태연)
手陽明大腸經脈(수양명대장경맥)의 病(병)	裏經(이경)	• **수태음폐경맥의 絡穴(낙혈)~列缺(열결)**
	本經(본경)	• 수양명대장경맥의 原穴(원혈)~合谷(합곡)
足陽明胃經脈(족양명위경맥)의 病(병)	裏經(이경)	• 족태음비경맥의 絡穴(낙혈)~公孫(공손)
	本經(본경)	• 족양명위경맥의 原穴(원혈)~衝陽(충양)
足太陰脾經脈(족태음비경맥)의 病(병)	表經(표경)	• 족양명위경맥의 絡穴(낙혈)~豊隆(풍융)
	本經(본경)	• 족태음비경맥의 原穴(원혈)~太白(태백)

手少陰心經脈(수소음	表經(표경)	•수태양소장경맥의 絡穴(낙혈)~支正(지정)
심경맥)의 病(병)	本經(본경)	•수소음심경맥의 原穴(원혈)~神門(신문)
手太陽小腸經脈(수태	裏經(이경)	•수소음심경맥의 絡穴(낙혈)~通里(통리)
양소장경맥)의 病(병)	本經(본경)	•수태양소장경맥의 原穴(원혈)~腕骨(완골)
足太陽膀胱經脈(족태	裏經(이경)	•족소음신경맥의 絡穴(낙혈)~太鐘(태종)
양방광경맥)의 病(병)	本經(본경)	•족태양방광경맥의 原穴(원혈)~京骨(경골)
足少陰腎經脈(족소음	表經(표경)	•족태양방광경맥의 絡穴(낙혈)~飛陽(비양)
신경맥)의 病(병)	本經(본경)	•족소음신경맥의 原穴(원혈)~太谿(태계)
手厥陰心包經脈(수궐	表經(표경)	•수소양삼초경맥의 絡穴(낙혈)~外關(외관)
음심포경맥)의 病(병)	本經(본경)	•수궐음심포경맥의 原穴(원혈)~太陵(태능)
手少陽三焦經脈(수소	裏經(이경)	•수궐음심포경맥의 絡穴(낙혈)~內關(내관)
양삼초경맥)의 病(병)	本經(본경)	•수소양삼초경맥의 原穴(원혈)~陽池(양지)
足少陽膽經脈(족소양	裏經(이경)	•족소양담경맥의 絡穴(낙혈)~蠡溝(여구)
담경맥)의 病(병)	本經(본경)	•족소양담경맥의 原穴(원혈)~丘墟(구허)
足厥陰肝經脈(족궐음	表經(표경)	•족소양담경맥의 絡穴(낙혈)~光明(광명)
간경맥)의 病(병)	本經(본경)	•족궐음간경맥의 原穴(원혈)~太衝(태충)

이상에 밝힌 바와 같이 原絡相配(원락상배)란 發病(발병)한 經脈(경맥)과 表裏關係(표리관계)가 되는 經脈(경맥)의 絡穴(낙혈)을 취하고 발병한 經脈(경맥)의 原穴(원혈)을 配用(배용)하는 것으로서 침구임상에서 有效(유효)한 取穴方法(취혈방법)으로 쓰이고 있다.

참고로 絡穴(낙혈)의 主治症(주치증)을 例(예)로 들어 검토해 보자.

• 足陽明胃經脈(족양명위경맥)의 絡穴(낙혈)~豊隆(풍융) •

① 胃經脈病候(위경맥병후)인　喉痺(후비)·狂癲(광전)·腹脹(복창) 등을 主治(주치)하고,

② 脾經脈病候(비경맥병후)인　顔面浮腫(안면부종)·四肢浮腫(사지부종)·煩心(번심)·心痛(심통)·胸痛如破(흉통여파)·身重(신중)·嘔吐(구토) 등을 主治(주치)하며,

③ 肺胃(폐위)의 脈氣(맥기)가 相通(상통)되므로 咳嗽(해수)·
痰多(담다) 등도 主治(주치)되고,

④ 脾能統血(비능통혈)에 근거하여 崩漏(붕루)·月經不調(월경
부조)등증도 主治(주치)할 수 있다.

위의 例(예)는 絡脈(낙맥)의 經穴(경혈)이 表裏(표리)가 되는
두 經脈(경맥)은 많은 病症(병증)을 主治(주치)하는 作用(작용)이
있음을 說明(설명)해 주고 있다.

이 밖에도 絡脈理論(닉맥이론)의 臨床上應用(임상상응용)과 指
導的意義(지도적의의)는 浮絡(부락)·血絡(혈락)에 刺針(자침)하
며 질병을 치료하는 방면에서도 응용되고 있다. 또한 淺表(천표)에
있는 絡脈(낙맥)의 色澤變化(색택변화)를 살펴서 疾病(질병)을
診察(진찰)할 수도 있다.

또 근년에는 刺絡法(자락법)이 더욱 더 刺絡法(자락법)에는…

　　◦ 點刺出血(점자출혈)

　　◦ 叢刺出血(총자출혈)

　　◦ 散刺出血(산자출혈) 등이 있는데 손으로 피를 提出(제
출~짜냄)하거나 附缸(부항)을 하며 少量(소량) 또는 多量(다량)을
출혈시킴으로 絡脈中(낙맥중)에 瘀積(어적~쌓인어혈)을 제거시켜
氣血(기혈)이 通暢(통창)되므로 질병이 치유되는 것이다. 이는 絡
脈理論(낙맥이론)을 임상에 응용한 새로운 방법이다.

제 3 절　十二經筋(십이경근)의 分布(분포)와 作用
(작용)

十二經筋(십이경근)은 經絡系統(경락계통)에 있어서 肢體外周
(지체외주) 즉 팔·다리와 몸통의 바깥 부분에 있어서의 連屬特徵

(분포특징)은 四肢(사지)·軀幹(구간)·胸廓(흉곽)·腹腔(복강)
에만 분포되어 있고 臟腑(장부)에는 進入(진입)하지 않는다.

　十二經筋(십이경근)의 名稱(명칭)도 十二經脈(십이경맥)과 같이
手足(수족)의 三陰·三陽(삼음·삼양)으로 나눈다.

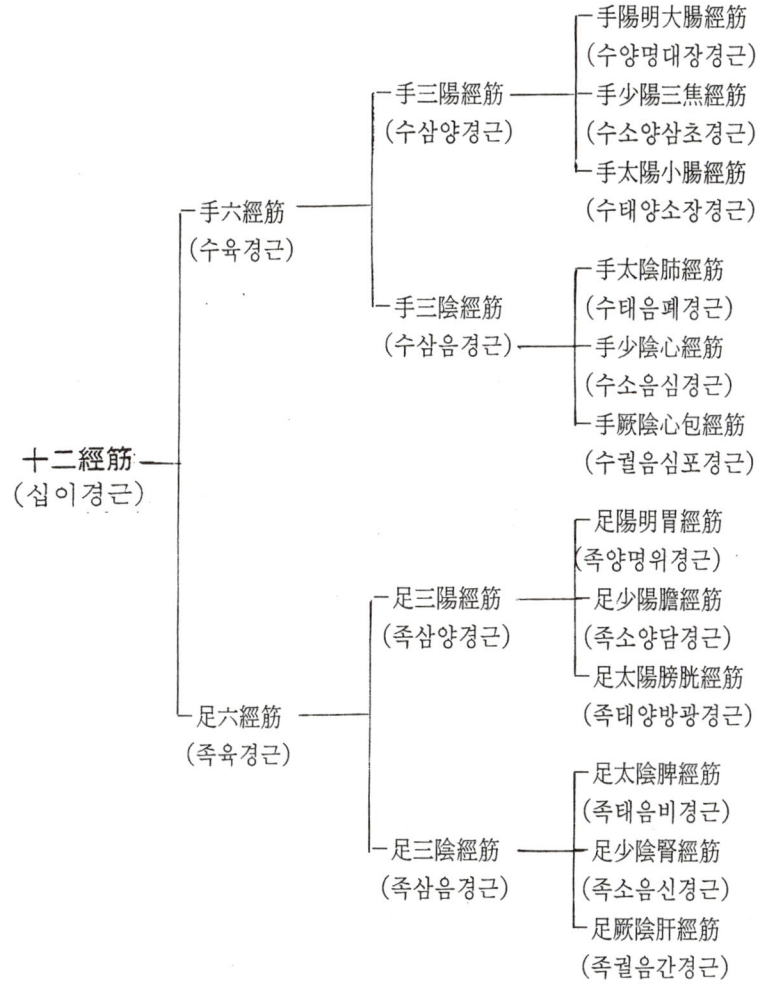

　十二經筋(십이경근)의 分布(분포)는 모두 四肢末端(사지말단)
에서 시작하여 軀幹(구간)으로 上達(상달)한다.

∘ 後面(후면)은~太陽(태양)·少陰經筋(소음경근)

∘ 前面(전면)은~陽明(양명)·太陰經筋(태음경근)

∘ 側面(측면)은~少陽(소양)·厥陰經筋(궐음경근)이 분포되어 있다. 經筋(경근)의 분포에는 또한 "結(결)"과 "聚(취)" 등의 특징이 있으며 各經筋(각경근)은 相互(상호) 연계되어 있다.

예를들면

- 足太陽膀胱經筋(족태양방광경근)은…
  前面(전면)의 肩髃(견우)에 結(결)하고, 위로 完骨(완골)에 結(결)하며 陽明(양명)·少陽經筋(소양경근)과 서로 연계된다.

- 足少陽膽經筋(족소양담경근)은…
  前面(전면)의 伏兎(복토)에 結(결)하고, 後面(후면)의 尻部(고부~꽁무니)에 結(결)하여 陽明(양명)·太陽經筋(태양경근)과 연계된다.

- 足陽明胃經筋(족양명위경근)은…

  위의 髀樞(비추) 즉 넓적다리 가운데에 結(결)하고, 後面(후면)의 脊(척)에 속하며 少陽(소양)·太陽經筋(태양경근)과 연계된다.

- 足三陰經筋(족삼음경근)은…
  足陽明胃經筋(족양명위경근)과 생식기부위에서 結聚(결취)되었다.

- 足太陰脾經筋(족태음비경근)은…
上腹部(상복부)를 돌아서 脊部(척부)에 이르고,

- 足少陰腎經筋(족소음신경근)은…
  脊(척)을 순환해서 項(항)에 이르러 足太陰脾經筋(족태음비경근)과 合(합)친다.

- 手三陽經筋(수삼양경근)은…

  頭面(두면)에 分布(분포)되고, 頭角(두각)에 結(결)한다.

- 手三陰經筋(수삼음경근)은…

  胸內(흉내)에 分布(분포)되며, 그중에서 수태음폐경근은
  頰部(협부)까지 퍼져가고, 수소음심경근은 臍部(제부~배꼽)
  까지 도달한다.

各經筋(각경근)의 分布(분포)를 구체적으로 적어 본다.

(一) 十二經筋(십이경근)의 分布(분포)

(1) 手太陰肺經筋(수태음폐경근)의 分布(분포)

拇指(무지~엄지손가락)의 끝에서 시작되어 손가락을 돌아 위로
올라가 魚際(어제)의 후방에 結(결)하고, 寸口(촌구)의 外側(외측)
을 따라서 上行(상행)해서 前腕(전완)을 거쳐 肘中(주중~팔꿈치
속)에 結(결)한다. 다시 上腕(상완) 안쪽으로 상행하며 腋下(액하~
겨드랑이 밑)로 進入(진입)하여 缺盆(결분)으로 빠져나와 肩髃
(견우)에 前方(전방)에 結(결)하고, 다시 上行(상행)해서 缺盆(결
분)에 結(결)하며, 下行(하행)하며 胸中(흉중)에 結(결)하고, 퍼져
나가서 膈(격~명치)를 관통해서 膈下(격하~명치 밑)에서 會合
(회합)하고, 季脇(계협)에 도달한다.

(2) 手陽明大腸經筋(수양명대장경근)의 分布(분포)

示指(시지~둘째손가락)의 끝에서 시작하여 위로 올라가 手根
背部(수근배부~손목 손등쪽)에 結(결)하고, 위로 올라가며 前腕
(전완)을 循行(순행)해서 肘部外側(주부외측~팔꿈치 바깥쪽)에
結(결)하고 다시 上腕(상완)을 따라서 올라가 肩髃(견우)에 結(결)

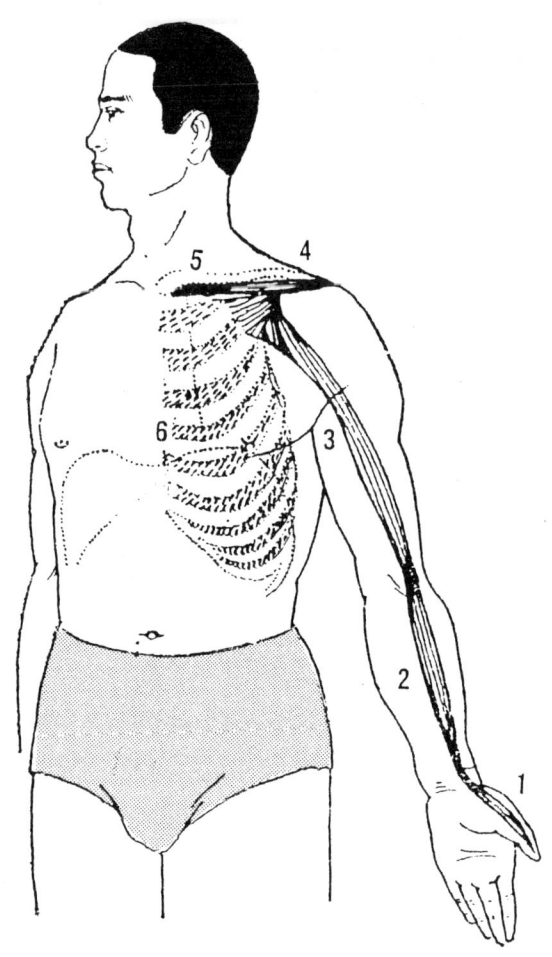

〈靈樞·經筋〉 手太陰之筋 ① 起于大指之上 循指上行 結于魚後 ② 行寸口 外側 上循臂 結肘中 ③ 上臑內廉 入腋下 出缺盆 ④ 結肩前髃 ⑤ 上結缺盆 ⑥ 下結胸裏 散貫賁 合賁下抵季脇.

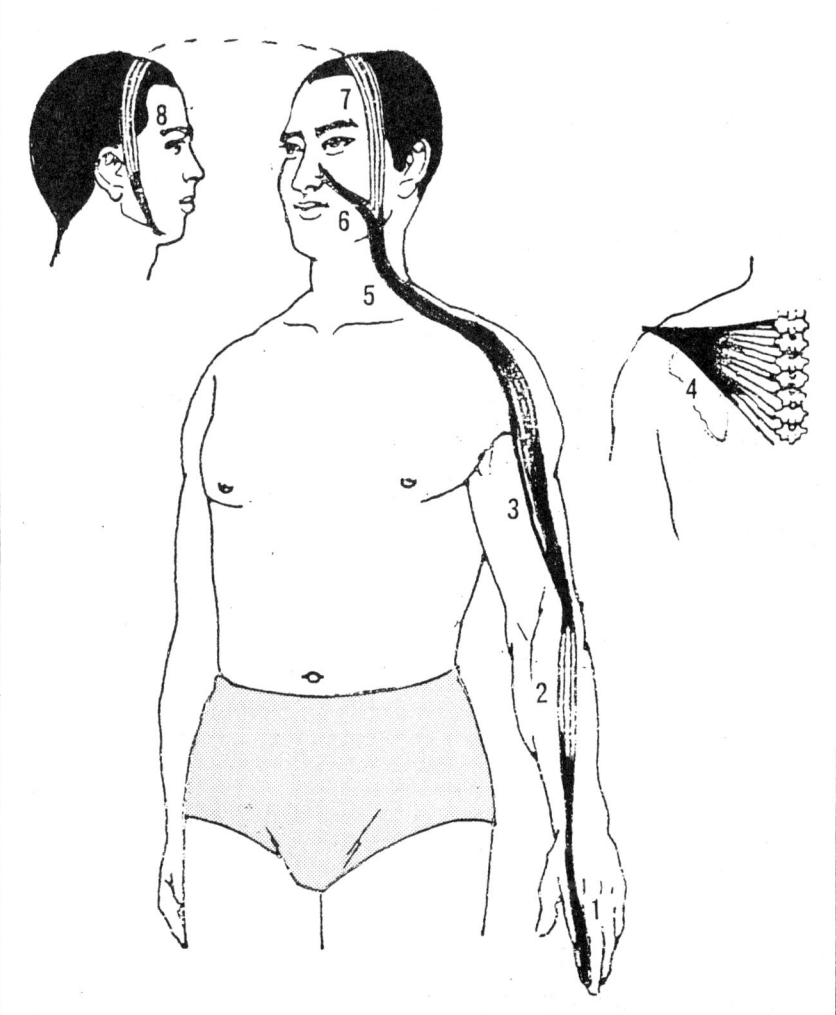

〈靈樞・經筋〉 手陽明之筋 ① 起于大指次指之端 結于腕 ② 上循臂 上結于肘外 ③ 上臑 結于髃 ④ 其支者 繞肩胛 挾脊 ⑤ 直者 從肩髃上頸 ⑥ 其支者 上頰 結于頄 ⑦ 直者 上出手太陽之前 上左角 絡頭 ⑧ 下右頷.

한다. 그 分支(분지)는 肩胛部(견갑부)를 얽고 脊椎(척추)를 挾(협) 즉 낀다. 직행하는 것은 다시 肩髃(견우)에서 頸部(경부~목)으로 상행한다. 分支(분지)는 頰部(협부~뺨)로 上行(상행)하여 鼻傍 (비방)에 結(결)한다. 직행하는 것은 상행하여 手太陽少腸經筋(수 태양소장경근)의 전방으로 빠져나온다. 왼쪽 額角(액각)으로 상행 해서 頭部(두부)로 結(결)하고, 우측의 顎部(악부)로 하행한다.

(3) 足陽明胃經筋(족양명위경근)의 分布(분포)

第二・三・四趾(제2・3・4지) 즉 둘째・세째・네째 발가락에서 시작하여 足背(족배~발등)에 結(결)하고, 외측으로 비스듬히 올라가 腓骨(비골~장딴지뼈)에 분포되고, 위로 무릎 外側(외측)에 結(결)하고, 직상해서 넓적다리 가운데에 結(결)하고, 脇肋(협늑)을 上循(상순)해서 脊椎(척추)에 연속된다. 직행하는 것은 脛(경~정 강이)을 順行(순행)하며 膝(슬)에 結(결)하고, 분지는 腓骨(비골) 에 結(결)하며, 足少陽膽脛筋(족소양담경근)과 합친다. 무릎부위 에서 직상하는 것은 大腿部(대퇴부)의 伏兎(복토)를 순행하여 위로 脾部(비부)에 結(결)하고, 생식기에 會聚(회추~모임)한다. 상행 해서 복부에 분포되고 缺盆(결분)에 結(결)한다. 더 위로 뻗혀 頸部 (경부)에 이르고, 위로 口(구~입)을 끼고 鼻傍(비방~코 양쪽)에서 合(합)하고, 아래로 鼻(비)에 結(결)하며 상행하여 족태양방광경 근과 합쳐서 눈 위에 그물같이 퍼진다. 분지는 頰(협~뺨)에서 귀 앞으로 가서 結(결)한다.

(4) 足太陰脾經筋(족태음비경근)의 分布(분포)

蹠趾(무지~엄지발가락)의 안쪽 끝에서 시작하여 상행해서 内踝 (내과~안쪽 복사뼈)에 結(결)하고 직행하는 것은 무릎 속의 장딴지 뼈에 結(결)하며, 상행하여 대퇴내측을 순행하여 髀(비~넓적다리) 에 結(결)하고, 생식기에 會聚(회취~모임)한다. 다시 상행해서

足陽明胃經筋分布圖(족양명위경근분포도)

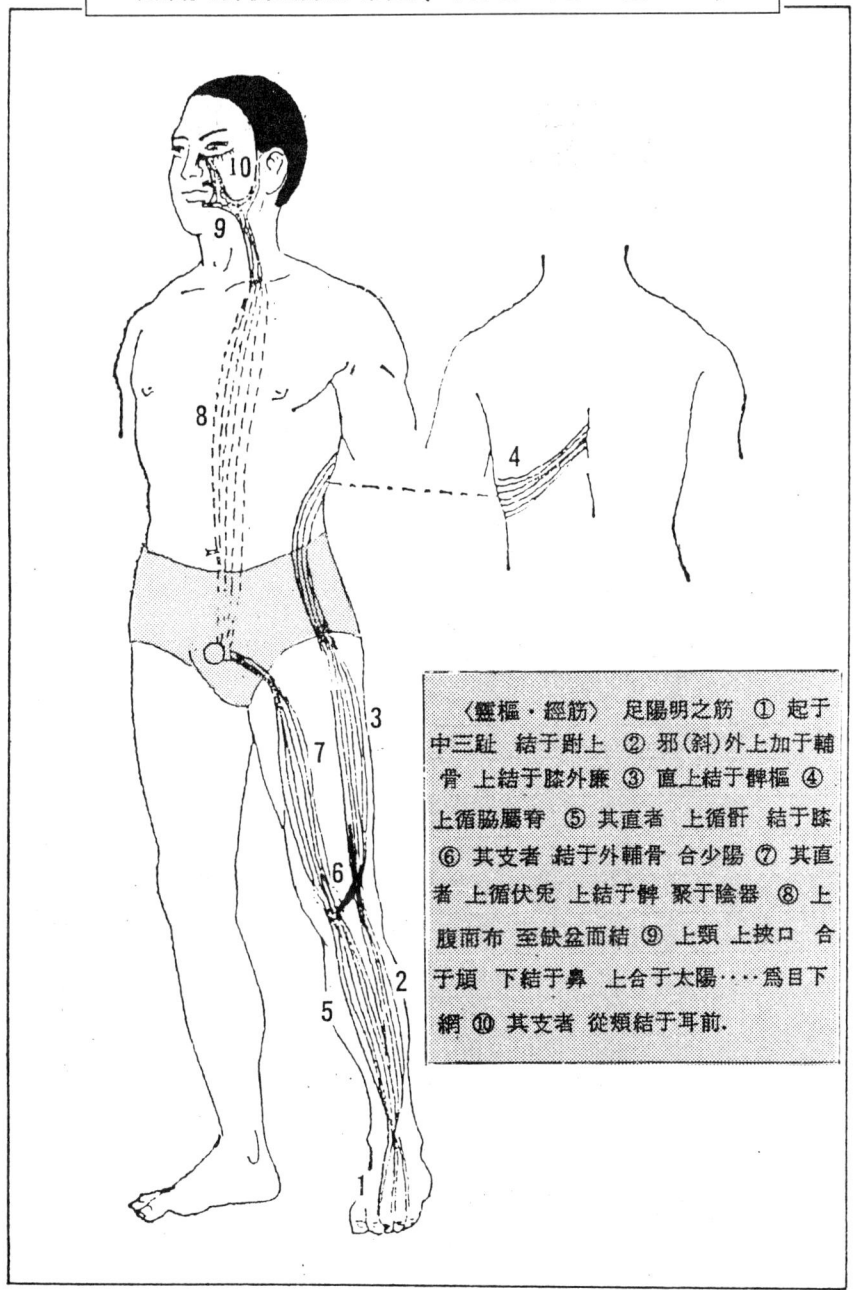

〈靈樞·經筋〉 足陽明之筋 ① 起于中三趾 結于跗上 ② 邪(斜)外上加于輔骨 上結于膝外廉 ③ 直上結于髀樞 ④ 上循脇屬脊 ⑤ 其直者 上循骭 結于膝 ⑥ 其支者 結于外輔骨 合少陽 ⑦ 其直者 上循伏兎 上結于髀 聚于陰器 ⑧ 上腹而布 至缺盆而結 ⑨ 上頸 上挾口 合于頄 下結于鼻 上合于太陽···爲目下網 ⑩ 其支者 從頰結于耳前.

足太陰脾經筋分布圖(족태음비경근분포도)

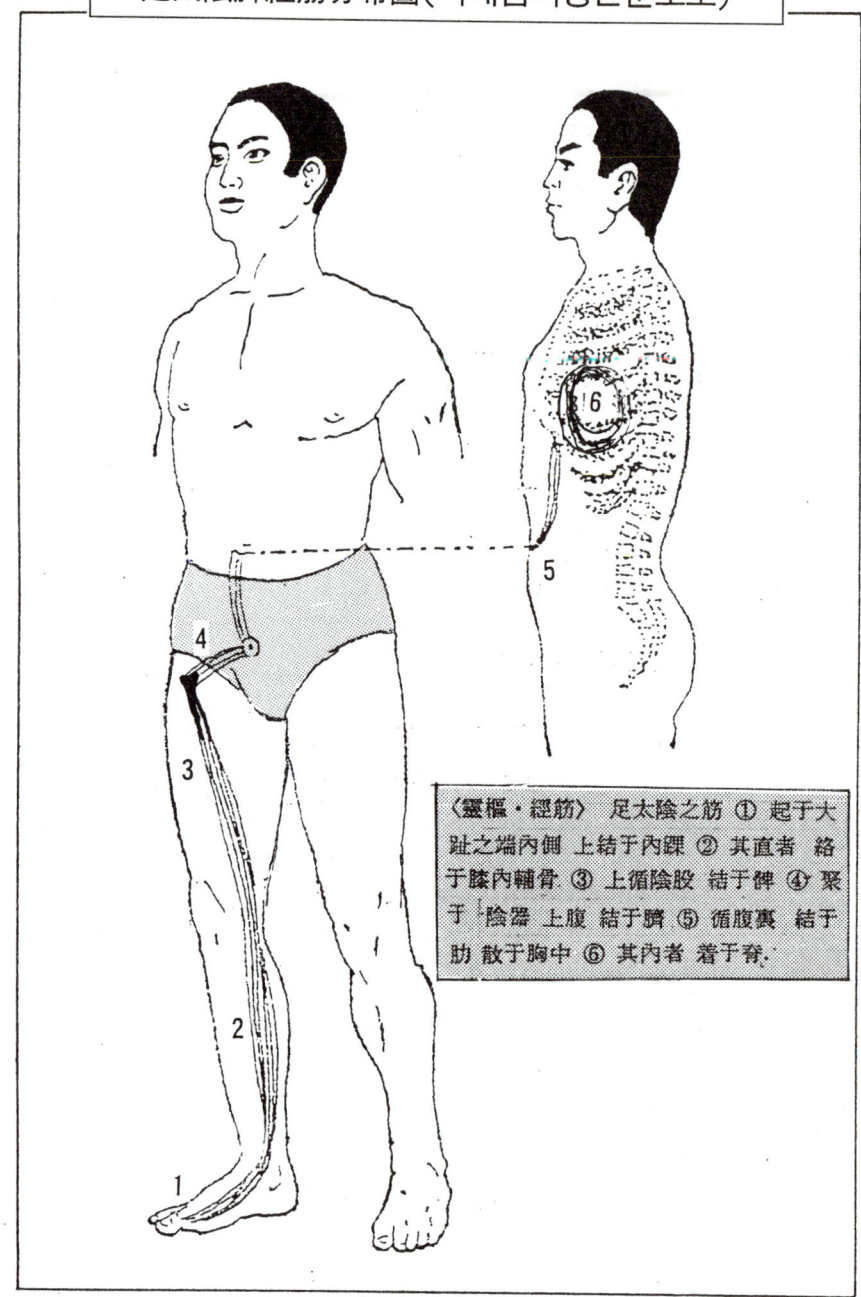

〈靈樞・經筋〉 足太陰之筋 ① 起于大趾之端內側 上結于內踝 ② 其直者 絡于膝內輔骨 ③ 上循陰股 結于髀 ④ 聚于陰器 上腹 結于臍 ⑤ 循腹裏 結于肋 散于胸中 ⑥ 其內者 着于脊.

복부에 이르고 臍(제~배꼽)에 結(결)하며 腹裏(복리~뱃속)를 순행하여 肋部(늑부)에 結(결)하고 胸中(흉중)에 散布(산포)된다. 속에 있는 것은 脊椎(척추)에 附着(부착)된다.

（5） 手少陰心經筋(수소음심경근)의 分布(분포)

小指内側(소지내측~새끼손가락 안쪽)의 끝에서 시작하여 손바닥 뒤의 豆狀骨(두상골)에 結(결)하고, 상행하며 肘部(주부~팔꿈치)의 내측에 結(결)하며, 다시 상행하여 腋窩(액와~겨드랑이 속)로 진입해서 手太陰肺經筋(수태음폐경근)과 交會(교회)하고, 乳房部(유방부)에 이르러 胸中(흉중)에 結(결)하고, 胸膈(흉격)을 따라서 아래로 臍部(제부~배꼽)와 연계된다.

（6） 手太陽小腸經筋(수태양소장경근)의 分布(분포)

小指外側(소지외측)의 끝에서 시작하여 상행하여 手根背部(수근배부~손목 등쪽)에 結(결)하고 前臂内側(전비내측)을 따라서 위로 올라가 肘部(주부~팔꿈치)의 銳骨(예골)의 뒤쪽에 結(결)하고, 더 뻗혀 올라가 腋下(액하~겨드랑 밑)에 結(결)한다. 그 분지는 겨드랑이 뒤쪽으로 달려가 肩胛部(견갑부)를 얽고, 頸(경)을 따라서 족태양방광경근의 前邊(전변)으로 빠져나와 귀 뒤의 完骨(완골) 즉 乳樣突起部(유양돌기부)에 結(결)한다. 귀 뒤에서 빠져나온 1條(조)의 支筋(지근)은 耳中(이중~귓속)으로 走入(주입)한다.

직행하는 것은 귀 위로 빠져나온 뒤에 하행하여 顎部(악부)에 結(결)하고, 상행하여 外眼角(외안각)으로 연속된다. 또 하나의 支筋(지근)은 顎(악~턱뼈)에서 갈라져 나와 상행해서 臼齒部(구치부~어금니)에 이르고 귀 앞을 돌아 外眼角(외안각)에 연속되며, 額(액~이마)으로 상행해서 頭角(두각)에 結(결)한다.

（7） 足太陽膀胱經筋(족태양방광경근)의 分布(분포)

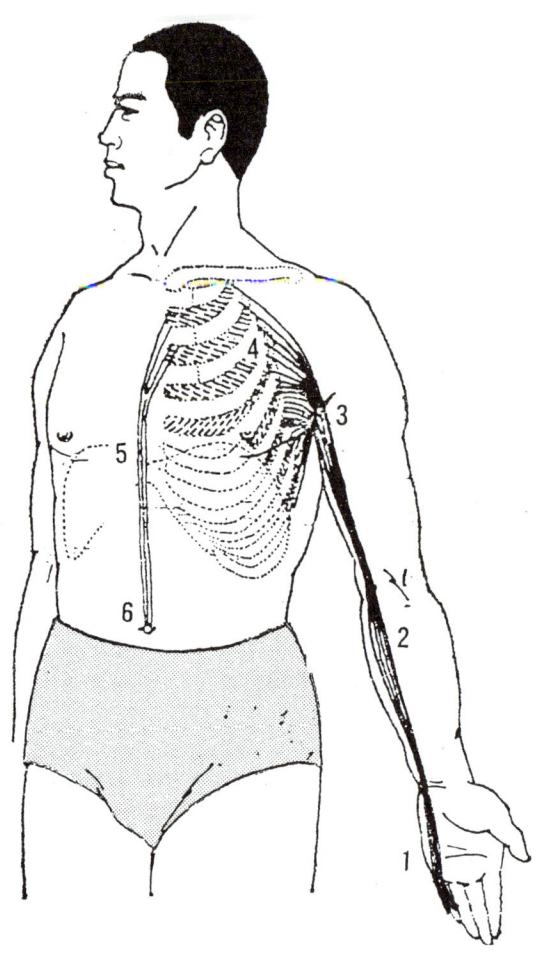

〈靈樞·經筋〉 手少陰之筋 ① 起于小指之內側 結于銳骨 上結肘內廉 ② 上入腋 交太陰 ③ 挾乳裏 結于胸中 ④ 循賁 ⑤ 下繫于臍.

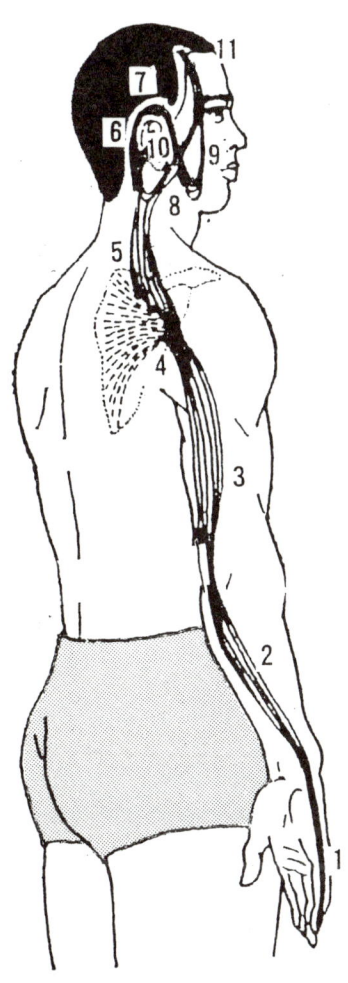

〈靈樞・經筋〉 手太陽之筋 ① 起于小指之上 結于腕 ② 上循臂內廉 結于肘
內銳骨之後…… ③ 入結于腋下 ④ 其支者 後走腋後廉 上繞肩胛 ⑤ 循頸出走
太陽之前 結于耳後完骨 ⑥ 其支者 入耳中 ⑦ 直者 出耳上 ⑧ 下結于頷 ⑨ 上
屬目外眥 ⑩ 本支者 上曲牙 循耳前 屬目外眥 ⑪ 上頷(額) 結于角.

小趾(소지~새끼발가락)의 끝에서 시작하여 위로 올라가 外踝(외과)에 結(결)하고 비스듬히 위로 올라가 膝部(슬부~무릎)에 結(결)한다. 끝으로 내려와 外踝(외과)를 순행해서 踵部(종부~발뒤꿈치)를 結(결)하고, 踵(종)을 순행하여 위로 膝窩(슬와~오금)에 結(결)한다. 그 분지는 腨(천~장지)의 외측에 結(결)하고, 슬와 내측으로 상행하여 膝窩筋(슬와근)과 竝行(병행)하여 위를 향해 올라가 臀部(둔부~볼기)에 結(결)한다. 다시 脊椎(척추)를 끼고 상행해서 項後(항후~목뒤)에 이르며, 그 分支(분지)는 따로 속으로 들어가 舌本(설본)에 結(결)한다. 직행하는 것은 枕骨(침골~뒷골뼈)에 結(결)하고 頭頂(두정~정수리)으로 올라가서, 다시 안면으로 내려와 鼻(비)에 結(결)한다. 分支(분지)는 눈 위에서 그물같이 퍼지며 밑으로 내려와 鼻傍(비방~코 양쪽)에 結(결)한다. 다른 一條分支(일조분지)는 腋後(액후)의 外側(외측)에서 肩髃(견우)에 結(결)한다. 다른 분지는 겨드랑이 밑으로 들어가 위로 缺盆(결분)으로 빠져나가 상행해서 完骨(완골)에 結(결)한다. 分支(분지)는 缺盆(결분)을 빠져나와 비스듬히 위로 향하여 올라가 鼻傍(비방)으로 빠진다.

(8) 足少陰腎經筋(족소음신경근)의 分布(분포)

小趾(소지~새끼발가락)의 밑에서 시작하여 족태음비경근과 함께 內踝(내과)의 밑으로 비스듬히 달려가 踵部(종부~발뒤꿈치)에 結(결)하고 족태양방광경근과 會合(회합)한다. 위로 올라가 脛骨內側窩下緣(경골내측와하연)을 結(결)하고 족태음비경근과 함께 大腿內側(대퇴내측)을 따라서 위로 올라가 생식기에 結(결)한다. 분지는 다시 척추를 따라서 膂(여~등마루)를 끼고 後項(후항~뒤쪽)으로 상행하여 枕骨(침골~뒷골뼈)에 結(결)하고, 족태양방광경근과 會合(회합)한다.

足太陽膀胱經筋分布圖(족태양방광경근분포도)

〈靈樞·經筋〉 足大陽之筋 ① 起于
足小趾 ② 上結于踝 ③ 邪(斜)上結于膝
④ 其下循足外側 結于踵 上循跟 ⑤ 結于
膕 ⑥ 其別者 結于踹外 上膕中內廉
⑦ 與膕中並上結于臀 ⑧ 上挾脊上項 ⑨
其支者 別入結于舌本 ⑩ 其直者 結
于枕骨 上頭 ⑪ 下顔 結于鼻 ⑫ 其支者
爲目上網 下結于頄 ⑬ 其支者 從腋
後外廉結于肩髃 ⑭ 其支者 入腋下 上
出缺盆 上結于完骨 ⑮ 其支者 出缺盆 邪
(斜)上出于頄

足少陰腎經筋分布圖(족소음신경근분포도)

〈靈樞・經筋〉 足少陰之筋 ① 起于小
趾之下 並足太陽之筋 邪(斜)走內踝之
下 結于踵 ② 與太陽之筋合 而上結于
內輔之下 ③ 並太陰之筋 而上循陰股
結于陰器 ④ 循脊內 ⑤ 挾膂上至項
結于枕骨 與足太陽之筋合.

(9) 手厥陰心包經筋(수궐음심포경근)의 分布(분포)

中指(중지)의 끝에서 시작하여 手太陰肺經筋(수태음폐경근)과 병행해서 肘部(주부)의 내측에 結(결)하고, 上腕內側(상완내측)을 따라서 위로 腋下(액하~겨드랑이 밑)에 結(결)하고, 밑으로 내려가 脇肋(협늑)의 앞과 뒤를 끼고 散布(산포)된다. 그 분지는 腋下(액하)로 進入(진입)하여 胸中(흉중)에 散布(산포)되고, 胸膈部(흉격부)에 結(결)한다.

(10) 手少陽三焦經別(수소양삼초경별)의 分布(분포)

藥指(약지~네째손가락)의 끝에서 시작하여 상행해서 手根背部(수근배부) 즉 손목 등쪽에 結(결)하고, 上腕外側(상완외측)을 循行(순행)하여 肩(견~어깨)를 거쳐서 頸部(경부)로 주행해서 수태양소장경근과 合(합)친다. 그 분지는 下顎角(하악각)에 進入(진입)하여 舌本(설본)에 連係(연계)된다. 또 하나의 支筋(지근)은 臼齒部(구치부~어금니)로 상행하여 귀 앞을 따라서 外眼角(외안각)에 도달하여 위로 額(액~이마)을 지나 頭角(두각)에 結(결)한다.

(11) 足少陽膽經筋(족소양담경근)의 分布(분포)

第四趾(제4지~네째발가락)에서 시작하여 위로 外踝(외과)에 結(결)하고, 脛外側(경외측~정갱이 바깥쪽)을 위로 돌아서 膝外側(슬외측)에 結(결)한다. 분지는 腓骨(비골~장딴지뼈)에서 시작하며 위로 大腿部(대퇴부)로 가서 前面(전면)은 伏兎(복토)의 상방에 結(결)하고, 후면은 臀部(둔부~볼기)에 結(결)한다. 직행하는 것은 상행해서 脇下(협하)에 분포되고, 季脇(계협)을 지나 상행해서 겨드랑이 앞쪽으로 走行(주행)하며 乳部(유부)와 연계되고 缺盆(결분)에 缺(결)한다. 직행하는 것은 腋部(액부)에서 위로 뻗어 올라가 缺盆(결분)을 지나서 족태양방광경근의 전면으로 빠져 빠져나와 耳後(이후)를 循行(순행)해서 頭角(두각)으로 상행하여 頭頂(두

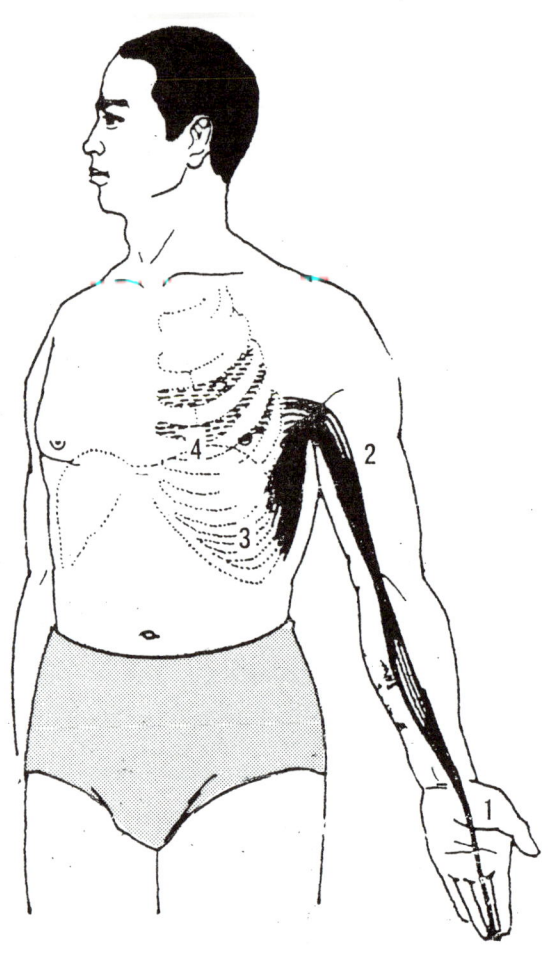

〈靈樞·經筋〉 手厥陰之筋 ① 起于中指 與太陰之筋並行 結于肘內廉 ② 上臂陰 結腋下 ③ 下散前後挾脇 ④ 其支者 入腋 散胸中 結于賁.

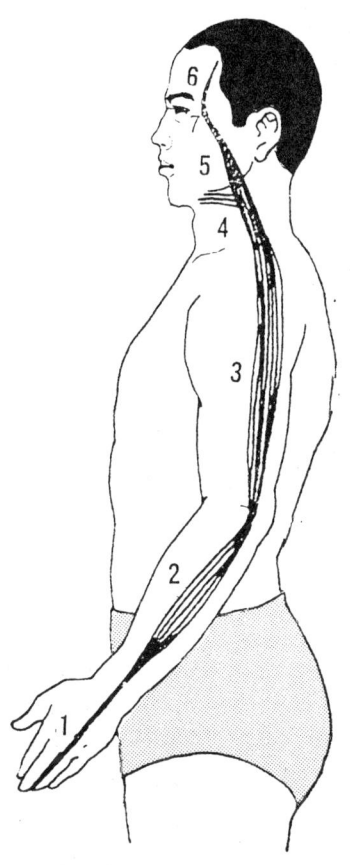

〈靈樞·經筋〉 手少陽之筋 ① 起于小指次指之端 結于腕 ② 中循臂 結于肘
③ 上繞臑外廉 上肩 走頸 合手太陽 ④ 其支者 當曲頰入繫舌本 ⑤ 其支者 上
曲牙 循耳前 屬目外眥 ⑥ 上乘頷(額) 結于角.

足少陽膽經筋分布圖(족소양담경근분포도)

〈靈樞·經筋〉 足少陽之筋 ① 起于小
趾次趾 上結外踝 ② 上循脛外廉 結于
膝外廉 ③ 其支者 別起外輔骨 上走髀
④ 前者結于伏兎之上 ⑤ 後者結于尻
⑥ 其直者 上乘䏚(側腹上部)季脇 上走
腋前廉 繫于膺乳 結于缺盆 ⑦ 直者 上
出腋 貫缺盆 出太陽之前 ⑧ 循耳後
上額角 ⑨ 交巔上 ⑩ 下走頷 上結于頄
⑪ 支者 結于目眦爲外維.

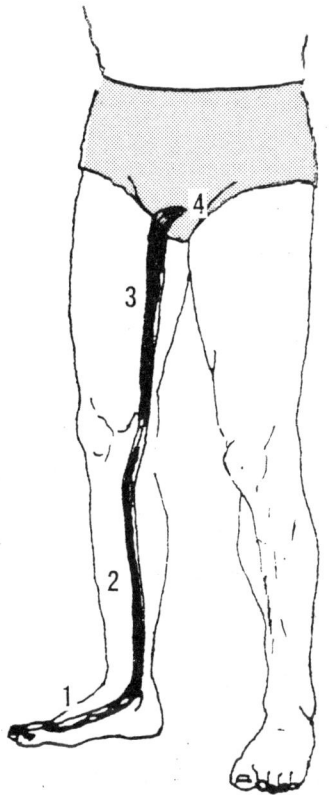

〈靈樞·經筋〉 足厥陰之筋 ① 起于大趾之上 上結于內踝之前 ② 上循脛 上結內輔之下 ③ 上循陰股 ④ 結于陰器 絡諸筋.

정)에서 交會(교회)하고 顎部(악부~ 턱뼈)로 달려가 위로 鼻傍 (비방)에 結(결)한다. 분지는 外眼角(외안각)에 結(결)한다.

(12) 足厥陰肝經筋(족궐음간경근)의 分布(분포)

蹋趾(무지~엄지가락)의 안쪽 끝에서 시작하여 위로 內踝(내과) 의 전방에 結(결)하며, 脛內側(경내측)을 上循(상순)해서 위로 脛 骨內側窩下緣(경골내측와하연)에 結(결)하고, 大腿內側(대퇴내측) 을 따라서 陰部(음부~생식기)에 結(결)하며 各經筋(각경근)과 연락된다.

(二) 十二經筋(십이경근)의 作用(작용)

十二經筋(십이경근)의 작용을 설명하기 위해서는 먼저 經筋(경 근)의 性質(성질)을 이해하여야 한다. 經筋(경근)은 經絡系統中 (경락계통중)의 연속된 부분이며, 경근의 機能活動(기능활동)은 經絡中(경락중)의 氣血(기혈)의 滋潤(자윤)과 滋養(자양)에 의존 하며 또한 經筋(경근)의 분포부위는 十二經脈(십이경맥)과 일치 하고 있다.

經筋(경근)의 분포상황을 인체의 解剖學的(해부학적)인 面(면) 과 결부시켜 분석하여 보면 經筋(경근)과 肢體(지체)의 筋肉(근 육)·筋腱(근건)·筋膜(근막)과는 매우 많은 類似點(유사점)이 있다.

經筋(경근)의 分布(분포)에 근거하여 經筋(경근)과 筋肉(근육) 과의 관계를 분석해 본다.

예컨대 足太陽膀胱經筋(족태양방광경근)에 "小趾(소지)에서 시 작하여 위로 가 外踝(외과)를 結(결)한다"고 한 것은 筋肉(근육) 으로 볼 때 長趾伸筋(장지신근)의 第五趾部分(제5지부분)의 筋腱

(근건)에 해당하고, 그리고 "비스듬히 위로 올라가 膝(슬~무릎)에 結(결)한다"라고 한 것은 下腿外側(하퇴외측)의 長·短腓骨筋(장·단비골근)에 해당한다. 그리고 "足外側(족외측)을 順行(순행)하고 踵(종)에 結(결)한다"라고 한 것은 小趾外轉筋(소지외전근)에 해당된다. 또 "踵跟(종근)을 循行(순행)하고 膝窩(슬와)에 結(결)하고 一條分支(일조분지)는 膕(천)의 外側(외측)에 結(결)한다." 한 것은 下腿後面(하퇴후면)의 腓腹筋(비복근)에 해당하는 바, 이 筋(근)의 起點(기점)은 大腿骨(대퇴골)의 內外踝(내외과)이고, 止點(지점)은 跟腱(근건) 즉 아키레스 腱(건)이다.

"膝窩內側(슬와내측)으로 上行(상행)하여 膝窩(슬와)의 筋(근)과 竝行(병행) 위로 향해 올라가 臀部(둔부)에 結(결)한다"고 한 것은 大腿後側(대퇴후측)의 大腿二頭筋(대퇴이두근)·半腱樣筋(반건양근)·半膜樣筋(반막양근)의 분포와 흡사하다. "다시 脊椎(척추)를 끼고 上行(상행)하여 項後(항후)에 이르러"한 것은 背部(배부)의 脊椎起立筋(척추기립근) 및 頭板狀筋(두판상근)과 비슷하다. "그 一條分支(일조분지)는 따로 進入(진입)하여 舌本(설본)에 結(결)한다"고 한 것은 肩胛舌骨筋(견갑설골근)과 비슷하다. "直行(직행)하는 것은 枕骨(침골)에 結(결)하고 頭頂(두정)으로 올라가서 안면으로 내려와 鼻(비)에 結(결)한다"라고 한 것은 頭部(두부)의 帽狀腱膜(모상건막)과 그 전후에 있는 前頭筋(전두근)·後頭筋(후두근)과 비슷하다. "분지는 눈 위로 그물같이 펴지며 밑으로 내려와 鼻傍(비방)에 結(결)한다"고 한 것은 眼輪筋(안륜근)에 해당하며, 또 "다른 一條分支(일조분지)는 腋後(액후)의 外側(외측)에서 肩髃(견우)에 結(결)한다"고 한 것은 背部上方(배부상방)의 僧帽筋(승모근)의 일부이다. "다른 一條分支(일조분지)는 腋下(액하)로 들어가 위로 缺盆(결분)으로 나와 上行(상행)해서

完骨(완골)에 結(결)한다”고 한 것은 側頸部(측경부)의 胸鎖乳突筋(흉쇄유돌근)인 것이다. 그리고 “分支(분지)는 缺盆(결분)을 빠져나와 비스듬히 위로 올라가 鼻傍(비방)으로 나온다”고 한 것은 上脣方形筋(상순방형근)에 해당된다.

이상과 같이 足太陽膀胱經筋(족태양방광경근)의 記述(기술)은 보아 알 수 있는 것은 經筋(경근)이 어느 筋肉(근육)을 지적해서 論(논)한 것이 아니고, 筋肉(근육)에 반영되는 機能(기능)과 病症(병증)에 근거하여 그들을 有機的(유기적)으로 聯係(연계)시킨 것이다. 예컨대 足太陽膀胱經筋(족태양방광경근)은 주로 軀幹(구간) 및 下肢後面(하지후면)의 筋肉(근육)을 聯合(연합)시켜 공동으로 後伸作用(후신작용)을 일으키는 것이다. 위에 적은 예로 보아서 經筋(경근)과 筋肉系統(근육계통)과의 관계가 상당히 밀접함을 알 수 있으며, 이 點(점)을 명확히 하면 經筋(경근)의 作用(작용)을 쉽게 이해할 수가 있다.

黃帝內經(황제내경) 素問篇(소문편)의 痿論(위론)에 ‘宗筋主束骨而利機關也(종근주속골이리기관야)’라고 적은 것은 經筋(경근)이 骨格(골격)의 結合(결합)을 주관하고 關節(관절)의 屈伸(굴신) 및 活動(활동)에 관여하고 있음을 뜻하는 것이다.

제 4 절 十二經筋(십이경근)의 病候(병후)와 臨床應用(임상응용)

(一) 十二經筋(십이경근)의 病候(병후)

(1) 手太陰肺經筋(수태음폐경)의 病候(병후)

本經(본경)이 通過(통과)하는 部分(부분)의 强直(강직~뻣뻣하고 꼿꼿함)·轉筋(전근)·疼痛(동통) 및 심한 경우에는 息賁(식비)

즉 肺積(폐적)이 되어 脇部(협부)의 拘急(구급)을 일으키고 吐血(토혈)한다.

(2)手陽明大腸經筋(수양명대장경근)의 病候(병후)

本經筋(본경근)이 통과하는 부분의 强直(강직)·轉筋(전근)·肩擧上不能(견거상불능)·頸(경~목)의 左右轉動不能(좌우전동불능)이 일어난다.

(3)足陽明胃經筋(족양명위경근)의 病候(병후)

足中趾(족중지)의 强直(강직)·小腿轉筋(소퇴전근)·足部攣縮(족부연축)·伏兎(복토)의 轉筋(전근)·髀前面腫脹(비전면종창)·疝氣(산기)·腹筋拘急(복근구급)·缺盆(결분)과 脇部(협부)의 牽引(견인)·口歪(구왜)의 突發(돌발)·筋肉(근육)의 긴장으로 目(목)의 閉合不能(폐합불능)·熱邪(열사)로 筋肉(근육)이 弛緩(이완)되어 目開不能(목개불능)·頰筋(협근)에 寒冷(한냉)이 침습되면 頰部痙攣(협부경련) 및 口角牽引(구각견인)이 생긴다. 熱(열)이 있으면 筋(근)이 弛緩(이완)되어 收縮不能(수축불능)으로 口角(구각)이 歪斜(왜사)된다.

(4)足太陰脾經筋(족태음비경근)의 病候(병후)

足大趾(족대지~엄지발가락)의 强直(강직)·內踝痛(내과통)·轉筋痛(전근통)·膝內側部疼痛(슬내측부동통)·大腿內側(대퇴내측)에서 大腿上部(대퇴상부)에 걸친 牽引痛(견인통)·臍部(제부)와 兩脇部(양협부)의 牽引痛(견인통)·胸中(흉중)의 牽引痛(견인통~땅기고 아픔)과 脊內痛(척내통)이 생긴다.

(5)手少陰心經筋(수소음신경근)의 病候(병후)

內部(내부)가 拘急(구급)하면 心下(심하)에 積聚(적취)가 생겨 伏梁(복량) 즉 心積(심적)이 된다. 本經筋(본경근)이 통과하는 부분의 强直(강직)·轉筋(전근) 및 疼痛(동통)이 나타난다.

-311-

(6)手太陽小腸經筋(수태양소장경근)의 病候(병후)

小指(소지)의 强直(강직) 및 疼痛(동통)·肘内側銳骨後邊(주내측예골후변)의 疼痛(동통)·上腕内側(상완내측)을 따라 腋下(액하)까지의 牽連(견련)과 腋下(액하) 및 腋窩後面(액와후면)의 疼痛(동통)·肩胛部(견갑부)에서 頸部(경부)에 걸친 견인통·耳鳴(이명)·耳痛(이통)·顎部(악부)의 牽引痛(견인통)·視力低下(시력저하)·頸筋(경근)이 拘急(구급)하면 筋痿(근위)가 생김·頸腫(경종～목이 부으면)하면 頸部(경부)에 寒熱(한열)의 邪(사)가 侵襲(침습)한 것이다.

(7)足太陽膀胱經筋(족태양방광경근)의 病候(병후)

小趾(소지～새끼 발가락)의 强直(강직)·踵(종～뒤꿈치)의 腫痛(종통)·骨節(골절)의 攣急(연급)·脊强反折(척강반절)·項頸拘急(항경구급)·肩不能擧(견불능거)·腋部(액부)의 牽掣强直(견체강직)·缺盆部位(결분부위)의 椎痛(추통)·左右轉動不能(좌우전동불능)이 생긴다.

(8)足少陰心經筋(족소음심경근)의 病候(병후)

足底部(족저부)의 轉筋(전근)·本經筋(본경근)이 동과하는 곳과 結(결)하는 부위의 疼痛(동통) 및 轉筋(전근) 이들이 발병하면 癎症(간증), 瘈瘲(계종), 驚風(경풍)이 생김 ·병이 背部(배부)에 있으면 머리를 구부리고 들고 돌리지 못함 ·病(병)이 腹部(복부)에 있으면 위를 쳐다보는 자세 즉 仰位(앙위)를 取(취)하지 못한다. 고로 陽病(양병)은 腰反折(요반절)로 俯位(부위)를 취하지 못하고, 陰病(음병)은 仰位(앙위)를 취하지 못한다.

(9)手厥陰心包經筋(수궐음심포경근)의 病候(병후)

本經筋(본경근)이 통과하는 部位(부위)의 强直(강직)·轉筋(전근), 前部(전부)로 미치면 胸痛(흉통)·食賁症(식비증)을 發(발)

한다.

(10)手少陽三焦經筋(수소양삼초경근)의 病候(병후)

本經筋(본경근)이 통과하는 部位(부위)의 强直(강직)·轉筋(전근)·舌卷(설권)이 생긴다.

(11)足少陽膽經筋(족소양담경근)의 病候(병후)

四趾(사지~넷째발가락)의 强直(강직)·膝外側牽引轉筋(슬외측견인전근)·膝屈伸不能(슬굴신불능)·膝窩筋急(슬와근급)·前面髀(전면비)의 牽引(견인)·後面臀部(후면둔부)의 牽引(견인)·脇下(협하)에서 季脇(계협)에 걸친 동통·缺盆(결분)과 乳部(유부) 및 頸部(경부)의 牽引强直(견인강직)·經筋(경근)이 頭上(두상)에서 交叉(교차)되어 左(좌)에서 右(우)로 分布(분포)되므로 좌측경근이 손상되면 右眼(우안)을 뜰 수 없다. 위로 右頭角(우두각)을 지나 蹻脈(교맥)과 倂行(병행)하며 좌측의 것은 우측으로 絡(낙)하므로 左額角(좌액각)을 상하면 右足(우족)이 痿廢(위폐)된다. 이것은 「維筋相交(유근상교)」라 稱(칭)한다.

(12)足厥陰肝經筋(족궐음간경근)의 病候(병후)

大趾(대지)의 强直(강직)·內踝前面疼痛(내과전면동통)·膝內側部疼痛(슬내측부동통)·股內側(고내측)의 疼痛(동통) 및 轉筋(전근)·生殖器(생식기)의 機能喪失(기능상실)~房事過多(방사과다)로 인한 陰痿(음위)·寒(한)에 상하면 생식기 萎縮(위축)·熱(열)에 상하면 생식기가 弛緩(이완)하여 勃起不能(발기불능)된다.

(二) 十二經筋理論(십이경근이론)의 臨床應用(임상응용)

經筋(경근)의 作用(작용)과 病候(병후)를 분석하게 되면 그 임상적인 가치를 쉽게 이해할 수가 있다. 經筋(경근)은 筋肉(근육)

이나 關節(관절)의 屈伸(굴신) 및 肢體(지체)의 운동에 대하여 중요한 作用(작용)을 한다. 그러므로 經筋(경근)의 病候(병후)는 대개 운동방면으로 표현된다.

예를 들면 筋脈(근맥)의 牽引(견인)・拘攣(구련)・轉筋(전근)・강직)・搐搦(축닉) 등이다.

筋肉(근육)의 分布面(분포면)을 살펴보면 활동하는 관절에는 모두 기능이 다르면서 協助(협조)하는 二組(이조)의 拮抗筋(길항근)이 있다.

이들 拮抗筋(길항근)은 陰陽(음양)이 協助(협조)하는 상황에서는 肢體(지체)의 활동・屈伸(굴신)・俯仰(부앙)・外轉(외전)과 內轉(내전)・外旋(외선)과 內旋(내선) 등을 하여 정상적인 활동을 유지한다. 그러나 陰陽(음양)이 失調(실조)하면 經筋(경근)의 기능에 장애가 발생한다.

黃帝內經靈樞篇(황제내경영추편)의 經筋(경근)에 "陽急則反折(양급즉반절), 陰急則俯屈伸(음급즉부굴신)"이라 한 것과 "寒則反折筋急(한즉반절근급), 熱則筋弛縱不收(열즉이완종불수)"라고 한 것은 陰陽(음양)의 經筋(경근)이 失調(실조)되며 나다나는 病症(병증)을 밝힌 것이다.

經筋(경근)의 病候(병후)를 치료함에 있어서 일부의 局所病症(국소병증)에서 發病部位(발병부위)에 자극을 加(가)하는 것도 아주 效果的(효과적)이다. 이것을 局所取穴(국소취혈) 또는 壓痛處取穴(압통처취혈)이라 한다.

또한 經筋(경근)은 經絡(경락)과 밀접한 연계가 있으므로 그와 有關(유관)한 經絡(경락) 즉 經脈(경맥)과 絡脈(낙맥)의 穴位(혈위)에도 治療(치료)를 할 수 있다.

제 5 절 十二皮部(십이피부)

(一) 皮部(피부)의 意義(의의)와 作用(작용)

皮部(피부)란 經絡系統(경락계통)의 皮膚(피부)에 있어서의 分布部分(분포부분)이다. 皮部(피부)에는 두가지 意義(의의)가 있다. 그 하나는 全體性(전체성)인 것이며 다른 하나는 局所性(국소성)인 것이다.

(1) 皮部(피부)의 全體性(전체성)인 意義(의의)

皮膚(피부)가 인체의 외면에 노출된 最淺表部分(최천표부분)이며, 이는 生體(생체)가 外界(외계)에 직접 접촉하여 외계의 기후 등의 변화 및 물리적인 변화 등에 가장 민감한 조직이란 것이다. 아울러 이들 변화에 대한 調節(조절)과 적응의 기능을 함께 갖고 있으며, 生體(생체)를 保衛(보위)하고, 外部(외부)로부터 침입하는 病邪(병사)에 저항하는 作用(작용)이 있다. 皮膚(피부)가 이러한 作用(작용)을 갖는 것은 주로 인체의 "正氣(정기)의 力量(역량) 특히 衛氣(위기)의 機能(기능)에 의존하기 때문이다. 古書(고서)에는 衛氣(위기)가 皮膚(피부)에 분포되었다는 記述(기술)이 매우 많다. 예를 들면 黃帝內經(황제내경)의 素問痺論(소문비론)에 "故循于皮膚之中(고순우피부지중)"이라 한 것과 황제내경의 靈樞本臟(영추본장)에 "充皮膚(충피부)"라고 한 것 및 靈樞經脈(영추경맥)에 "先行皮膚(선행피부)"라 한 것 등이다.

衛氣(위기)가 調和(조화)되면 "皮膚調柔(피부조유), 腠理致密矣(주리치밀의)"라고 靈樞本臟(영추본장)에 적혀 있다. 고로 "正氣內在(정기내재), 邪不可于(사불가우)" 즉 六淫(육음)의 病邪(병사)가 侵襲(침습)할 수 없게 된다는 것이다.

또한 皮膚(피부)는 肺(폐)와 밀접한 관계 즉 "肺主皮毛(폐주피모)"의 관계가 있어서 황제내경의 素問咳論(소문해론)에는 "皮毛者肺之合也(피모자폐지합야)"라고 하였으며, 肺氣(폐기)가 허약한 체질은 감기에 걸리기 쉽게 된다. 고로 황제내경의 素問咳論(소문해론)에는 "皮毛先受邪氣, 邪氣以從其合也(피모선수사기,사기이종기합야)‥則爲肺咳(즉위폐해)"라 하였다. 肺(폐)의 行氣(행기)가 皮毛(피모)를 溫和(온화)하게 하는 것과 衛氣(위기)가 皮膚(피부)를 循行(순행)하는 원리가 일치하는 것은 "衛出于上焦(위출우상초)" 및 "上焦開發 宣五穀味(상초개발 선오곡미), 熏膚(훈부), 充身(충신), 澤毛(택모), 若霧露之漑(약무로지개), 是衛氣(시위기)"라고 한 고서의 기록으로 알 수 있다.

한의학에서는 六淫病邪(육음병사)로 인한 外感病(외감병)의 초기를 表證(표증)이라고 칭하며, 이는 皮膚(피부)의 淺表部位(천표부위)가 受邪(수사)하여 病變(병변)이 발생하는 것이라 보아 왔다. 傷寒學說(상한학설)에서는 外邪(외사)가 侵襲(침습)하면 먼저 太陽經證候群(태양경증후군)이 出現(출현)하고, 病邪(병사)가 表層(표층)에서 치유가 되지 않으면 陽明經(양명경) 혹은 少陽經(소양경)으로 輸入(수입)된다고 論(논)하였다.

이것의 이론적인 근거는 衛氣(위기)가 皮膚部位(피부부위)에 가득 차 있는데 衛氣(위기)가 防衛作用(방위작용)을 잃는 경우에는 "皮膚先受邪氣(피부선수사기)" 즉 피부가 먼저 病邪(병사)가 되는 氣(기)를 받아 들이게 되므로 表證(표증)이 출현하는 것이다. 先人(선인)들의 溫病學說(온병학설)에서는 "溫邪上受(온사상수), 受先犯肺(수선범폐)"라 하였고, 또 "肺主氣屬衛(폐주기속위)"라 하였으며 또한 "肺主氣(폐주기), 其合皮毛(기합피모), 故云在表(고운

재표)"라고 명확히 論述(논술)하고 있다. 그래서 溫病學說(온병학설)의 辨證(변증)은 衛(위)·氣(기)·營(영)·血(혈)의 證候分類(증후분류)에 重點(중점)을 두고 있으며, 이런 것들은 모두 皮部(피부)의 全體性(전체성)에 대한 先人(선인)의 認識(인식)인 것이다.

(2) 皮部(피부)의 局所性(국소성)인 意義(의의)

皮部(피부)의 局所性(국소성)이란 뜻은 體表(체표)에 있어서의 十二經脈(십이경맥) 分布範圍(분포범위)를 말한다. 黃帝内經(황제내경)의 素問(소문)의 皮部論(피부론)에는 "皮部以經脈爲紀(피부이경맥위기)"라 하였는데 經脈(경맥)에는 十二條(12조)가 있으므로 皮膚(피부)도 十二個部位(12개부위)로 나누어 十二皮部(12피부)라 稱(칭)한다. 고로 皮部(피부)란 經脈(경맥)의 皮膚分區(피부분구)를 말한다. 또한 十二皮部(12피부)란 經脈(경맥)의 分區(분구)일 뿐 아니라 絡脈(낙맥)의 分區(분구)이기도 한데 絡脈(낙맥) 가운데는 특히 浮絡(부락)과 밀접한 관계가 있다.

黃帝内經素問(황제내경소문)의 皮部論(피부론)에는 "凡十二經絡脈者(범12경락맥자), 皮之部也(피지부야)"라 하였다. 十二皮部(12피부)는 十二經絡(12경락)의 體表分區(체표분구)인데 十二皮部(12피부)와 十二經絡(12경락)과의 차이는 經脈(경맥)은 線狀(선상)으로 분포되고, 絡脈(낙맥)은 網狀(망상~그물모양)으로 분포되는데 비하여, 皮部(피부)는 "面(면)"에 重點(중점)을 둔 區分(구분)이며, 그 범위는 대체로 該當經絡(해당경락)의 分布部位(분포부위)에 속하며 經絡(경락)에 비해 面積(면적)이 광범위하다.

한의학에서는 經絡(경락)의 局所性疾患(국소성질환)은 대개 그

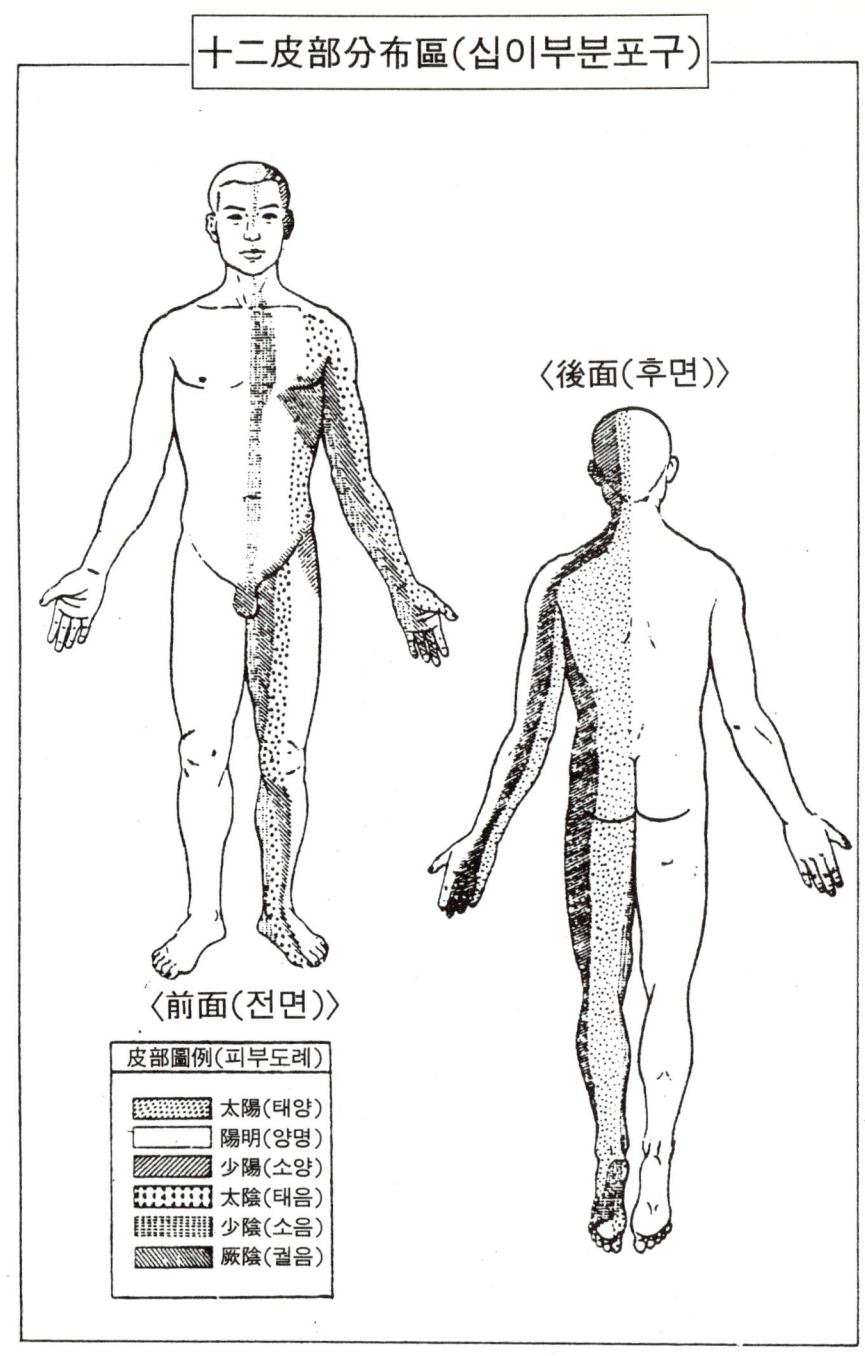

十二皮部分布區(십이부분포구)

〈後面(후면)〉

〈前面(전면)〉

皮部圖例(피부도례)

太陽(태양)
陽明(양명)
少陽(소양)
太陰(태음)
少陰(소음)
厥陰(궐음)

것이 統轄(통할)하는 皮膚部位(피부부위)와 일정한 관계가 있는 것으로 보고 있다. 예를 들면 黃帝內經素問(황제내경소문)의 皮部論(피부론)에는 "各經脈(각경맥)의 皮膚部位(피부부위)는 그 소속된 經脈(경맥) 및 絡脈(낙맥)의 局所疾患(국소질환)의 형성과 不可分(불가분)의 관계가 있는데 국소질환도 충분한 치료를 하지 않으면 病邪(병사)가 蔓延(만연)되어 오장육부로 진입하여 큰 病(병)을 일으킨다"고 적고 있는데 이것은 局所(국소)와 全體(전체)의 辨證關係(변증관계)를 구체적으로 설명한 것이며, 또 한의학의 統合體(통합체)의 觀點(관점)을 表現(표현)한 것이다.

(二) 皮部理論(피부이론)의 臨床應用(임상응용)

위에 적은 바와 같이 皮部(피부)에는 全體性(전체성)과 局所性(국소성)의 두가지 의의가 있으며, 전체와 국소는 상호 영향을 미치고 있다. 그러므로 外感疾患(외감질환) 즉 六淫病邪(육음병사)로 생기는 병은 表邪(표사)가 裏(이)로 轉入(전입)할 수 있고, 裏邪(이사)가 表(표)로 나올 수도 있으므로 治療(치료)에 임해서는 病邪(병사)가 表(표)에 있을 때는 마땅히 發汗解表(발한해표)하여야 하며, 病邪(병사)가 이미 內轉(내전)하였을 때에는 病邪(병사)를 裏(이)에서 表(표)로 나오게 하고 皮部(피부)를 통하여 發汗解表(발한해표)시켜야 한다.

이밖에도 皮膚疾患(피부질환)에 대하여 外病內治(외병내치)로써 裏(이)에서 表(표)로 나오게 하는 治法(치법)도 있다. 이들은 모두 皮部理論(피부이론)을 임상에 응용한 것이다.

皮部理論(피부이론)은 특히 침구임상에서 비교적 광범위하게 응용되고 있다. 診察(진찰)에 있어서 皮部(피부)가 浮絡(부락)의 분포부위임으로 皮膚(피부)와 浮絡(부락)의 色澤變化(색택변화)를 잘 살피는 것이 한의학 진찰법 色診(색진)의 한 項目(항목)이 되고 있다.

즉 。青紫色(청자색)을 띠는 것은 대개 痛症(통증)이고,
  。暗紫色(암자색)을 띠는 것은 대개 痺症(비증)이며,
  。黄赤色(황적색)을 띠는 것은 대개 熱症(열증)이고,
  。蒼白色(창백색)을 띠는 것은 대개 虛症(허증) 혹은 寒症(한증)인 경우가 많다는 것 등이다.

또 皮部理論(피부이론)을 診察面(진찰면)에서 새롭게 발전시킨 것은 피부상의 丘疹(구진)을 관찰하고, 皮下(피하)의 硬結反應(경결반응), 皮膚(피부)의 感覺差異(감각차이)와 電氣量(전기량)의 變化(변화) 등을 검사하여 질병을 진찰하는 일종의 방법인 것이다.

치료면에 있어서도 古代(고대)의 刺法中(자법중)에 皮膚(피부)를 얕게 찌르는 즉 淺刺(천자)하는 "半刺(반자)"및 "毛刺(모자)" 등이 있다. 오늘날 임상에서 광범위하게 응용되고 있는 皮膚針(피부침)이 반자와 모자를 한층 발전시킨 것이다. 皮膚針(피부침)이 아주 훌륭한 治療效果(치료효과)가 있는 것은 피부의 각종 특징과 不可分(불가분)의 관계가 있기 때문이다.

針灸治療法中(침구치료법중)의 灸法(구법)도 皮部(피부)를 통하여 작용하는 것이다. 灸(구)는 깊은 곳에 있는 組織(조직)을 刺戟(자극)하는 針刺療法(침자요법)과는 달리 艾絨(애융~뜸쑥)의 溫熱(온열)을 이용해서 穴位(혈위)의 피부를 자극하여 피부를 통해 氣血(기혈)을 溫通(온통)시켜 經絡(경락)을 疏通(소통)시키고 調整(조정)하며 陽氣(양기)를 振作(진작)시켜 抗病能力(항병능력)을 증가시킴으로써 각종 질병을 治癒(치유)하는 것이다.

이상의 점으로 미루어 보아 皮部理論(피부이론)이 針灸臨床(침구임상)에 있어서 광범위하게 응용되며 상당히 重要(중요)함을 알 수 있는 것이다.

제 10 장   經絡(경락)과 穴位(혈위)

經絡(경락)과 穴位(혈위)는 오랜 세월을 거쳐 針灸治療臨床(침구치료임상)의 기초 위에 理論知識(이론지식)이 점진적으로 형성된 것이다. 최근들어 醫療關係者(의료관계자)들과 科學者(과학자)들이 힘을 합해서 광범위하고 많은 硏究活動(연구활동)을 벌여 많은 成果(성과)를 거두고 있다. 經絡(경락)에는 穴位(혈위) 즉 經穴(경혈)이 所屬(소속)되어 있음을 미리 밝혔으므로 본장에서는 穴位(혈위)에 대한 槪括的(개괄적)인 소개를 하고자 한다.

제 1 절   體表(체표)의 壓痛點(압통점)에서 본 經絡(경락)과 穴位(혈위)

先人(선인)들은 經絡(경락)을 관찰함에 있어서 身體(신체)를…
- 審(심)~살피고
- 切(절)~진맥하고
- 循(순)~돌려보고
- 捫(문)~어루만지고
- 按(안)~누르고
- 視其寒溫(시기한온)~찬가, 따뜻한가를 보고
- 視其盛衰(시기성쇠)~왕성한가, 쇠잔한가를 보고

하는 등의 방법으로 진행하였다.

人體(인체)에 疾病(질병)이 발생하면 언제나 일정한 부위에 일종의 불쾌한 感應(감응)이 나타나는데 이 감응중에는 疼痛(동통)과 壓痛(압통)이 포함되고 있다.

병이 발생하였을 때에 體表(체표)에 나타나는 이들 自發痛(자발통)·壓痛(압통)·變色(변색)·硬結(경결) 혹은 기타 현상은 體腔(체강) 속의 臟腑(장부)와 外部(외부) 즉 四肢(사지)·軀體(구체~몸통)와의 사이, 또는 四肢(사지) 및 軀體(구체)의 어느 一部(일부)와 다른 一部(일부)와의 사이에 經絡的(경락적)인 聯係(연계)가 있음을 증명해 주는 것이다.

임상상 이들 病的反應(병적반응)이 나타나는 異常部位(이상부위)를 자세히 探査(탐사)하여 針灸療法(침구요법)에 있어서 診斷(진단)과 治療(치료)를 하게되는데 이는 經絡學說(경락학설)의 운용과 연구에 있어서 중요한 一面(일면)이다.

體表(체표)의 過敏點(과민점) 혹은 보다 광범위한 過敏帶(과민대)는 經絡(경락)에 생기는 異常反應(이상반응)으로 볼 수 있다. 이들 부위는 接觸(접촉)·壓迫(압박)·꼬집을 때 過敏(과민)해질 뿐 아니라, 피하조직의 硬度(경도) 즉 단단함에도 변화가 생겨서 때로는 둥근 모양(圓形~원형)이나 나뭇가지 모양(索條狀~색조상)의 硬結(경결~단단하고 뭉쳐있는 것)이 觸知(촉지)되기도 하는데 특히 背部(배부)에 많이 나타난다. 최근 들어 耳介反應點(이개반응점) 즉 귀에 생기는 반응점의 탐사가 診斷(진단)과 治療(치료)에 응용되며 더욱 새로운 발전을 이룩해 가고 있다.

臨床上(임상상)으로 볼 때 過敏點(과민점)이 비교적 많이 출현하는 부위는 耳介(이개~귀) 이외에 軀幹(구간)이나 四肢部位(사지부위)에도 있다.

예컨대 腹部(복부)에서는
- 胃疾患(위질환)에~上脘(상완)·中脘(중완) 부위에 압통이 있고,

- **肝膽疾患(간담질환)에**~右側(우측)의 期門(기문)·日月(일월) 부위에 압통이 있으며,
- **蟲垂炎(충수염)에**~右側(우측)의 腹結(복결) 부위에 압통이 있다.

背部(배부)에서는
- **呼吸器疾患(호흡기질환)에**~大杼(대저)·風門(풍문)·肺俞(폐유) 부위에 압통이 있고,
- **肝膽疾患(간담질환)에**~膈俞(격유)·膽俞(담유)·肝俞(간유) 부위에 압통이 있으며,
- **胃疾患(위질환)에**~脾俞(비유)·胃俞(위유) 부위에 압통이 있고,
- **腎疾患(신질환)에**~三焦俞(삼초유)·腎俞(신유) 부위에 압통이 있다.

四肢部(사지부)에서는
- **心胸疾患(심흉질환)에**~隙門(극문) 부위에 압통이 있고,
- **胃疾患(위질환)**~梁丘(양구), 足三里(족삼리) 부위에 압통이 있으며,
- **腸疾患(장질환)**~足三里(족삼리)·上巨虛(상거허)·陰陵泉(음능천)·地機(지기) 부위에 압통이 있다.

특히 옛부터 전해지는 일부 特定要穴(특정요혈)인 背俞穴(배유혈)·腹募穴(복모혈)·原穴(원혈)·隙穴(극혈)·絡穴(낙혈) 등에 위와 같은 과민반응이 나타나고, 대개가 이러한 특징을 가진 穴位(혈위)들이다.

經絡學說(경락학설)에 根據(근거)하여 敏感(민감)한 부위 즉

—324—

反應(반응)이 나타나는 부위를 檢査(검사)하는 것을 經絡診(경락진)이라 한다. 經絡診(경락진)은 經脈(경맥)과 絡脈(낙맥)의 診察(진찰)인데 엄밀히 말하면 이것도 脈診(맥진)인 것이다.

예컨대, 病理面(병리면)에서 經絡(경락)을 분석한다면 경락은 질병이 피부 및 피하조직에 表現(표현)되는 反應系統(반응계통)으로 볼 수 있으며 穴位(혈위)는 經絡上(경락상)의 反應點(반응점)인 것이다. 경락상의 반응점은 또 身體機能狀態(신체기능상태)의 변화에 따라서 變化(변화)하며 상하로 위치가 이동해서 出現(출현)할 수가 있다. 고로 임상상으로는 反應(반응)이 가장 뚜렷한 점을 穴位(혈위)로 選用(선용)해야 한다.

經絡穴位(경락혈위)에 민감한 변화를 검사하여 診斷(진단)을 내리는 것은 한의학상 證候診斷(증후진단)에 속한다. 동일한 질병일지라도 압통이 왕왕 다른 點上(점상)에 나타나며 疾病(질병)의 病理變化(병리변화)의 정도로 반드시 압통의 정도와 대응하는 것은 아니다.

또 질병이 다를지라도 同一點上(동일점상)에 압통이 나타나는 수가 있다. 고로 일반적으로 압통을 검사하는 것 이외에 기타 방면의 검사를 참고하지 않으면 확실한 진단을 내릴 수 없게 된다.

최근 中國(중국)의 針灸界(침구계)에서는 1960년 이후 急性虫垂炎(급성충수염) 즉 맹장염 환자의 耳介(이개)와 胃經脈(위경맥)의 上巨虛穴(상거허혈) 부근에 있는 압통점의 변화를 관찰하여 급성충수염에서는 일정한 體表部位(체표부위)에 압통점이 나타나며, 이 압통점은 炎症(염증)이 消退(소퇴)함에 따라서 없어짐이 증명되었다. 또 어떤 연구단체의 보고에서는 傳染性肝炎(전염성간염) 환자 100여명의 經絡穴位(경락혈위)를 조사한 결과 肝經脈

(간경맥)의 隙穴(극혈)인 中都穴(중도혈) 부위에서 압통반응이
가장 현저하게 나타났으며, 기타 穴位(혈위)인 肝兪(간유)·膽兪
(담유)·外丘(외구)·陽陵泉(양능천) 등 혈의 압통은 극히 적었고,
期門(기문)·日月(일월)은 同側肝部(동측간부)의 穴(혈)에만 압
통이 있었다. 또한 耳介(이개)의 압통반응점을 측정한 결과 50症
例中(증예중)에서 耳介(이개)의 肝區部位(간구부위)에 압통반응이
있었던 것은 94%였다고 한다.

洋醫學(양의학)에서도 內臟器官(내장기관)에 疾病(질병)이 발
생하였을 경우에는 헤드(head)氏過敏帶(씨과민대) 등으로 體表
(체표)에 過敏帶(과민대)가 나타난다고 보고 있다. 이 과민대는

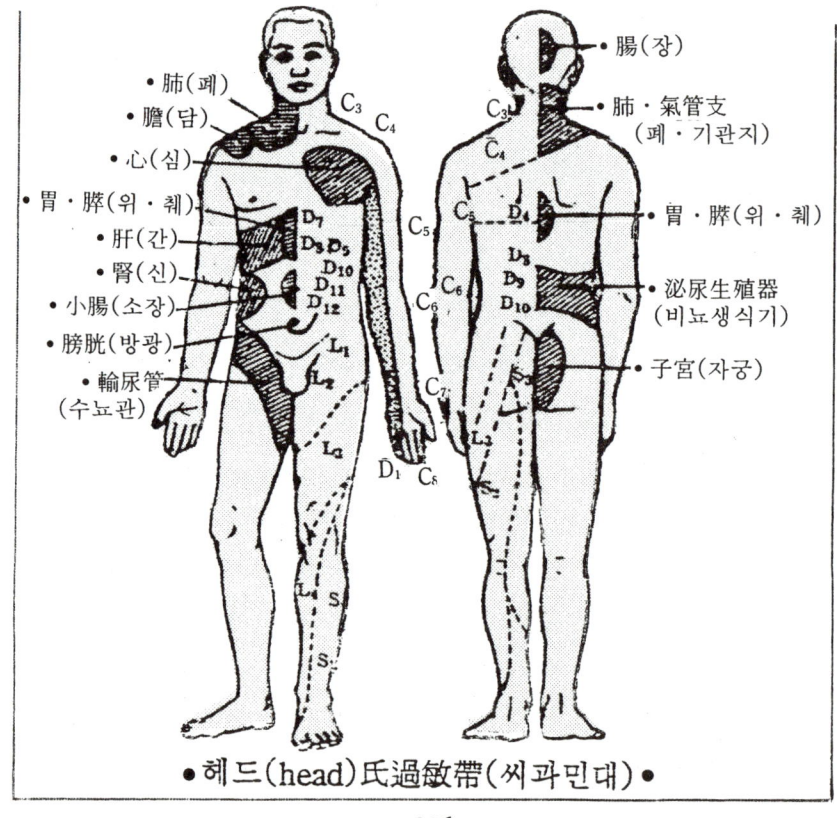

肺(폐)
膽(담)
心(심)
胃·脾(위·췌)
肝(간)
腎(신)
小腸(소장)
膀胱(방광)
輸尿管
(수뇨관)

腸(장)
肺·氣管支
(폐·기관지)
胃·脾(위·췌)
泌尿生殖器
(비뇨생식기)
子宮(자궁)

C_3 C_4 C_3 C_4 C_5 C_5 D_4 D_7 D_8 D_5 D_{10} D_9 D_{11} D_{10} D_{12} C_6 C_6 L_1 L_2 C_7 L_1 L_3 D_1 C_8 L_4 S_1 S_2

●헤드(head)氏過敏帶(씨과민대)●

신체의 分節構造(분절구조)에 따라서 體節性(체절성)으로 나타난
다.

內臟(내장) 즉 오장육부에 疾病(질병)이 발생하였을 경우, 이와
相應(상응)하는 脊髓神經(척수신경)이 지배하는 皮膚區內(피부구
내)에 感覺過敏(감각과민)이 나타난다. 그 가운데 비교적 현저하게
나타나는 부분인 最高過敏帶(최고과민대)를 極點(극점)이라 부른
다. 검사 방법으로는 핀(PIN)이나 溫水試驗管(온수시험관)을 피
부에 접촉시키거나 혹은 피부·피하조직을 가볍게 꼬집고, 솜털을
가볍게 집어서 過敏區(과민구)를 찾는다.

헤드氏帶(씨대)의 그림을 보면 經絡穴位(경락혈위)와 헤드
(Head)씨대는 일치되는 부분이 많다. 예를들면 肺兪(폐유)·胃兪
(위유)등의 背部穴位(배부혈위)는 헤드씨대에서 말하는 各臟器
(각장기)의 極點(극점)에 해당된다.

腹部(복부)에 있는 胃(위)의 募穴(모혈)인 中脘(중완)·小腸
(소장)의 募穴(모혈)인 關元(관원)·膀胱(방광)의 募穴(모혈)인
中極(중극)·肝(간)의 募穴(모혈)인 期門(기문)·腎(신)의 募穴
(모혈)인 京門(경문)등도 각 장기의 過敏帶(과민대)와 비슷하다.
軀幹(구간)과 四肢(사지)에 압통점이 형성되는데 대하여서는 많은
견해가 體節組織(체절조직)과 內臟(내장)의 關連痛(관련통)으로
해석하고 있다. 사람등 哺乳動物(포유동물)은 발생초기에 身體(신
체)가 整然(정연)하게 排列(배열)된 體節組織(체절조직)에 의해
구성되었다. 하나의 體節(체절)에는 皮節(피절)·筋節(근절)·骨
節(골절)을 갖고 있는 體壁(체벽)과 內臟節(내장절)이 包括(포괄)
되며 神經(신경)의 分節(분절)이 그 속에 있음으로써 一節(일절)의
各部(각부)를 協助(협조)케 한다. 胚胎(배태)의 발육과정에서 體
節各部位(체절각부위)는 크게 이동을 하는데, 各體節(각체절)의

內部(내부)에 있는 內臟(내장)과 體壁(체벽)사이에는 中樞神經(중추신경)을 통하여 原始的(원시적)인 聯係(연계)가 유지된다. 이 때문에 깊은 곳에 있는 內臟器官(내장기관)의 疾病(질병)이 왕왕 같은 體節(체절)의 體表(체표)에 反映(반영)되어 체표의 특정부위에 感覺過敏(감각과민)·疼痛(동통) 혹은 壓痛(압통) 등이 발생하는데 이것이 關連痛(관련통)이다. 이들 關連痛(관련통)이 나타나는 부위의 穴位(혈위)가 일치하면 穴位壓痛點(혈위압통점)이 된다.

洋醫學(양의학)에서는 내장질환이 일정한 체표부위에 反映(반영)되며 감각과민을 일으키는 것이라고 지적할 뿐인데, 針灸學(침구학)에서는 일정한 體表部位(체표부위)에 刺戟(자극)하며 內臟疾患(내장질환)을 치료하는 目的(목적)을 達成(달성)하고 있는 것이다.

제 2 절 經絡穴位(경락혈위)와 周圍神經(주위신경) 과의 關係(관계)

많은 연구결과에 의하여 經絡穴位(경락혈위)와 組織中(조직중)의 周圍神經(주위신경)과는 매우 밀접한 관계가 있다는 것이 증명되었다. 1960년 上海中醫學院(상해중의학원)의 解剖學敎室硏究組(해부학교실연구조)에서 실시한 穴位(혈위) 309穴(혈) 가운데서 직접 神經(신경)에 해당하는 것이 152穴(혈)이고, 刺針點(자침점)에서 5mm이내에 신경이 있는 것이 73穴(혈)이었다.

1960년 上海第一醫學院(상해제일의학원)의 해부학교실연구조의 刺針解剖(자침해부)에 의하면 324穴中(혈중)에서 神經(신경)이 分布(분포)된 것이 323穴(혈)이었는데, 이들 중에서 皮膚淺層(피

척수신경 (脊髓神經)

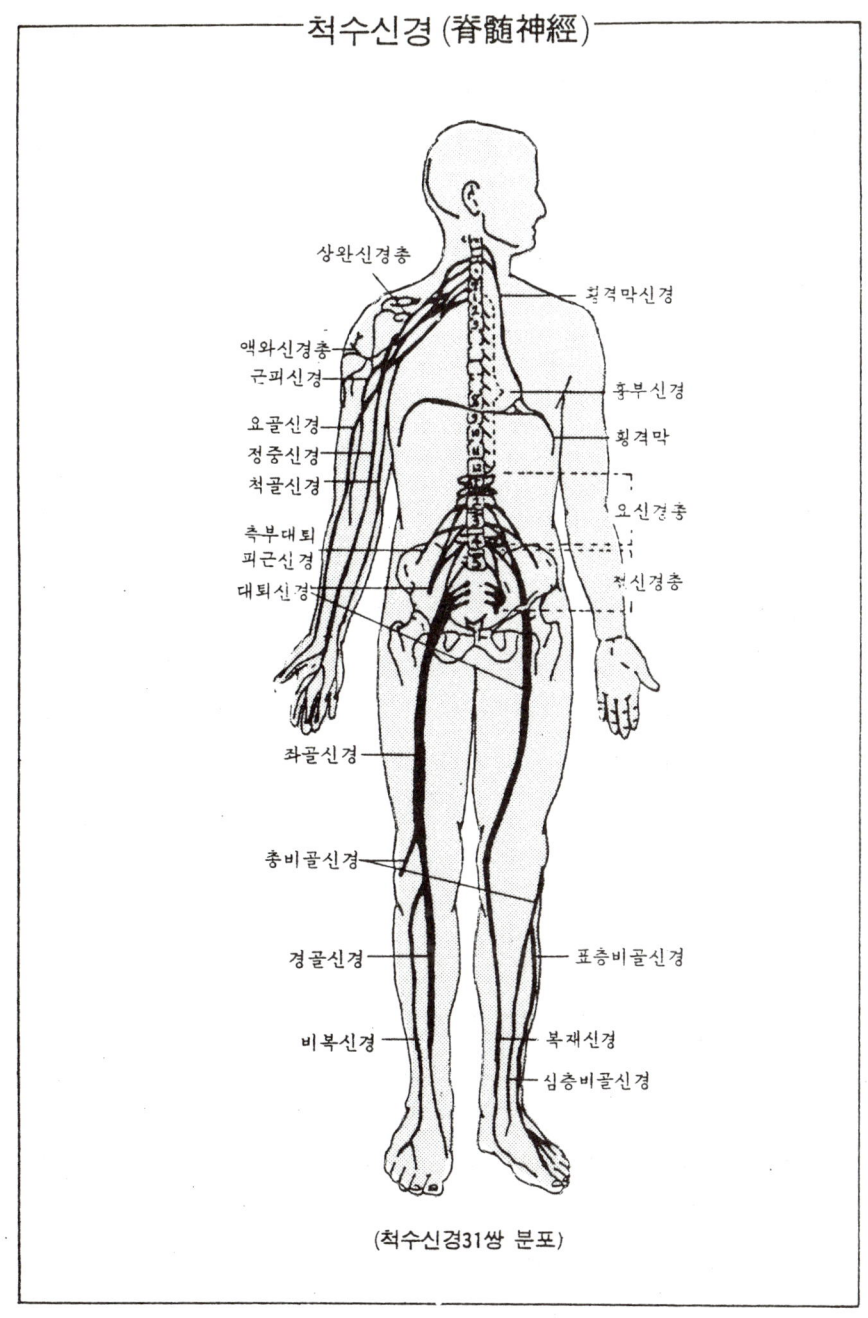

상완신경총

횡격막신경

액와신경총
근피신경

흉부신경

요골신경
정중신경
척골신경

횡격막

요신경총

측부대퇴
피근신경
대퇴신경

천신경총

좌골신경

총비골신경

경골신경

표층비골신경

비복신경

복재신경

심층비골신경

(척수신경31쌍 분포)

부천층)의 神經(신경)과 관계가 있는 것이 304穴(혈), 深層(심층)의 신경과 관계가 있는 것이 155穴(혈), 천층 및 심층의 양쪽 신경과 함께 관계가 있는 것이 137穴(혈)이었다. 현미경으로 관찰한 바에 의하면 穴位(혈위)가 위치한 表皮(표피)·眞皮(진피)·皮下組織 (피하조직)·筋膜(근막)·筋肉(근육)의 각층 조직안에는 풍부하고 多樣化(다양화)된 神經末梢(신경말초)·神經叢(신경총)·神經束 (신경속)이 있다.

經絡(경락)의 流注部位(유주부위)에서 보면 특히 四肢(사지) 즉 팔·다리부분이 周圍神經(주위신경)의 분포와 매우 가까이 있다. 上海中醫學院(상해중의학원)의 解剖觀察(해부관찰)에 의하면 手 太陰肺經(수태음폐경)의 雲門(운문)이하는 橈骨神經(요골신경)과 筋皮神經(근피신경)의 分布(분포)와 근사하고, 手厥陰心包經(수궐 음심포경)의 天泉(천천)이하는 正中神經(정중신경)의 分布(분포) 와 近似(근사)하며, 手少陰心經(수소음심경)은 尺骨神經(척골신 경)과 前腕内側皮神經(전완내측피신경)의 분포와 근사하다고 하 였다. 絡穴部分(낙혈부분)도 神經(신경)의 分枝(분지)와 접근되어 있는데 예컨대 列缺(열결)에는 前腕外側皮神經(전완외측피신경)과 橈骨神經(요골신경)의 淺枝(천지)의 分枝(분지)와 접근되어 있다.

제 3 절   經絡穴位(경락혈위)와 血管(혈관) 및 淋巴管(임파관)과의 관계

上海中醫學院(상해중의학원)의 解剖學的(해부학적)인 관찰보고 에 의하면 刺針(자침)을 한 穴位(혈위) 309穴中(혈중)에서 직접 動脈幹(동맥간)에 해당하는 穴(혈)이 24穴(혈)이고, 刺針點(자침 점)의 5mm이내에 動·靜脈幹(동·정맥간)에 있는 것이 262穴(혈)

(전신동맥분포도)

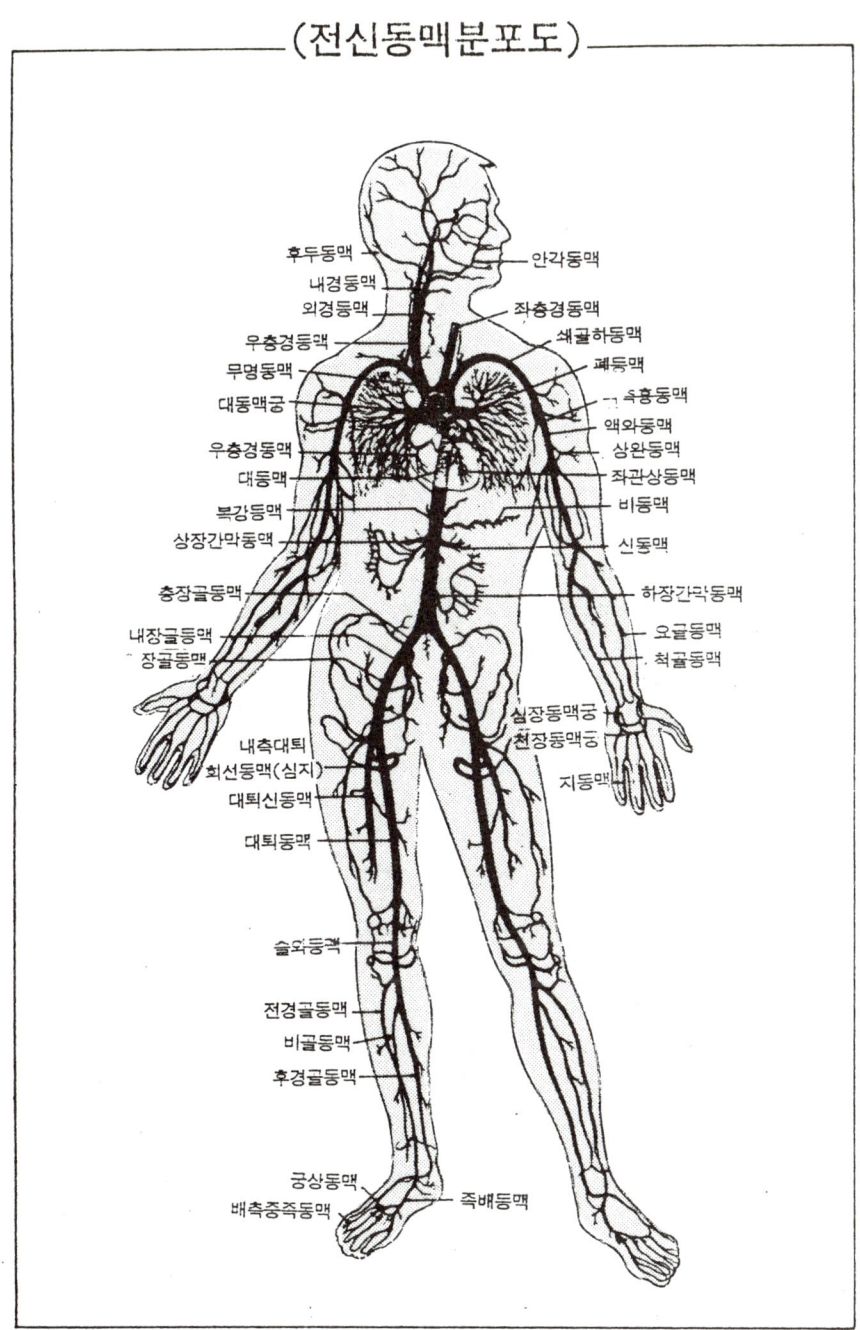

후두동맥
내경동맥
외경동맥
우총경동맥
무명동맥
대동맥궁
우총경동맥
대동맥
복강동맥
상장간막동맥
총장골동맥
내장골동맥
장골동맥
내측대퇴
회선동맥(심지)
대퇴신동맥
대퇴동맥
슬와동맥
전경골동맥
비골동맥
후경골동맥
궁상동맥
배측중족동맥

안각동맥
좌총경동맥
쇄골하동맥
폐동맥
우흉동맥
액와동맥
상완동맥
좌관상동맥
비동맥
신동맥
하장간막동맥
요골동맥
척골동맥
심장동맥궁
천장동맥궁
지동맥
족배동맥

(전신정맥분포도)

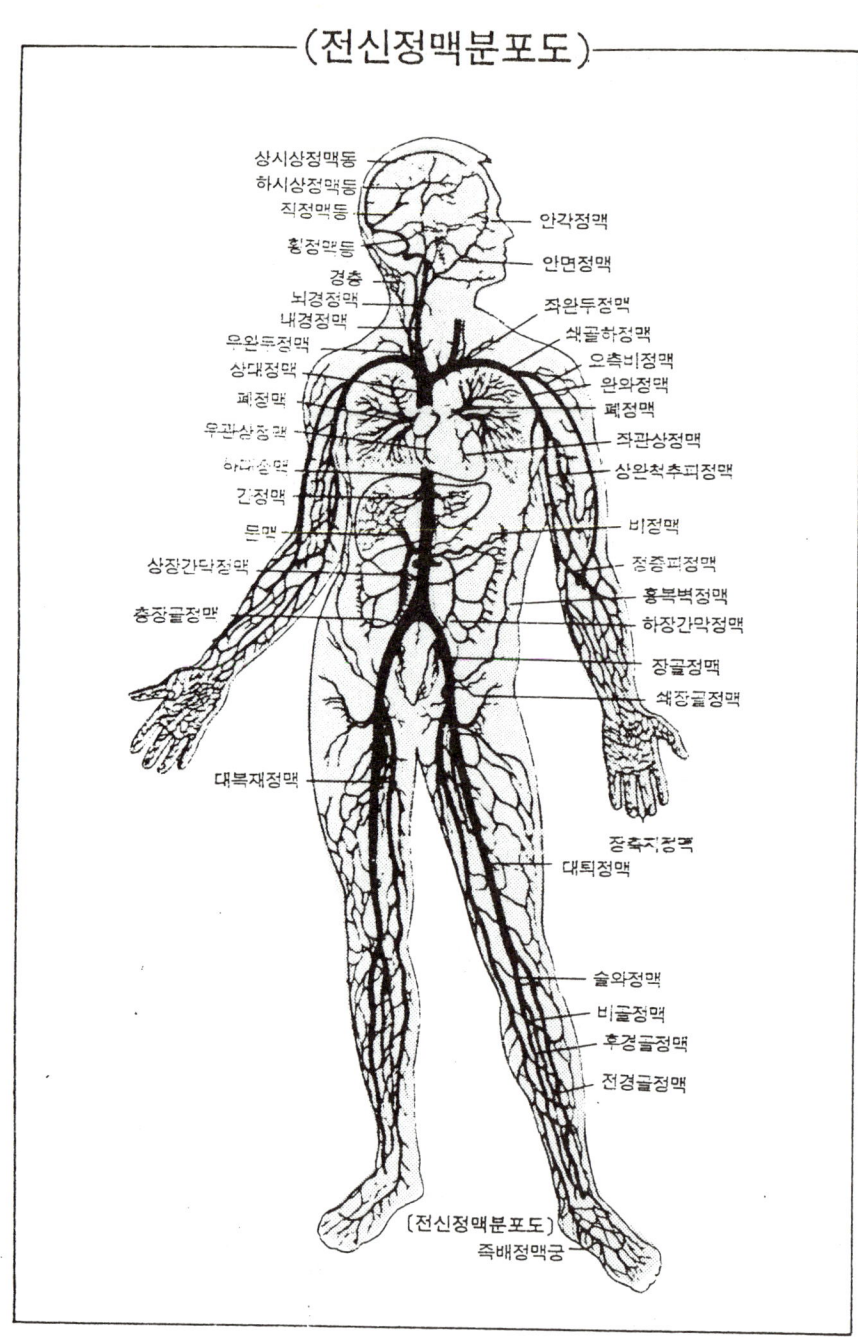

상시상정맥동
하시상정맥등
직정맥등
횡정맥등
경충
뇌경정맥
내경정맥
우완두정맥
상대정맥
폐정맥
우관상정맥
하대정맥
긴정맥
문맥
상장간담정맥
충장골정맥
대복재정맥

안각정맥
안면정맥
좌완두정맥
쇄골하정맥
으측비정맥
완와정맥
폐정맥
좌관상정맥
상완척추피정맥
비정맥
정중피정맥
흉복벽정맥
하장간막정맥
장골정맥
색장골정맥

정축지정맥
대퇴정맥

슬와정맥
비골정맥
후경골정맥
전경골정맥

[전신정맥분포도]
즉배정맥궁

임파계 (淋巴系)

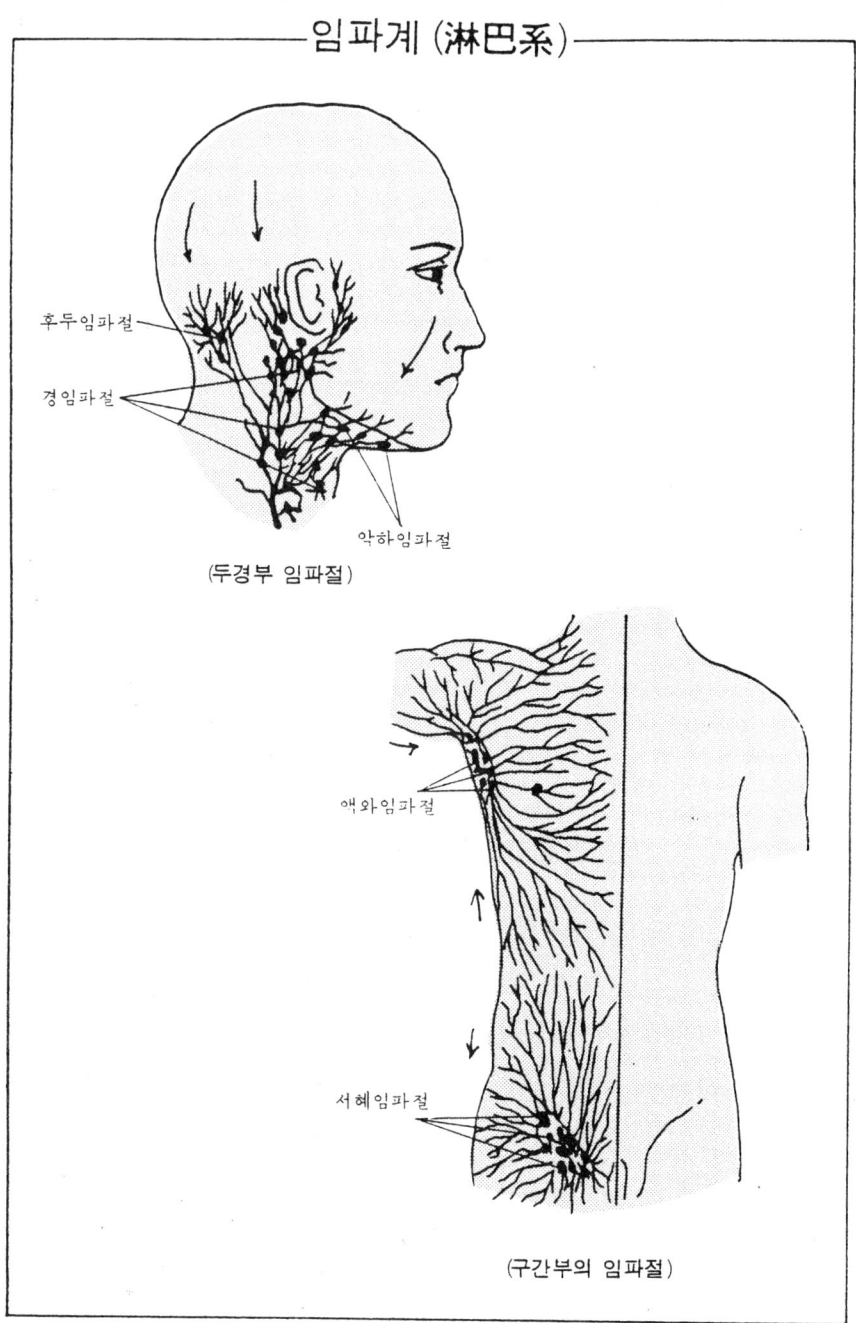

후두임파절

경임파절

악하임파절

(두경부 임파절)

액와임파절

서혜임파절

(구간부의 임파절)

이었다는 것이다. 이는 穴位(혈위)와 血管(혈관)과의 관계가 周圍神經(주위신경)과의 관계에 다음 같은 것을 증명해주고 있다.

中國(중국)의 "할-빈" 의과대학에서 下肢(하지)의 일부 혈위를 관찰한 바에 의하면

∘ 膀胱經脈(방광경맥)의 崑崙(곤륜)·委中(위중)·承山(승산)의 세 穴(혈)에 下肢外側(하지외측)에 1～3條(조～가닥)의 淋巴管群(임파관군)이 통과하고 있고, 동일한 임파관이 위에 적은 세 穴(혈)을 통과한 예가 많았다고 한다.

∘ 脾經脈(비경맥)의 三陰交(삼음교)·陰陵泉(음능천)에는 1～5條(조～가닥)의 下肢內側(하지내측)의 淋巴管群(임파관군)이 통과했고, 血海(혈해)에는 1～4條(조～가닥)의 임파관군이 통과했으며, 동일한 임파관 위에 보통 2～3穴(혈)이 있다는 것이다.

이것으로 미루어 보아 經絡穴位(경락혈위)와 淋巴管(임파관)과의 관계는 神經(신경)·血管(혈관) 다음이 되는 것으로 보인다.

제 4 절 穴位(혈위)란 무엇인가?

穴位(혈위)는 針灸治療(침구치료)에 있어서 刺戟點(자극점)이며, 穴道(혈도)·腧穴(수혈)～輸穴(수혈)·孔穴(공혈)·氣穴(기혈) 등으로 名稱(명칭)되고 있다. 혈위의 이런 名稱(명칭)으로 볼 때 穴位(혈위)를 體表(체표)의 위치에서 깊이 內部(내부)에 까지 聯關(연관)시켜 認識(인식)하고 있음을 알 수 있다.

太古(태고)에 사람들은 勞動(노동)과 活動(활동)을 하던 중 우연히 무엇인가에 體表(체표)를 부딪혀 손상을 입거나 또 火傷(화상)을 입으므로 부딪힌 부위에 생겼던 疾病(질병)이나 痛症(통증)이

輕減(경감) 또는 治癒(치유)되기도 하였고, 또한 몸의 狀態(상태)가 좋지 않은 부분을 按摩(안마)하거나, 두들기거나, 뾰족한 물건으로 찔러 病(병)이나 痛症(통증)이 가벼워지거나 풀리는 체험을 하였다.

이와같은 實踐經驗(실천경험)의 끊임없는 축적을 통하여 점차로 針灸(침구)를 治病(치병)에 응용하게 되었다. 이 시기에는 결정된 穴位(혈위)는 없었고, 그 刺戟部位(자극부위)를 모두 砭灸處(폄구처)라고 불렀다. 砭(폄)은 돌로 된 原始的(원시적)인 針具(침구)의 일종이다.

오랫동안의 醫療實踐(의료실천)을 통하여 풍부한 經驗(경험)이 축적됨으로써 穴位(혈위)에 대하여 비교적 명확한 인식을 갖게 되었고, 穴位(혈위)를 몸의 內部(내부)와 連係(연계)되는 通路(통로)가 됨을 알게 되었다. 이들 연계되는 通路(통로)를 한의학에서는 "經絡(경락)"이라 名稱(명칭)하고 있다. 經絡(경락)과 밀접한 관계가 있는 것이 "脈氣(맥기)"이며, 黃帝内經(황제내경)의 素問篇(소문편)에는 穴位(혈위)를 "脈氣(맥기)가 發(발)하는 곳"이라 하였고, 또 "氣穴(기혈)"이라 하였다. 그 이후 輸穴(수혈)·孔穴(공혈) 등의 명칭이 생겼는데 그 뜻은 모두 비슷한 것이다.

현대의학적으로 보면 穴位(혈위)는 體内(체내)의 일정한 組織(조직)이 體表(체표)에 投影(투영)된 것이며, 内部組織(내부조직)에는 神經(신경)·血管(혈관)·淋巴管(임파관) 및 기타의 조직이 포함되는 것으로　理解(이해)하게 된다. 현재 穴位(혈위)는 해부학적으로 많은 穴位(혈위)가 神經幹(신경간)이나 그 分支(분지)의 分布部位(분포부위)에 해당되고 또 動脈幹上(동맥간상)에 위치하고 있다는 것이 증명되고 있다.

한편 穴位(혈위)는 "經絡(경락)" 즉 經脈(경맥)과 絡脈(낙맥)을

流注(유주)하는 經氣(경기)가 體表(체표)의 일정부위에 重點的(중점적)으로 聚集(취집~모여들고)되고 "輸通(수통)되는 곳"이라고 정의하기도 한다.

穴位(혈위)가 침구치료의 자극점이라고 하는 것은 그 一面(일면)의 意義(의의)를 가리키는 것이며 穴位(혈위)에는 또 다른 一面(일면)의 意義(의의)가 있다. 즉 穴位(혈위)는 疾病(질병)의 反應點(반응점)이라는 것이다. 反應點(반응점)이란, 局部(국부)에 나타나는 自發性疼痛(자발성동통)이나 探査(탐사)에 의해서 알 수 있는 壓痛(압통)·過敏反應(과민반응)·硬結(경결)·變色(변색)·發疹(발진)·電氣抵抗(전기저항)의 低下(저하) 등 현상을 包括(포괄)한다. 反應點(반응점)에 대한 이러한 探査(탐사)는 穴位(혈위)가 診斷上(진단상)으로 주요한 價値(가치)를 함께 갖고 있다는 것을 말해주는 것이며 또 임상상의 應用(응용)에서는 過敏點(과민점)을 찾아서 이를 針灸(침구)의 取穴點(취혈점) 즉 治療點(치료점)으로 삼는 일종의 근거가 되고 있다.

> ### 反應點(반응점)은 診察點(진찰점)이고 治療點(치료점)이다

이와같은 穴位(혈위)는 疾病(질병)의 反應點(반응점)으로 診察點(진찰점)이며, 또한 治療上(치료상)의 刺戟點(자극점)이 되므로 臨床上(임상상)의 應用(응용)에서는 두가지 面(면)이 相互結合(상호결합)되어 쓰이고 있다. 穴位(혈위)와 疾病(질병)의 反應關係(반응관계)는 이 책의 上卷(상권)인 脈診篇(맥진편)에 상세히 說明(설명)되었다.

神經分布(신경분포)와
穴位關係(혈위관계)

- 三叉神經(삼차신경)
- 顔面神經(안면신경)
- 迷走神經(미주신경)
- 副 神 經(부신경)
- 頸神經(경신경)의 後支(후지)
- 頸神經叢(경신경총)의 前支(전지)
- 臂神經叢(비신경총)의 鎖骨上分支(쇄골상분지)
- 臂神經叢(비신경총)의 鎖骨下分支(쇄골하분지)
- 胸 神 經(흉신경)…
- 腰神經後支(요신경후지)
- 腰神經叢(요신경총)
- 薦神經後支(천신경후지)
- 尾神經後支(미신경후지)
- 薦骨神經叢(천골신경총)
- 坐骨神經(좌골신경)

神經分布(신경분포)와 穴位關係(혈위관계)

針灸治療(침구치료)에서 臨床上(임상상)으로 診察點(진찰점)과 刺戟點(자극점)으로 쓰이는 穴位(혈위) 즉 經穴(경혈)·奇穴(기혈)·新穴(신혈)이 위치한 부위에 分布(분포)된 神經(신경)과의 관계를 적어 본다.

三叉神經(삼차신경)

① 第一支(제1지)~眼神經(안신경)

　　　　　　　　　┌滑車上神經(활차상신경)~이마 밑의 中央部位(중앙부위) 가까운 피부에 분포
　　　　　　　　　│　◀穴(혈)~睛明(정명)·印堂(인당)·攢竹(찬죽)▶
　　(액신경)　　├額皮~이마의 피부에 분포
　　● 額神經　　│　◀穴(혈)~攢竹(찬죽)·神庭(신정)·眉衝(미충)·曲差(곡차)·五處(오처)·承光(승광)▶
　　　　　　　　　└眶上神經(광상신경)~눈두덩이 위의 뼈를 거쳐 이마와 피부에 분포
　　　　　　　　　　　◀穴(혈)~魚腰(어요)·陽白(양백)·頭臨泣(두임읍)·目窓(목창)·正營(정영)·本神(본신)·頭維(두유)·頷厭(함염)·絲竹空(사죽공)▶

　　　　　　　　　┌篩前神經(사전신경)~코 속의 점막과 코 밑의 피부
　　(비첩상신경)　│
　　● 鼻睫狀神經　│　◀穴(혈)~內迎香(내영향)·素髎(소료)▶
　　　　　　　　　└滑車下神經(활차하신경)~눈꺼풀 속 결막·淚

囊(누낭)・코 속의 얼굴과 눈꺼풀의 피부에
분포

◀ 穴(혈)~睛明(정명) ▶

• 淚腺神經(누선신경)－外直筋(외직근) 위쪽 가를 따라서 淚腺
(누선)과 위 눈꺼풀에 분포

◀ 穴(혈)~外明(외명) ▶

② 第二支(제2지)~上顎神經(상악신경)

• 額神經(액신경)－광대뼈 밑의 眶下孔(광하공)을 빠져나와 광
대뼈와 귀 밑 구역 피부에 분포

◀穴(혈)~太陽(태양)・顴髎(권료) ▶

• 眶下神經(광하신경)－眶下孔(광하공)을 빠져나와 아래 눈꺼
풀, 코바깥쪽, 윗 입술 및 뺨의 피부에
분포

◀穴(혈)~四白(사백)・巨髎(거료)・迎香(영향)・
禾髎(화료)・承泣(승읍) ▶

③ 第三支(제3지)~下顎神經(하악신경) ◀穴(혈)~下關(하관)

• 耳顳神經(이섭신경)－귀 밑의 부위, 귀 바깥쪽과 볼의 피부에
분포

◀穴(혈)~聽宮(청궁)・耳門(이문)・曲鬢(곡빈)・
率谷(솔곡)・角孫(각손)・太陽(태양) ▶

• 頰神經(협신경)－뺨 속의 점막과 뺨의 피부가 안면신경의 頰支
(협지)와 교통하고 있다.

◀穴(혈)~地倉(지창) ▶

• 舌神經(설신경)－혀 앞쪽의 3분의 2의 痛(통)・溫(온)・觸覺

－340－

(촉각)을 담당

◀穴(혈)～金津玉液(금진옥액) ▶

• **下齒槽神經(하치조신경)** — 턱의 頦孔(해공)을 빠져나와 턱의
피부에 분포

◀穴(혈)～夾承漿(협승장) ▶

• **咀嚼筋支(저작근지)** — 귀 밑의 근육과 咬筋(교근) 부위에 분
포

◀穴(혈)～頰車(협차)・頷厭(함염)・懸顱(현로)・
懸厘(현리)・曲鬢(곡빈) ▶

顔面神經(안면신경)

〈穴(혈)～翳風(예풍)・聽會(청회)〉

① **顳支(섭지)**

귀 밑에 분포된 분지

◀穴(혈)～聽宮(청궁)・和髎(화료)・懸厘(현리)・
懸顱(현로) ▶

② **顴支(권지)**

광대뼈 부위에 분포된 분지

◀穴(혈)～下關(하관)・上關(상관)・承泣(승읍)・
太陽(태양)・瞳子髎(동자료) ▶

③ **頰支(협지)**

뺨에 분포된 분지

◀穴(혈)～顴髎(권료)・四白(사백)・巨髎(거료)・
地倉(지창)・迎香(영향)・禾髎(화료) ▶

④ 下頷緣支(하합연지)

아랫 턱에 분포된 분지

　　　　　◀ 穴(혈)〜頰車(협차)・大迎(대영)・夾承漿(협승
　　　　　장)▶

⑤ 頸支(경지)

목에 분포된 분지

　　　　　◀ 穴(혈)〜天容(천용)・人迎(인영)▶

迷走神經(미주신경)

◀ 穴(혈)〜旁廉泉(방염천)・人迎(인영)・水突(수돌)

　　　　　　　　　　　　　　　・氣舍(기사)▶

• 미주신경은 延髓(연수)의 전외측에서 시작하여 頸靜脈孔(경
정맥공)을 나와 內頸動靜脈(내경동정맥) 사이의 뒤쪽을 따라 頸部
(경부)의 側旁(측방) 즉 總頸動脈(총경동맥)의 후외측으로 내려가
주로 흉복부안의 內臟(내장)에 분포한다.

副 神 經(부신경)

◀ 穴(혈)〜天容(천용)・天窓(천창)・天髎(천료)・肩外兪(견외
유)▶

• 副神經(부신경)은 연수의 전외측에서 나오는 運動神經(운동
신경)으로 內頸動靜脈(내경동정맥)의 사이를 따라 주로 목의 僧
帽筋(승모근)과 胸鎖乳突筋(흉쇄유돌근) 사이에 분포한다.

頸神經(경신경)의 後支(후지)

① **枕大神經(침대신경)** – 頸神經二(경신경2)〜목의 근육과 후두

부의 피부에 분포

◀ 穴(혈)〜天柱(천주)・玉枕(옥침)・絡却(낙각)・

通天(통천)・腦空(뇌공)・承靈(승영)・正營(정

영)・浮白(부백) ▶

② **第三枕神經(제3침신경)** – 頸神經三(경신경3)〜머리의 半棘筋

(반극근)과 목의 피부에 분포

◀ 穴(혈)〜頸三夾脊(경3협척) ▶

• **頸神經四〜八後支(경신경4〜8후지)** – 뒷목의 근육과 피부에

분포

◀ 穴(혈)〜頸夾脊穴(경 협척 혈)

頸神經叢(경신경총)

◀ 穴(혈)〜頸神經一〜四前支(경신경1〜4전지) ▶

① 皮支(피지)

• **枕小神經(침소신경)** – 頸神經二(경신경2)〜후두부골의 외부와

귀의 후면 및 유양돌기부의 피부에 분

포

◀ 穴(혈)〜天窓(천창)・天牖(천유)・完骨(완골)・

頭竅陰(두규음) ▶

• **耳大神經(이대신경)** – 頸神經二〜三(경신경2〜3)〜耳介(이

개~귀), 유양돌기와 타액선구역의 피부
에 분포

◀穴(혈)~扶突(부돌)·翳風(예풍)·天容(천용)·
頰車(협차)·聽會(청회)▶

• 頸皮神經(경피신경)-頸神經二~三(경신경2~3)~목의 전면
피부에 분포

◀穴(혈)~扶突(부돌)·天鼎(천정)·人迎(인영)·
水突(수돌)▶

• 鎖骨上神經(쇄골상신경)-頸神經三~四(경신경3~4)~쇄골
구역과 어깨 및 가슴 위쪽의 피부에
분포

◀穴(혈)~天鼎(천정)·缺盆(결분)·雲門(운문)·
氣戶(기호)·兪府(유부)·肩髃(견우)·巨骨(거
골)·氣舍(기사)▶

② 筋肉皮(근육피)

◀穴(혈)~위와 같으므로 생략▶

③ 橫膈膜神經(횡격막신경)

• 頸神經三~四(경신경3~4)-운동신경은 횡격막에 감각신경
은 심포에 그리고 膈胸膜(격흉
막)과 肋胸膜(늑흉막)의 일부분
에 분포

◀穴(혈)~天鼎(천정)▶

④ 舌下神經(설하신경)과 迷走神經交通支(미주신경교통지)

◀穴(혈)~人迎(인영)▶

> **臂神經叢(비신경총)～鎖骨上分支(쇄골상분지)**

◀ 頸神經五～八(경신경5～8)～胸神經一前支(흉신경1전지), 鎖骨
上分支(쇄골상분지) ▶

① 肩胛背神經(견갑배신경)
  • 頸神經三～五(경신경3～5)－菱形筋(능형근)과 肩胛擧筋(견
                            갑거근)에 분포
      ◀ 穴(혈)～肩中兪(견중유)·肩外兪(견외유)·附分
      (부분)·魄戶(백호) ▶

② 胸長神經(흉장신경)
  • 頸神經五～七(경신경5～7)－前鋸筋(전거근)에 분포
      ◀ 穴(혈)～淵液(연액)·大包(대포) ▶

③ 鎖骨下神經(쇄골하신경)
  • 頸神經五～六(경신경5～6)－쇄골 밑의 筋肉(근육)에 분포
      ◀ 穴(혈)～兪府(유부)·氣戶(기호) ▶

④ 肩胛上神經(견갑상신경)
  • 頸神經五～六(경신경5～6)－網上筋(망상근)과 網下筋(망하
                            근)에 분포
      ◀ 穴(혈)～曲垣(곡원)·秉風(병풍)·天髎(천료)·
      天宗(천종) ▶

⑤ 胸前神經(흉전신경)
  • 頸神經五～八(경신경5～8)과 胸神經一(흉신경1)－胸內筋
      (흉내근)과 胸小筋(흉소근)에 분포

◀ 穴(혈)~雲門(운문)·中府(중부)·周榮(주영)·
氣戶(기호)·庫房(고방)·屋翳(옥예)·膺窓
(응창) ▶

⑥ 肩胛下神經(견갑하신경)
 • 頸神經五~六(경신경5~6)－肩胛下筋(견갑하근)과　大圓筋
　　　　　　　　　　(대원근)에 분포
　　　　◀ 穴(혈)~膏肓(고황)·肩貞(견정) 및 肩胛內緣(견
　　　　갑내연)에 있는 穴(혈)~針(침)을 견갑골 밑으로
　　　　향해서 刺針(자침) ▶

⑦ 胸背神經(흉배신경)
 • 頸神經五~六(경신경5~6)－廣背筋(광배근)에 분포
　　　　◀ 穴(혈)~肩胛以下(견갑이하)의　背部諸穴(배부제
　　　　혈) ▶

┌─────────────────────────────────┐
│ 臂神經叢(비신경총)~鎖骨下分支(쇄골하분지) │
└─────────────────────────────────┘

◀ 頸神經五~八(경신경5~8)~胸神經一(흉신경1)~鎖骨下分支
(쇄골하분지) ▶

① 外側束(외측속)
 •　筋皮神經 ┌ 筋肉支(근육지)~上臂屈筋群(상비굴근군)에　분
　　(근피신경)│ 포
　　　　　　 └ 皮膚支(피부지)~前臂外側皮神經(전비외측피신
　　　　　경)~경신경5~6
　　　　◀ 穴(혈)~雲門(운문)·天府(천부)·俠白(협백)·
　　　　　　　　　　－346－

尺澤(척택) · 孔最(공최) · 列缺(열결) · 經渠(경
거) · 太淵(태연) · 魚際(어제) ▶

- **正中神經**
  (정중신경)
  (경신경6~8,
  흉신경1)
  ┌ 筋肉支(근육지)~前臂屈筋群(전비굴근군)
  │ 에 분포
  │
  └ 皮膚支(피부지)~손바닥면 橈側(요측)의 세
    손가락 반의 피부에 분포

◀ 穴(혈)~曲澤(곡택) · 隙門(극문) · 間使(간사) ·
內關(내관) · 太陵(태능) · 勞宮(노궁) · 中衝(중
충) · 商陽(상양) · 少商(소상) ▶

② 內側束(내측속)

- **臂內側皮神經(비내측피신경)~頸神經八(경신경8), 胸神經一**
  (흉신경1)-윗팔의 안쪽 면의 피부에 분포

  ◀ 穴(혈)~靑灵(청영) · 天泉(천천) ▶

- **前臂內側皮神經(전비내측피신경)~頸神經八(경신경8), 胸神**
  經一(흉신경1)-앞팔의 전면과 안쪽면의 피부에 분포

  ◀ 穴(혈)~靑靈(청령) · 少海(소해) · 靈道(영도) ·
  通里(통리) · 陰隙(음극) · 神門(신문) · 曲澤(곡
  택) · 隙門(극문) · 間使(간사) · 內關(내관) · 太
  陵(태능) ▶

- **尺骨神經**
  (척골신경)
  (경신경7~8,
  흉신경1)
  ┌ 筋肉支(근육지)~앞쪽 팔과 손바닥면의 새
  │ 끼손가락쪽 근육에 분포
  └ 皮膚支(피부지)~손바닥면의 새끼손가락쪽
    손가락 한개반과 손등쪽으로 두개반의 손가
    락 피부에 분포

  ◀ 穴(혈)~極泉(극천) · 靑靈(청영) · 靈道

(영도)·陰郄(음극)·神門(신문)·少府
(소부)·少衝(소충)·養老(양로)·陽谷
(양곡)·腕骨(완골)·後谿(후계)·前谷
(전곡)·少澤(소택)·陽池(양지)·中渚
(중저)·液門(액문)·關衝(관충) ▶

③ 後側束(후측속)

• 橈骨神經
(요골신경)
(경신경5～8,
흉신경1)

┌ 筋肉支(근육지)～上臂(상비)와 前臂(전비)의
│ 손등쪽 伸筋群(신근군)에 분포
│ ◀ 穴(혈)～臑會(노회)·消濼(소락)·手五里
│ (수오리)·肘髎(주료)·曲池(곡지)·手三
│ 里(수삼리) ▶
└ 皮膚支(피부지)～일명 臂後皮神經(비후피신
경)～경신경5～8, 前臂背側皮神經(전비배측
피신경)～경신경5～, 손등 엄지손가락쪽 두개
반의 손가락 피부에 분포.

◀ 穴(혈)～臂臑(비노)·臑會(노회)·消濼
(소낙)·淸冷淵(청냉연)·天井(천정)·四
瀆(사독)·三陽絡(삼양락)·會宗(회종)·
支溝(지구)·外關(외관)·手三里(수삼
리)·上廉(상염)·下廉(하염)·溫溜(온
류)·偏歷(편력)·陽谿(양계)·合谷(합
곡)·二間(이간)·三間(삼간)·外勞宮(외
노궁) ▶

• 腋神經
(액신경)
(경신경5～6)

┌ 筋肉支(근육지)～三角筋(삼각근)과 小圓筋
│ (소원근)에 분포
└ 皮膚支(피부지)～일명 臂外側皮神經(비외측

피신경)~팔의 후외측 피부에 분포

◀穴(혈)~臑兪(노유)・臑上(노상)・肩髎
(견료)▶

胸神經一~十二(흉신경1~12)

---

① 後支(후지)

후지도 내측지와 외측지로 갈라져 背部(배부)의 근육과 피부에
분포

◀穴(혈)~背腰部諸穴(배요부제혈)▶

② 前支(전지)

일명 肋間神經(늑간신경)~胸神經十二(흉신경12)는 肋下神經
(늑하신경)이라 함. 筋肉支(근육지)는 각 늑간의 근육에 분
포하고 下六對(하육대)의 신경은 삥둘러 腹筋(복근)에 분포
한다. 皮膚支(피부지)는 외측피부지와 전측피부지로 갈라져
가슴 전면과 외측면의 피부에 분포한다.

◀穴(혈)~胸腹部諸穴(흉복부제혈)▶

腰神經後支(요신경후지)

〈腰神經一~五(요신경1~5)〉

腰(요)와 臀(둔) 즉 허리와 볼기의 근육과 피부에 분포

◀穴(혈)~腎兪(신유)・志室(지실)・氣海兪(기해
유)・大腸兪(대장유)・關元兪(관원유)・胞肓(포

황)·居髎(거료) ▶

腰神經叢(요신경총)

〈胸神經12(흉신경12)~腰神經一~四(요신경1~4)의 前支(전지)〉

(장골하복신경)
• 腸骨下腹神經 ┬ 筋肉支(근육지)~前腹壁(전복벽)의
(흉신경12~요신경1) │ 하방에 분포
                   └ 皮膚支(피부지)~외측피부지와 전측
                     피부지로 갈라져 대퇴상외측연과 발
                     가락이 합치는 곳의 부근 피부에 분
                     포

◀ 穴(혈)~五樞(오추)·維道(유도)·氣穴(기혈)·
中極(중극) ▶

(장골서혜신경) ┬ 筋肉支(근육지)~복부 근육에 분포
• 腸骨鼠蹊神經 └ 皮膚支(피부지)~大腿面(대퇴면)과 생식기
(요신경1)   의 바깥쪽 피부에 분포

◀ 穴(혈)~維道(유도)·府舍(부사)·氣衝(기충)·
急脈(급맥)·橫骨(횡골)·大赫(대혁) ▶

(음부대퇴신경) ┬ 筋肉支(근육지)~남자는 정삭을 따라서 擧
• 陰部大腿神經 │ 股筋(거고근), 여자는 자궁원삭을 따라서 대
               │ 음순에 분포
               └ 皮膚支(피부지)~대퇴전면과 서혜부 인대
                 밑의 작은 구역내의 피부에 분포

◀ 穴(혈)~氣衝(기충)·陰廉(음염)·五里(오리) ▶

• 大腿外側皮神經(대퇴외측피신경)－腰神經二~三(요신경2~

3) 대퇴 즉 넓적다리 외측면의 피부에 분포

◀ 穴(혈)~髀關(비관)・伏兎(복토)・陰市(음시)・
風市(풍시)・中瀆(중독)・陽關(양관) ▶

(대퇴신경)
• **大腿神經**
(요신경2~4) ── ┌ 筋肉支(근육지)~大腿前筋群(대퇴전근군)에
　　　　　　　　분포
　　　　　　　└ 皮膚支(피부지)~대퇴전면의 피부에 분포

◀ 穴(혈)~府舍(부사)・衝門(충문)・髀關(비관)・
伏兎(복토)・箕門(기문)・血海(혈해)・陰市(음
시)・梁丘(양구) ▶

• **伏在神經**(복재신경)－상기대퇴신경의 분지로서 下腿内側面
(하퇴내측면)과 발의 내측에 분포한다.

◀ 穴(혈)~箕門(기문)・陰陵泉(음능천)・地機(지
기)・漏谷(누곡)・三陰交(삼음교)・商丘(상구)・
公孫(공손)・太白(태백)・陰包(음포)・曲泉(곡
천)・膝關(슬관)・中都(중도)・蠡溝(여구)・中封
(중봉)・陰谷(음곡)・築賓(축빈)・交信(교신)・
復溜(복류)・照海(조해)・水泉(수천)・太衝(태
충)・太谿(태계)・然谷(연곡) ▶

(폐쇄신경)
• **閉鎖神經** ── ┌ 筋肉支(근육지)~대퇴의 내전근에 분포
(요신경1~4)　　└ 皮膚支(피부지)~대퇴내측면의 피부와 고관절에
　　　　　　　　분포

◀ 穴(혈)~急脈(급맥)・陰廉(음염)・五里(오리)・
陰包(음포) ▶

薦神經後支(천신경후지)

〈薦神經一〜五(천신경1〜5)〉

薦神經一〜三(천신경1〜3)의 後支(후지)의 皮膚支(피부지)로 이름이 臀中皮神經(둔중피신경)이다.

◀ 穴(혈)〜上髎(상료)·次髎(차료)·中髎(중료)·下髎(하료)의 八髎穴(팔료혈) ▶

尾神經後支(미신경후지)

〈尾神經一(미신경1)〉

薦管列孔(천관열공)을 빠져나와 尾骨部位(미골부위)에 분포한다.

◀ 穴(혈)〜腰兪(요유) ▶

薦骨神經叢(천골신경총)

〈腰神經四〜五(요신경4〜5), 薦神經一〜五(천신경1〜5), 尾骨神經一(미골신경1)의 前尾(전미)〉

- 上臀神經(상둔신경)〜腰神經四〜五(요신경4〜5), 薦神經一(천신경1)〜臀中(둔중〜볼기)으로 분포한다.

◀ 穴(혈)〜胞肓(포황)·跳躍(도약) ▶

- 下臀神經(하둔신경)〜腰神經五(요신경5), 薦神經一〜二(천신경1〜2)〜臀大筋(둔대근)에 분포

◀ 穴(혈)〜秩邊(질변)·環跳(환도) ▶

- 陰部神經(음부신경)~薦神經一~四(천신경1~4)~근육지는 會陰部位(회음부위)의 근육에 분포하고 피부지는 회음과 외생기 피부에 분포한다.

    ◀ 穴(혈)~會陽(회양)·長强(장강)·會陰(회음) ▶
- 後大腿皮神經(후대퇴피신경)~薦神經一~三(천신경1~3)~ 대퇴후면 피부에 분포

    ◀ 穴(혈)~承扶(승부)·殷門(은문)·浮隙(부극)· 委中(위중) ▶

坐骨神經(좌골신경)

〈腰神經四~五(요신경4~5), 薦神經一~三(천신경1~3)〉

◀ 穴(혈)~秩邊(질변)·環跳(환도)·承扶(승부)· 殷門(은문) ▶

(경신경)
• 脛神經 ─┬ 筋肉支(근육지)~下腿(하퇴)의 後筋群(후근군)과 足底筋(족저근)에 분포
          └ 皮膚支(피부지)~下腿(하퇴)의 후면 즉 장딴지와 足外側緣(족외측연)의 피부에 분포

◀ 穴(혈)~脛神經本幹(경신경본간), 腓腸內側皮神經 (비장내측피신경) 및 足底內側神經(족저내측신경) 의 분포구역 안에 있는 혈은 委中(위중)·合陽(합양)·承筋(승근)·承山(승산)·築賓(축빈)·復溜 (복류)·太谿(태계)·太衝(태충)·水泉(수천)· 照海(조해)·然谷(연곡)·湧泉(용천), 足底外側神

經(족저외측신경)의 분포구역안에 있는 혈은 金門
(금문)·京骨(경골)·束骨(속골), 腓腸神經(비장
신경)및 足背外側皮神經(족배외측피신경)의 분포
구역 안에 있는 혈은 附陽(부양)·崑崙(곤륜)·申
脈(신맥)·金門(금문)·京骨(경골)·束骨(속
골)·通谷(통곡)·至陰(지음) ▶

(총비골신경)　┌筋肉支(근육지)~下腿(하퇴)의 전면과
● 總腓骨神經─┤　　외측의 근육군에 분포
　　　　　　　└皮膚支(피부지)~腓腸筋外側皮神經(비장조외
　　　　　측피신경)이라 하는데 下腿(하퇴)의 전면과
　　　　　외측면 피부 및 발등의 피부에 분포

◀ 穴(혈)~總腓骨神經本幹(총비골신경본간)의 분포
구역 안에 있는 혈은 浮隙(부극)·委陽(위양)·陽
陵泉(양능천)·犢鼻(독비), 淺腓骨神經(천비골신
경)의 분포구역 안에 있는 혈은 陵後(능후)·陽交
(양교)·外丘(외구)·光明(광명)·陽輔(양보)·
懸鍾(현종)·丘墟(구허)·臨泣(임읍)·地五會(지
오회)·俠谿(협계)·竅陰(규음)·解谿(해계)·衝
陽(충양)·陷谷(함곡)·內庭(내정)·厲兌(여
태)·太衝(태충)·行間(행간)·太敦(태돈)·太白
(태백)·大都(대도)·隱白(은백), 深腓骨神經(심
비골신경)의 분포구역안에 있는 혈은 足三里(족삼
리)·上巨虛(상거허)·條口(조구)·豊隆(풍륭)·
解谿(해계)·衝陽(충양)·陷谷(함곡)·內庭(내
정)·厲兌(여태)·太衝(태충)·行間(행간)·太敦

-354-

(태돈), 腓腸外側皮神經(비장외측피신경)의 분포 구역 안에 있는 혈은 委陽(위양)·承筋(승근)·承山(승산)·飛揚(비양)·陽交(양교) ▶

版權所有

脈이나 알고 鍼筒 흔드는가 (下)

1994年　7月　20日　初版　發行
2006年　5月　20日　3쇄　發行

著　者：李　炳　國
發行處：圖書出版 現代鍼灸院
發行者：李　炳　洛
서울特別市 中區 南大門路 5街 6-8
電話：753-5717，753-0717
Fax：753-0105
2005年 11月 24日 登錄番號 2-4279號

定價　25,000원